보건의약관계법규 문제풀이

이 봉 문

연세대학교 생물학 이학사
연세대학교 법무대학원 법학석사
인하대학교 법과대학원 법학박사

국가과학기술자문회의 전문위원
국회의원 연구단체 평가위원(교육 · 과학 · 기술 · 환경)
교육부 Bridge 사업기획 · 평가위원
과학기술정보통신부 기술사업화 기획 · 성과관리 평가위원장
가톨릭관동대학교 미래전략본부장, 산학협력단장, 연구처장 역임
現) 가톨릭관동대학교 의과대학 의학과 교수
　　국가산학연협력위원회 위원

수 상
지식경제부장관 "기술금융사업화 유공자"(2011)
한국발명진흥회장 표창장(2004)

논 문
빅데이터 활용 의학 · 바이오 부문 사업화 가능 기술연구(2022), 코로나19시대의 개인정보보호의 문제점
및 개선방안(2021), 연명의료결정법에 관한 소고(2020) 외 다수

2023년 시험 대비
보건의약관계법규 문제풀이

초판 인쇄 2022년 09월 20일
초판 발행 2022년 09월 30일

편저자 이봉문
발행인 이방원
발행처 세창출판사
　　　　신고번호 제1990-000013호
　　　　주소 03736 서울시 서대문구 경기대로 58 경기빌딩 602호
　　　　전화 02-723-8660   팩스 02-720-4579

　　　　이메일 edit@sechangpub.co.kr   홈페이지 www.sechangpub.co.kr
　　　　블로그 blog.naver.com/scpc1992   페이스북 fb.me/sechangofficial   인스타그램 @sechang-official

ISBN 979-11-6684-125-5   93510

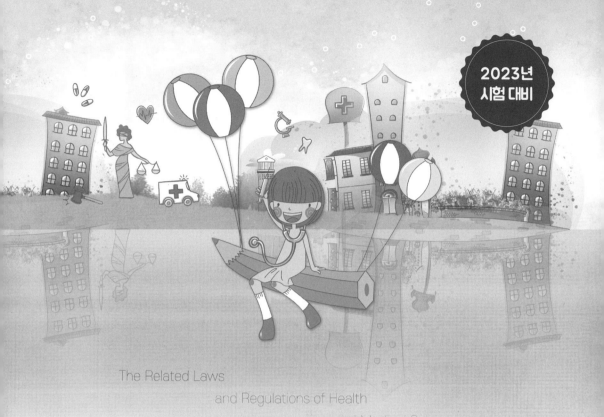

2023년
시험 대비

The Related Laws
and Regulations of Health
and Medical Sciences

의사·치과의사·한의사·간호사를 위한

보건의약관계법규
문제풀이

이봉문 편저

세창출판사

『보건의약관계법규』는 의사, 치과의사, 한의사, 간호사 등의 국가시험의 필수 과목으로서 학습량이 너무 방대하고, 대부분의 수험생이 비법학과 출신으로 해당 법령, 시행령, 시행규칙을 체계적으로 이해하고 공부하기는 쉽지 않은 상황이다. 이에 필자는 의대에서 의료관련법 등을 강의하면서 학생들이 어떻게 하면 보다 쉽게 접근할 수 있을까 고민해 왔다. 이러한 고민의 결과물이 이 책이다. 아무쪼록 이 책이 예비 의료인들이 국가시험을 준비하는 데 큰 보탬이 되길 바라며 본서의 장점을 잘 취하여 학습에 도움이 되었으면 한다.

이 책의 특징은 다음과 같다.

첫째, 의료법 등『보건의약관계법규』 중 기출문제에 나왔던 부분이거나 반드시 알아야 할 내용을 바탕으로 반드시 알아야 할 문제들로만 예상문제를 구성하였다.

둘째, 해당 문제마다 관련 법률 등의 내용을 상세하게 기술함으로써, 해당문제를 풀면서 관련 법률 등의 규정 내지는 기본서 등의 도움 없이 공부할 수 있도록 구성하였다.

셋째, 의료법 등『보건의약관계법규』의 최신관련법령(2023년 1월 1일 이전 시행 법령 반영)을 반영하여 문제를 구성하고 해설에 반영하였다. 또한 개정된 법령 중 최근에 시행되었거나 시행일이 얼마 남지 않은 경우에는 시행일을 기재하였다.

넷째, 의사, 치과의사, 한의사, 간호사 등 보건의약관계법규를 시험 보는 대상자는 누구나 볼 수 있게 만들었다.

끝으로 이러한 필자의 노력에도 불구하고 미흡한 점이 있으리라 생각하고 부족한 점은 좀 더 연구·보완해서 독자 여러분의 요구를 반영하도록 노력하겠다. 또한 이 책이 나오기까지 큰 힘이 되어 주신 세창출판사의 관계자 여러분에게 진심으로 감사드린다.

2022년 9월 1일
이 봉 문

차례

Chapter 01

보건의료기본법

01. 총 칙

01 다음 중 보건의료기본법의 목적은?

① 보건의료를 통하여 모든 국민이 인간으로서의 존엄과 가치를 가질 수 있게 하기 위함이다.

② 국민 개개인이 건강한 삶을 영위할 수 있도록 제도와 여건을 조성하는 것이다.

③ 보건 의료의 형평과 효율의 조화를 기할 수 있도록 함으로써 국민의 삶의 질을 향상시키기 위함이다.

④ 보건의료에 관한 기본사항을 규정함으로써 보건의료의 발전과 국민의 보건 및 복지의 증진에 이바지하는 것이다.

⑤ 모든 국민이 보건의료서비스를 통하여 행복을 추구할 수 있도록 하기 위함이다.

> **해설** §보건의료기본법 제1조(목적)　이 법은 보건의료에 관한 국민의 권리·의무와 국가 및 지방자치단체의 책임을 정하고 보건의료의 수요와 공급에 관한 기본적인 사항을 규정함으로써 보건의료의 발전과 국민의 보건 및 복지의 증진에 이바지하는 것을 목적으로 한다.

02 보건의료인이 아닌 사람은?

① 약사　　　　　　② 영양사　　　　　　③ 조리사
④ 보건소직원　　　⑤ 간호조무사

§보건의료기본법 제3조 제3호(정의)　"보건의료인"이란 보건의료 관계 법령에서 정하는 바에 따라 자격·면허 등을 취득하거나 보건의료서비스에 종사하는 것이 허용된 자를 말한다.

1) 의료인: 의사, 치과의사, 한의사, 간호사, 조산사

2) 약사

3) 의료기사: 임상병리사, 방사선사, 물리치료사, 작업치료사, 치과기공사, 치과위생사, 의무기록사, 안경사

4) 영양사, 조리사

5) 응급구조사

6) 간호조무사

※ 보건의료기본법상의 보건의료인은 의료법상의 의료인을 포함한 개념으로서, 의료인은 그 범위가 의사·치과의사·한의사·조산사 및 간호사로 명확하고 제한됨에 비해, 보건의료인은 그 범위에 해석의 여지 및 확장성이 있다. 의료법상의 의료인인 의사, 치과의사, 한의사, 간호사, 조산사는 보건의료기본법상의 의료인에 속한다. 반면 약사, 의료기사, 영양사, 조리사, 응급구조사, 간호조무사 등은 보건의료기본법상의 보건의료인이나 의료법상의 의료인에는 속하지 않는다.

03

「보건의료기본법」상 의사의 책임에 해당하는 것은?

① 지역사회 통합건강증진사업 협조

② 고혈압, 당뇨병 만성질환관리사업 참여

③ A형 간염 환자를 관할 보건소장에게 신고

④ 지역사회 주민의 건강을 증진하기 위한 노력

⑤ 지방자치단체장의 지역보건의료계획 수립 협조

§보건의료기본법 제5조(보건의료인의 책임)

① 보건의료인은 자신의 학식과 경험, 양심에 따라 환자에게 양질의 적정한 보건의료서비스를 제공하기 위하여 노력하여야 한다.

② 보건의료인은 보건의료서비스의 제공을 요구받으면 정당한 이유 없이 이를 거부하지 못한다.

③ 보건의료인은 적절한 보건의료서비스를 제공하기 위하여 필요하면 보건의료서비스를 받는 자를 다른 보건의료기관에 소개하고 그에 관한 보건의료 자료를 다른 보건의료기관에 제공하도록 노력하여야 한다.

④ 보건의료인은 국가나 지방자치단체가 관리하여야 할 질병에 걸렸거나 걸린 것으로 의심되는 대상자를 발견한 때에는 그 사실을 관계 기관에 신고·보고 또는 통지하는 등 필요한 조치를 하여야 한다.

§감염병 예방법 제11조(의사 등의 신고) ① 의사, 치과의사 또는 한의사는 다음 각 호의 어느 하나에 해당하는 사실(제16조 제6항에 따라 표본감시 대상이 되는 제4급감염병으로 인한 경우는 제외한다)이 있으면 소속 의료기관의 장에게 보고하여야 하고, 해당 환자와 그 동거인에게 보건복지부장관이 정하는 감염 방지 방법 등을 지도하여야 한다. 다만, 의료기관에 소속되지 아니한 의사, 치과의사 또는 한의사는 그 사실을 관할 보건소장에게 신고하여야 한다.

1. 감염병환자 등을 진단하거나 그 사체를 검안(檢案)한 경우

2. 예방접종 후 이상반응자를 진단하거나 그 사체를 검안한 경우

3. 감염병환자 등이 제1급감염병부터 제3급감염병까지에 해당하는 감염병으로 사망한 경우

§감염병예방법 제2조(정의) 이 법에서 사용하는 용어의 뜻은 다음과 같다.

1. "감염병"이란 제1급감염병, 제2급감염병, 제3급감염병, 제4급감염병, 기생충감염병, 세계보건기구 감시대상 감염병, 생물테러감염병, 성매개감염병, 인수(人獸)공통감염병 및 의료관련감염병을 말한다.

2. "제1급감염병"이란 생물테러감염병 또는 치명률이 높거나 집단 발생의 우려가 커서 발생 또는 유행 즉시 신고하여야 하고, 음압격리와 같은 높은 수준의 격리가 필요한 감염병으로서 다음 각 목의 감염병을 말한다. 다만, 갑작스러운 국내 유입 또는 유행이 예견되어 긴급한 예방·관리가 필요하여 보건복지부장관이 지정하는 감염병을 포함한다.

가. 에볼라바이러스병

나. 마버그열

다. 라싸열

라. 크리미안콩고출혈열

마. 남아메리카출혈열

바. 리프트밸리열

사. 두창

아. 페스트

자. 탄저

차. 보툴리눔독소증

카. 야토병

타. 신종감염병증후군

파. 중증급성호흡기증후군(SARS)

하. 중동호흡기증후군(MERS)

거. 동물인플루엔자 인체감염증

너. 신종인플루엔자

더. 디프테리아

3. "제2급감염병"이란 전파가능성을 고려하여 발생 또는 유행 시 24시간 이내에 신고하여야 하고, 격리가 필요한 다음 각 목의 감염병을 말한다. 다만, 갑작스러운 국내 유입 또는 유행이 예견되어 긴급한 예방·관리가 필요하여 보건복지부장관이 지정하는 감염병을 포함한다.

가. 결핵(結核)

나. 수두(水痘)

다. 홍역(紅疫)

라. 콜레라

마. 장티푸스

바. 파라티푸스

사. 세균성이질

아. 장출혈성대장균감염증

자. A형간염

차. 백일해(百日咳)

카. 유행성이하선염(流行性耳下腺炎)

타. 풍진(風疹)

파. 폴리오

하. 수막구균 감염증

거. b형헤모필루스인플루엔자

너. 폐렴구균 감염증

더. 한센병

러. 성홍열

머. 반코마이신내성황색포도알균(VRSA) 감염증

버. 카바페넴내성장내세균속균종(CRE) 감염증

서. E형간염

4. "제3급감염병"이란 그 발생을 계속 감시할 필요가 있어 발생 또는 유행 시 24시간 이내에 신고하여야 하는 다음 각 목의 감염병을 말한다. 다만, 갑작스러운 국내 유입 또는 유행이 예견되어 긴급한 예방·관리가 필요하여 보건복지부장관이 지정하는 감염병을 포함한다.

가. 파상풍(破傷風)

나. B형간염

다. 일본뇌염

라. C형간염

마. 말라리아

바. 레지오넬라증

사. 비브리오패혈증

아. 발진티푸스

자. 발진열(發疹熱)

차. 쯔쯔가무시증

카. 렙토스피라증

타. 브루셀라증

파. 공수병(恐水病)

하. 신증후군출혈열(腎症候群出血熱)

거. 후천성면역결핍증(AIDS)

너. 크로이츠펠트-야콥병(CJD) 및 변종크로이츠펠트-야콥병(vCJD)

더. 황열

러. 뎅기열

머. 큐열(Q熱)

버. 웨스트나일열

서. 라임병

어. 진드기매개뇌염

저. 유비저(類鼻疽)

처. 치쿤구니야열

커. 중증열성혈소판감소증후군(SFTS)

터. 지카바이러스 감염증

5. "제4급감염병"이란 제1급감염병부터 제3급감염병까지의 감염병 외에 유행 여부를 조사하기 위하여 표본감시 활동이 필요한 다음 각 목의 감염병을 말한다.

가. 인플루엔자

나. 매독(梅毒)

다. 회충증

라. 편충증

마. 요충증

바. 간흡충증

사. 폐흡충증

아. 장흡충증

자. 수족구병

차. 임질

카. 클라미디아감염증

타. 연성하감

파. 성기단순포진

하. 첨규콘딜롬

거. 반코마이신내성장알균(VRE) 감염증

너. 메티실린내성황색포도알균(MRSA) 감염증

더. 다제내성녹농균(MRPA) 감염증

러. 다제내성아시네토박터바우마니균(MRAB) 감염증

머. 장관감염증

버. 급성호흡기감염증

서. 해외유입기생충감염증

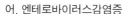

04 「보건의료기본법」에서 정한 보건의료인의 책임이 아닌 것은?

① 적절한 응급의료체계 구축

② 보건의료서비스를 받는 자를 다른 보건의료기관에 소개하고 그에 관한 보건의료 자료를 다른 보건의료기관에 제공하도록 노력하여야 한다.

③ 정당한 이유 없이 이를 거부하지 못한다.

④ 결핵 환자를 관할 보건소장에게 신고

⑤ 환자에게 양질의 적정한 보건의료서비스 제공 노력

해설

§응급의료에 관한 법률 제13조(응급의료의 제공)

국가 및 지방자치단체는 응급환자의 보호, 응급의료기관 등의 지원 및 설치·운영, 응급의료종사자의 양성, 응급이송수단의 확보 등 응급의료를 제공하기 위한 시책을 마련하고 시행하여야 한다.

§보건의료기본법 제5조(보건의료인의 책임)

① 보건의료인은 자신의 학식과 경험, 양심에 따라 환자에게 양질의 적정한 보건의료서비스를 제공하기 위하여 노력하여야 한다.

② 보건의료인은 보건의료서비스의 제공을 요구받으면 정당한 이유 없이 이를 거부하지 못한다.

③ 보건의료인은 적절한 보건의료서비스를 제공하기 위하여 필요하면 보건의료서비스를 받는 자를 다른 보건의료기관에 소개하고 그에 관한 보건의료 자료를 다른 보건의료기관에 제공하도록 노력하여야 한다.

④ 보건의료인은 국가나 지방자치단체가 관리하여야 할 질병에 걸렸거나 걸린 것으로 의심되는 대상자를 발견한 때에는 그 사실을 관계 기관에 신고·보고 또는 통지하는 등 필요한 조치를 하여야 한다.

05 「보건의료기본법」에서 정한 보건의료인의 책임으로 바르게 조합된 것은?

> ㉮ 국민건강의 보호·증진을 위하여 필요한 법적·제도적 장치를 마련한다.
> ㉯ 양질의 적정한 보건의료서비스를 제공하도록 노력한다.
> ㉰ 효율적인 보건의료서비스를 제공하기 위하여 새로운 의료기술을 도입한다.
> ㉱ 보건의료서비스의 제공을 요구받은 때에는 정당한 이유 없이 거부하지 못한다.

① ㉮, ㉯, ㉰   ② ㉮, ㉰   ③ ㉯, ㉱

④ ㉱   ⑤ ㉮, ㉯, ㉰, ㉱

※ Q4의 해설 중 §보건의료기본법 제5조(보건의료인의 책임) 참조.

06 다음 중 보건의료인의 책임으로 맞는 것을 모두 고르면?

> 가. 환자에게 양질의 적정한 보건의료서비스를 제공하기 위하여 노력하여야 한다.
> 나. 보건의료서비스의 제공을 요구받으면 정당한 이유 없이 이를 거부하지 못한다.
> 다. 감염병 환자를 관계기관에 신고한다.
> 라. 적절한 보건의료기술과 치료재료를 선택하여야 한다.

① 가, 나, 다   ② 가, 다   ③ 나, 라

④ 라   ⑤ 가, 나, 다, 라

해설 §보건의료기본법 제5조(보건의료인의 책임)와 제6조 참조.

§보건의료기본법 제6조(환자 및 보건의료인의 권리)
① 모든 환자는 자신의 건강보호와 증진을 위하여 적절한 보건의료서비스를 받을 권리를 가진다.
② 보건의료인은 보건의료서비스를 제공할 때에 학식과 경험, 양심에 따라 환자의 건강보호를 위하여 적절한 보건의료기술과 치료재료 등을 선택할 권리를 가진다. 다만, 이 법 또는 다른 법률에 특별한 규정이 있는 경우에는 그러하지 아니하다.

07 「보건의료기본법」에서 정한 의사의 책임에 해당하는 것은?
① 감염병 예방을 위한 예방접종계획 수립
② 응급의료체계 구축

③ 후천성면역결핍증 감염인에 대한 편견 방지 교육
④ 환자에게 양질의 적정한 보건의료서비스 제공 노력
⑤ 지역사회 건강실태조사실시

해설

§보건의료기본법 제5조(보건의료인의 책임)

① 보건의료인은 자신의 학식과 경험, 양심에 따라 환자에게 양질의 적정한 보건의료서비스를 제공하기 위하여 노력하여야 한다.

② 보건의료인은 보건의료서비스의 제공을 요구받으면 정당한 이유 없이 이를 거부하지 못한다.

③ 보건의료인은 적절한 보건의료서비스를 제공하기 위하여 필요하면 보건의료서비스를 받는 자를 다른 보건의료기관에 소개하고 그에 관한 보건의료 자료를 다른 보건의료기관에 제공하도록 노력하여야 한다.

④ 보건의료인은 국가나 지방자치단체가 관리하여야 할 질병에 걸렸거나 걸린 것으로 의심되는 대상자를 발견한 때에는 그 사실을 관계 기관에 신고 · 보고 또는 통지하는 등 필요한 조치를 하여야 한다.

§감염병예방법 제7조(감염병 예방 및 관리 계획의 수립 등)   ① 보건복지부장관은 감염병의 예방 및 관리에 관한 기본계획(이하 "기본계획"이라 한다)을 5년마다 수립 · 시행하여야 한다.

§응급의료에 관한 법률 제13조(응급의료의 제공)   국가 및 지방자치단체는 응급환자의 보호, 응급의료기관 등의 지원 및 설치 · 운영, 응급의료종사자의 양성, 응급이송수단의 확보 등 응급의료를 제공하기 위한 시책을 마련하고 시행하여야 한다.

§후천성면역결핍증 예방법 제3조(국가 · 지방자치단체 및 국민의 의무)   ① 국가와 지방자치단체는 후천성면역결핍증의 예방 · 관리와 감염인의 보호 · 지원을 위한 대책을 수립 · 시행하고 감염인에 대한 차별 및 편견의 방지와 후천성면역결핍증의 예방을 위한 교육과 홍보를 하여야 한다.

§지역보건법 제4조(지역사회 건강실태조사)   ① 국가와 지방자치단체는 지역주민의 건강 상태 및 건강 문제의 원인 등을 파악하기 위하여 매년 지역사회 건강실태조사를 실시하여야 한다.

정답   1. ④   2. ④   3. ③   4. ①   5. ③   6. ①   7. ④

다음 중 보건 의료에 관한 국민의 권리가 옳지 않은 것은?

① 보건의료에 관하여 알 권리

② 보건의료와 관련한 비밀의 보호

③ 보건의료서비스에 대한 자기결정권

④ 보건 의료에 필요한 물품의 우선공급권

⑤ 보건에 관하여 국가의 보호를 받을 권리

해설

※ 보건의료에 관한 국민의 권리

§보건의료기본법 제10조(건강권 등) ① 모든 국민은 이 법 또는 다른 법률에서 정하는 바에 따라 자신과 가족의 건강에 관하여 국가의 보호를 받을 권리를 가진다.

② 모든 국민은 성별, 나이, 종교, 사회적 신분 또는 경제적 사정 등을 이유로 자신과 가족의 건강에 관한 권리를 침해받지 아니한다.

§보건의료기본법 제11조(보건의료에 관한 알 권리) ① 모든 국민은 관계 법령에서 정하는 바에 따라 국가와 지방자치단체의 보건의료시책에 관한 내용의 공개를 청구할 권리를 가진다.

② 모든 국민은 관계 법령에서 정하는 바에 따라 보건의료인이나 보건의료기관에 대하여 자신의 보건의료와 관련한 기록 등의 열람이나 사본의 교부를 요청할 수 있다. 다만, 본인이 요청할 수 없는 경우에는 그 배우자 · 직계존비속 또는 배우자의 직계존속이, 그 배우자 · 직계존비속 및 배우자의 직계존속이 없거나 질병이나 그 밖에 직접 요청을 할 수 없는 부득이한 사유가 있는 경우에는 본인이 지정하는 대리인이 기록의 열람 등을 요청할 수 있다.

§보건의료기본법 제12조(보건의료서비스에 관한 자기결정권) 모든 국민은 보건의료인으로부터 자신의 질병에 대한 치료 방법, 의학적 연구 대상 여부, 장기이식(臟器移植) 여부 등에 관하여 충분한 설명을 들은 후 이에 관한 동의 여부를 결정할 권리를 가진다.

§보건의료기본법 제13조(비밀 보장) 모든 국민은 보건의료와 관련하여 자신의 신체상 · 건강상의 비밀과 사생활의 비밀을 침해받지 아니한다.

※ 의료인의 권리

§의료법 제14조(기구 등 우선공급) ① 의료인은 의료행위에 필요한 기구 · 약품, 그 밖의 시설 및 재료를 우선적으로 공급받을 권리가 있다.

02 전라남도 나주시에서 2022년도 지역보건의료계획을 수립하였다. 나주시에 거주하는 주민 '갑'이 해당 내용의 공개를 청구하였다. 가장 연관성이 높은 '갑'의 권리는?

① 보건의료에 국가관한 알 권리
② 보건의료서비스를 받을 권리
③ 자신의 신체·건강의 비밀보장
④ 보건의료서비스에 대한 자기결정권
⑤ 건강에 관하여의 보호를 받을 권리

해설 §보건의료기본법 제11조(보건의료에 관한 알 권리)
① 모든 국민은 관계 법령에서 정하는 바에 따라 국가와 지방자치단체의 보건의료시책에 관한 내용의 공개를 청구할 권리를 가진다.
② 모든 국민은 관계 법령에서 정하는 바에 따라 보건의료인이나 보건의료기관에 대하여 자신의 보건의료와 관련한 기록 등의 열람이나 사본의 교부를 요청할 수 있다. 다만, 본인이 요청할 수 없는 경우에는 그 배우자·직계존비속 또는 배우자의 직계존속이, 그 배우자·직계존비속 및 배우자의 직계존속이 없거나 질병이나 그 밖에 직접 요청을 할 수 없는 부득이한 사유가 있는 경우에는 본인이 지정하는 대리인이 기록의 열람 등을 요청할 수 있다.

03 의사 A는 폐렴으로 입원한 환자에게 가슴 컴퓨터단층촬영을 시행하려고 한다. 환자에게 환자의 현재 상태, 향후 치료계획과 가슴 컴퓨터단층촬영이 필요한 이유를 자세히 설명하고 동의를 얻었다.「보건의료기본법」에 규정된 국민의 권리 중 의사 A가 존중하기 위해 노력한 것은?

① 건강권   ② 비밀 보장
③ 보건의료서비스에 대한 평등권   ④ 보건의료에 대한 정보공개청구권
⑤ 보건의료서비스에 관한 자기결정권

해설 §보건의료기본법 제12조(보건의료서비스에 관한 자기결정권)   모든 국민은 보건의료인으로부터 자신의 질병에 대한 치료 방법, 의학적 연구 대상 여부, 장기이식(臟器移植) 여부 등에 관하여 충분한 설명을 들은 후 이에 관한 동의 여부를 결정할 권리를 가진다. 따라서 수술방법이나 수술에 수반되는 위험성, 합병증, 수술 후 예후나 부작용에 대해서 의료인은 환자에게 충분히 설명해야 할 의무가 있다고 볼 수 있다. 그러나 수술에 참여하는 의료진 구성에 대하여는 설명할 필요가 없다.

§의료법 제24조의2(의료행위에 관한 설명)　① 의사·치과의사 또는 한의사는 사람의 생명 또는 신체에 중대한 위해를 발생하게 할 우려가 있는 수술, 수혈, 전신마취(이하 이 조에서 "수술 등"이라 한다)를 하는 경우 제2항에 따른 사항을 환자(환자가 의사결정능력이 없는 경우 환자의 법정대리인을 말한다. 이하 이 조에서 같다)에게 설명하고 서면(전자문서를 포함한다. 이하 이 조에서 같다)으로 그 동의를 받아야 한다. 다만, 설명 및 동의 절차로 인하여 수술 등이 지체되면 환자의 생명이 위험하여지거나 심신상의 중대한 장애를 가져오는 경우에는 그러하지 아니하다.

② 제1항에 따라 환자에게 설명하고 동의를 받아야 하는 사항은 다음 각 호와 같다.

1. 환자에게 발생하거나 발생 가능한 증상의 진단명

2. 수술 등의 필요성, 방법 및 내용

3. 환자에게 설명을 하는 의사, 치과의사 또는 한의사 및 수술 등에 참여하는 주된 의사, 치과의사 또는 한의사의 성명

4. 수술 등에 따라 전형적으로 발생이 예상되는 후유증 또는 부작용

5. 수술 등 전후 환자가 준수하여야 할 사항

③ 환자는 의사, 치과의사 또는 한의사에게 제1항에 따른 동의서 사본의 발급을 요청할 수 있다. 이 경우 요청을 받은 의사, 치과의사 또는 한의사는 정당한 사유가 없으면 이를 거부하여서는 아니 된다.

④ 제1항에 따라 동의를 받은 사항 중 수술 등의 방법 및 내용, 수술 등에 참여한 주된 의사, 치과의사 또는 한의사가 변경된 경우에는 변경 사유와 내용을 환자에게 서면으로 알려야 한다.

04 보건의료서비스의 자기결정권에 대한 설명으로 올바르지 않은 것은?

① 환자가 의사와 같은 치료주체라는 인식에 기인한다.

② 의료인은 모든 환자에게 자기 결정을 할 수 있도록 치료방법에 대한 조언과 요양방법지도에 대한 의무를 지닌다.

③ 환자 자신에게 이식될 장기에 대한 설명을 듣고 치료동의여부 결정을 한다.

④ 자신이 의학적 연구대상이 되는지에 대해 충분한 설명을 듣고 거부할 권리가 있다.

⑤ 응급의료종사자는 설명 및 동의 절차로 인하여 응급의료가 지체되면 환자의 생명이 위험하여지거나 심신상의 중대한 장애를 가져오는 경우 또는 환자가 의사결정 능력이 없는 경우라도 환자의 자기결정권을 위해 환자에게 응급의료에 대해 설명하고 그 동의를 얻어야 한다.

해설　Q3. 해설 참조: §보건의료기본법 제12조(보건의료서비스에 관한 자기결정권) → 자기결정권의 원칙

§응급의료에 관한 법률 제9조(응급의료의 설명·동의) → 자기결정권의 제한

① 응급의료종사자는 다음 각 호의 어느 하나에 해당하는 경우를 제외하고는 응급환자에게 응

급의료에 관하여 설명하고 그 동의를 받아야 한다.

1. 응급환자가 의사결정능력이 없는 경우

2. 설명 및 동의 절차로 인하여 응급의료가 지체되면 환자의 생명이 위험하여지거나 심신상의 중대한 장애를 가져오는 경우

② 응급의료종사자는 응급환자가 의사결정능력이 없는 경우 법정대리인이 동행하였을 때에는 그 법정대리인에게 응급의료에 관하여 설명하고 그 동의를 받아야 하며, 법정대리인이 동행하지 아니한 경우에는 동행한 사람에게 설명한 후 응급처치를 하고 의사의 의학적 판단에 따라 응급진료를 할 수 있다.

05 50세 남자가 내원하였다가 간암으로 진단받았다. 동행한 환자의 친구가 의사에게 진단명을 물어와 간암이라고 가르쳐 주었다. 이때 의사가 어긴 사항은?

① 설명받은 후 동의　　　　　② 정의의 원칙

③ 비밀 보장　　　　　　　　④ 진실 말하기 원칙

⑤ 치료 계획의 사전설명

해설　§보건의료기본법 제13조(비밀 보장)　모든 국민은 보건의료와 관련하여 자신의 신체상 · 건강상의 비밀과 사생활의 비밀을 침해받지 아니한다.

06 보건의료기본법에서 정한 보건의료에 관한 국민의 의무에 해당하는 것은?

① 지역사회 건강조사에 의견제시

② 의료이용 실태조사에 참여

③ 지역사회 일차의료사업에 등록

④ 보건의료인의 정당한 보건의료서비스와 지도에 협조

⑤ 국가와 지방자치단체의 보건의료시책에 관한 내용의 공개를 청구

해설　§보건의료기본법 제14조(보건의료에 관한 국민의 의무)

① 모든 국민은 자신과 가족의 건강을 보호 · 증진하기 위하여 노력하여야 하며, 관계 법령에서 정하는 바에 따라 **건강을 보호 · 증진하는** 데에 필요한 비용을 부담하여야 한다.

② 누구든지 건강에 위해한 정보를 유포 · 광고하거나 건강에 위해한 기구 · 물품을 판매 · 제공하는 등 다른 사람의 건강을 해치거나 해칠 우려가 있는 행위를 하여서는 아니 된다.

③ 모든 국민은 보건의료인의 정당한 보건의료서비스와 지도에 협조한다.

§보건의료기본법 제11조(보건의료에 관한 알 권리)   ① 모든 국민은 관계 법령에서 정하는 바에 따라 국가와 지방자치단체의 보건의료시책에 관한 내용의 공개를 청구할 권리를 가진다.

07

보건의료기본법에 나오는 국민의 의무는?

① 지역보건의료계획에 참여　　　　② 개인정보조회 동의

③ 지역사회건강조사에 협조　　　　④ 공동주택의 소독협조

⑤ 건강보호 · 증진하는 데 필요한 비용부담

※ Q6 해설 참조.

정답　　1. ④　　2. ①　　3. ⑤　　4. ⑤　　5. ③　　6. ④　　7. ⑤

⊕ 03. 보건의료발전계획의 수립 · 시행

01

「보건의료기본법」에서 보건복지부장관은 보건의료발전계획을 몇 년마다 수립하여야 하는가?

① 1년　　　　　　　② 2년　　　　　　　③ 3년

④ 4년　　　　　　　⑤ 5년

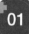 **해설** 　§보건의료기본법 제15조(보건의료발전계획의 수립 등)　① 보건복지부장관은 관계 중앙행정 기관의 장과의 협의와 제20조에 따른 보건의료정책심의위원회의 심의를 거쳐 보건의료발전계 획을 5년마다 수립하여야 한다.

② 보건의료발전계획에 포함되어야 할 사항은 다음 각 호와 같다.

1. 보건의료 발전의 기본 목표 및 그 추진 방향

2. 주요 보건의료사업계획 및 그 추진 방법

3. 보건의료자원의 조달 및 관리 방안

4. 지역별 병상 총량의 관리에 관한 시책

5. 보건의료의 제공 및 이용체계 등 보건의료의 효율화에 관한 시책

6. 중앙행정기관 간의 보건의료 관련 업무의 종합·조정

7. 노인·장애인 등 보건의료 취약계층에 대한 보건의료사업계획

8. 보건의료 통계 및 그 정보의 관리 방안

9. 그 밖에 보건의료 발전을 위하여 특히 필요하다고 인정되는 사항

③ 보건의료발전계획은 국무회의의 심의를 거쳐 확정한다.

정답 1. ⑤

04. 보건의료자원의 관리 등

01

「보건의료기본법」에서 보건의료 자원이 아닌 것은?

① 보건의료 인력   ② 보건의료 시설   ③ 보건의료 물자

④ 보건의료 지식   ⑤ 보건의료 사업

해설

§보건의료기본법 제24조(보건의료자원의 관리 등) ① 국가와 지방자치단체는 보건의료에 관한 인력, 시설, 물자, 지식 및 기술 등 보건의료자원을 개발·확보하기 위하여 종합적이고 체계적인 시책을 강구하여야 한다.

② 국가와 지방자치단체는 보건의료자원의 장·단기 수요를 예측하여 보건의료자원이 적절히 공급될 수 있도록 보건의료자원을 관리하여야 한다.

정답 1. ⑤

01

국가가 특별히 관리하기 위하여 보건복지부장관이 필요한 시책을 수립, 시행하여야 할 질환인 「보건의료기본법」에서 규정한 주요 질병관리체계의 영역이 아닌 것은?

① 감염병　　　　　　② 암　　　　　　③ 정신질환
④ 구강질환　　　　　⑤ 혈우병

해설

※ 주요 질병관리체계의 확립(보건의료기본법 제39조)

보건복지부장관은 국민건강을 크게 위협하는 질병 중에서 국가가 특별히 관리하여야 할 필요가 있다고 인정되는 질병을 선정하고, 이를 관리하기 위하여 필요한 시책을 수립·시행하여야 한다.

1) 감염병의 예방 및 관리(보건의료기본법 제40조)

국가와 지방자치단체는 감염병의 발생과 유행을 방지하고 감염병환자에 대하여 적절한 보건의료를 제공하고 관리하기 위하여 필요한 시책을 수립·시행하여야 한다.

2) 만성질환의 예방 및 관리(보건의료기본법 제41조)

국가와 지방자치단체는 암·고혈압 등 주요 만성질환(慢性疾患)의 발생과 증가를 예방하고 말기질환자를 포함한 만성질환자에 대하여 적절한 보건의료의 제공과 관리를 위하여 필요한 시책을 수립·시행하여야 한다.

3) 정신 보건의료(보건의료기본법 제42조)

국가와 지방자치단체는 정신질환의 예방과 정신질환자의 치료 및 사회복귀 등 국민의 정신건강 증진을 위하여 필요한 시책을 수립·시행하여야 한다.

4) 구강 보건의료(보건의료기본법 제42조)

국가와 지방자치단체는 구강질환(口腔疾患)의 예방 및 치료와 구강건강에 관한 관리 등 국민의 구강건강 증진을 위하여 필요한 시책을 수립·시행하여야 한다.

02

「보건의료기본법」에 따르면 국가와 지방자치단체는 생애주기별 건강상 특성과 주요 건강위험요인을 고려한 평생국민건강관리를 위한 사업을 시행하여야 한다. 다음 중 평생국민건강관리사업 분야에 포함되지 않는 것은?

① 여성과 어린이의 건강증진
② 노인 건강증진
③ 학교 보건의료
④ 장애인 건강증진
⑤ 만성질환의 예방 및 관리

해설

※ 평생국민건강관리사업(보건의료기본법 제31조)

① 국가와 지방자치단체는 생애주기(生涯週期)별 건강상 특성과 주요 건강위험요인을 고려한 평생국민건강관리를 위한 사업을 시행하여야 한다.

② 국가와 지방자치단체는 공공보건의료기관이 평생국민건강관리사업에서 중심 역할을 할 수 있도록 필요한 시책을 강구하여야 한다.

③ 국가와 지방자치단체는 평생국민건강관리사업을 원활하게 수행하기 위하여 건강지도 · 보건교육 등을 담당할 전문인력을 양성하고 건강관리정보체계를 구축하는 등 필요한 시책을 강구하여야 한다.

※ 국가와 지방자치단체의 평생국민건강사업으로는 다음과 같은 분야가 포함된다.

1) 여성과 어린이의 건강증진(보건의료기본법 제32조)

2) 노인의 건강증진(보건의료기본법 제33조)

3) 장애인의 건강증진(보건의료기본법 제34조)

4) 학교 보건의료(보건의료기본법 제35조)

5) 산업 보건의료(보건의료기본법 제36조)

6) 환경 보건의료(보건의료기본법 제37조)

7) 기후변화에 따른 국민건강영향평가 등(보건의료기본법 제37조의 2)

8) 식품위생 · 영양(보건의료기본법 제38조)

03

「보건의료기본법」에 따라 기후변화가 국민건강에 미치는 영향을 조사 · 평가하여야 하는 주체는?

① 질병관리청장

② 보건복지부장관

③ 국립중앙의료원장

④ 보건환경연구원장

⑤ 한국보건사회연구원장

해설

§보건의료기본법 제37조의2(기후변화에 따른 국민건강영향평가 등) ① 질병관리청장은 국민의 건강을 보호 · 증진하기 위하여 지구온난화 등 기후변화가 국민건강에 미치는 영향을 5년마다 조사 · 평가(이하 "기후보건영향평가"라 한다)하여 그 결과를 공표하고 정책수립의 기초자료로 활용하여야 한다. 〈개정 2020. 8. 11.〉

② 질병관리청장은 기후보건영향평가에 필요한 기초자료 확보 및 통계의 작성을 위하여 실태조사를 실시할 수 있다. 〈개정 2020. 8. 11.〉

③ 질병관리청장은 관계 중앙행정기관의 장, 지방자치단체의 장 및 보건의료 관련 기관이나 단

체의 장에게 기후보건영향평가에 필요한 자료의 제공 또는 제2항에 따른 실태조사의 협조를 요청할 수 있다. 이 경우 자료제공 또는 실태조사 협조를 요청받은 관계 중앙행정기관의 장 등은 정당한 사유가 없으면 이에 따라야 한다. 〈개정 2020. 8. 11.〉

④ 기후보건영향평가와 실태조사의 구체적인 내용 및 방법 등에 필요한 사항은 대통령령으로 정한다. [본조신설 2017. 2. 8.]

 정답 1. ⑤   2. ⑤   3. ①

06. 보건의료 통계 · 정보 관리

01

보건의료기본법에서 보건의료실태조사는 몇 년마다 실시하는가?

① 1년   ② 2년   ③ 3년
④ 4년   ⑤ 5년

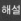 **해설**

§보건의료기본법 제55조(보건의료 실태조사)

① 보건복지부장관은 국민의 보건의료 수요 및 이용 행태, 보건의료에 관한 인력 · 시설 및 물자 등 보건의료 실태에 관한 전국적인 조사를 5년마다 실시하고 그 결과를 공표하여야 한다. 다만, 보건의료정책 수립에 필요하다고 인정하는 경우에는 임시 보건의료 실태조사를 실시할 수 있다. 〈개정 2019. 12. 3.〉

② 보건복지부장관은 제1항에 따른 실태조사를 위하여 관계 중앙행정기관, 지방자치단체 및 관계 기관 · 법인 · 단체에 자료의 제출 또는 의견의 진술을 요청할 수 있다. 이 경우 요청을 받은 자는 정당한 사유가 없으면 이에 협조하여야 한다. 〈신설 2019. 12. 3.〉

③ 제1항에 따른 실태조사의 내용, 방법 및 공표 등에 필요한 사항은 대통령령으로 정한다. 〈신설 2019. 12. 3.〉

〈개정 2019. 12. 3. 시행일: 2020.6.4.〉

§보건의료기본법 시행령 제14조(보건의료 실태조사)   ① 법 제55조 제1항에 따른 보건의료 실

태조사의 내용은 다음 각 호와 같다. 〈개정 2020. 5. 19.〉

1. 보건의료 수요 및 보건의료서비스의 이용 행태

2. 보건의료에 관한 인력 · 시설 및 물자 등의 현황

3. 그 밖에 보건복지부장관이 보건의료 실태조사를 위하여 필요하다고 인정하는 사항

② 보건복지부장관은 제1항에 따른 실태조사를 최근 3년간 보건의료에 관한 연구실적이 있는 연구기관, 법인 또는 단체에 의뢰하여 실시할 수 있다. 〈개정 2020. 5. 19.〉

③ 보건복지부장관은 제1항에 따른 실태조사의 결과를 보건복지부 인터넷 홈페이지에 60일 이상 공개해야 한다. 〈개정 2020. 5. 19. 시행 2020. 6. 4〉

02 보건복지부장관이 「보건의료기본법」에 따라 국민의 보건의료 수요 및 이용 행태, 보건의료에 관한 인력 · 시설 및 물자 등에 관해 실시하는 전국적인 조사는?

① 지역사회건강영양조사

② 국민건강조사

③ 국민건강행태온라인조사

④ 국민보건의료실태조사

⑤ 국민환경보건기초조사

해설

§보건의료기본법 제55조(보건의료 실태조사)

① 보건복지부장관은 국민의 보건의료 수요 및 이용 행태, 보건의료에 관한 인력 · 시설 및 물자 등 보건의료 실태에 관한 전국적인 조사를 5년마다 실시하고 그 결과를 공표하여야 한다. 다만, 보건의료정책 수립에 필요하다고 인정하는 경우에는 임시 보건의료 실태조사를 실시할 수 있다. 〈개정 2019. 12. 3. 시행 2020. 6. 4〉

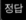

정답   1.⑤   2.④

Chapter 02

의료법

 01. 총 칙

목 적

01

모든 국민이 수준 높은 의료 혜택을 받을 수 있도록 국민의료에 필요한 사항을 규정함으로써 국민의 건강을 보호하고 증진하는 데에 목적을 두고 있는 법은?

① 보건의료기본법

② 의료법

③ 국민건강보험법

④ 지역법

⑤ 감염병예방 및 관리에 관한법률

해설

§의료법 제1조(목적)

이 법은 모든 국민이 수준 높은 의료 혜택을 받을 수 있도록 국민의료에 필요한 사항을 규정함으로써 국민의 건강을 보호하고 증진하는 데에 목적이 있다.

의료인

02

「의료법」상 의료인이 아닌 사람은?

① 약사   ② 간호사   ③ 의사

④ 조산사   ⑤ 한의사

§의료법 제2조(의료인)

① 의료법에서 "의료인"이란 보건복지부장관의 면허를 받은 의사·치과의사·한의사·조산사 및 간호사를 말한다. 즉 의료법상 의료인은 5종으로 한정되어 있다.

※ 의료법상 의료인과 보건의료기본법상 보건의료인은 다른 개념이다. 보건의료기본법상의 보건의료인은 의료법상의 의료인을 포함한 개념으로서, 의료인은 그 범위가 의사·치과의사·한의사·조산사 및 간호사로 명확하고 제한됨에 비해, 보건의료인은 그 범위에 해석의 여지 및 확장성이 있다. 의료법상의 의료인인 의사, 치과의사, 한의사, 간호사, 조산사는 보건의료기본법상의 의료인에 속한다. 반면 약사, 의료기사, 영양사, 조리사, 응급구조사, 간호조무사 등은 보건의료기본법상의 보건의료인이나 의료법상의 의료인에는 속하지 않는다.

03 다음 중 의료인의 업무로 잘못 설명된 것은?

① 의사: 의료와 보건지도 등

② 치과의사: 치과 의료와 구강보건지도 등

③ 간호사: 환자의 요양상의 간호 또는 진료 등

④ 한의사: 한방 의료와 한방보건지도 등

④ 조산사: 조산과 임산부 및 신생아의 보건과 양호지도 등

§의료법 제2조(의료인)

② 의료인은 종별에 따라 다음 각 호의 임무를 수행하여 국민보건 향상을 이루고 국민의 건강한 생활 확보에 이바지할 사명을 가진다.

1. 의사는 의료와 보건지도를 임무로 한다.

2. 치과의사는 치과 의료와 구강 보건지도를 임무로 한다.

3. 한의사는 한방 의료와 한방 보건지도를 임무로 한다.

4. 조산사는 조산(助産)과 임산부 및 신생아에 대한 보건과 양호지도를 임무로 한다.

5. 간호사는 다음 각 목의 업무를 임무로 한다.

　가. 환자의 간호요구에 대한 관찰, 자료수집, 간호판단 및 요양을 위한 간호

　나. 의사, 치과의사, 한의사의 지도하에 시행하는 진료의 보조

　다. 간호 요구자에 대한 교육·상담 및 건강증진을 위한 활동의 기획과 수행, 그 밖의 대통령령으로 정하는 보건활동

§의료법 시행령 제2조(간호사의 보건활동)

「의료법」(이하 "법"이라 한다) 제2조 제2항 제5호 다목에서 "대통령령으로 정하는 보건활동"이란 다음의 보건활동을 말한다.

1. 「농어촌 등 보건의료를 위한 특별조치법」 제19조에 따라 보건진료 전담공무원으로서 하는 보건활동

2. 「모자보건법」제10조 제1항에 따른 모자보건전문가가 행하는 모자보건 활동

3. 「결핵예방법」제18조에 따른 결핵관리요원으로서의 보건활동

4. 그 밖의 법령에 따라 간호사의 보건활동으로 정한 업무: 학교보건법상 보건교사, 산업안
전보건법상 보건관리자, 형의 집행 및 수용자의 처우에 관한 법률상 근무하는 간호사

라. 제80조에 따른 간호조무사가 수행하는 가목부터 다목까지의 업무보조에 대한 지도

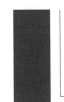

04 「의료법」에 명시된 간호사의 임무는?

가. 환자의 요양을 위한 간호

나. 진료의 보조

다. 보건진료 전담공무원으로서 하는 보건활동

라. 결핵관리요원으로서의 보건활동

① 가, 나, 다   ② 가, 다   ③ 나, 라

④ 라   ⑤ 가, 나, 다, 라

해설

§의료법 제2조(의료인)

② 의료인은 종별에 따라 다음 각 호의 임무를 수행하여 국민보건 향상을 이루고 국민의 건강한
생활 확보에 이바지할 사명을 가진다.

5. 간호사는 다음 각 목의 업무를 임무로 한다.

가. 환자의 간호요구에 대한 관찰, 자료수집, 간호판단 및 요양을 위한 간호

나. 의사, 치과의사, 한의사의 지도하에 시행하는 진료의 보조

다. 간호 요구자에 대한 교육·상담 및 건강증진을 위한 활동의 기획과 수행, 그 밖의 대통령
령으로 정하는 보건활동

§의료법 시행령 제2조(간호사의 보건활동)

「의료법」(이하 "법"이라 한다) 제2조 제2항 제5호 다목에서 "대통령령으로 정하는 보건활
동"이란 다음의 보건활동을 말한다.

1. 「농어촌 등 보건의료를 위한 특별조치법」제19조에 따라 보건진료 전담공무원으로서 하
는 보건활동

2. 「모자보건법」제10조 제1항에 따른 모자보건전문가가 행하는 모자보건 활동

3. 「결핵예방법」제18조에 따른 결핵관리요원으로서의 보건활동

4. 그 밖의 법령에 따라 간호사의 보건활동으로 정한 업무: 학교보건법상 보건교사, 산업안
전보건법상 보건관리자, 형의 집행 및 수용자의 처우에 관한 법률상 근무하는 간호사

라. 제80조에 따른 간호조무사가 수행하는 가목부터 다목까지의 업무보조에 대한 지도

05 다음 중 의료법상 의료기관이 아닌 것은?

① 조산원   ② 보건의료원   ③ 요양병원

④ 종합병원   ⑤ 한의원

해설

§의료법 제3조(의료기관)

① 이 법에서 "의료기관"이란 의료인이 공중(公衆) 또는 특정 다수인을 위하여 의료·조산의 업(이하 "의료업"이라 한다)을 하는 곳을 말한다.

② 의료기관은 다음 각 호와 같이 구분한다.

1. 의원급 의료기관: 의사, 치과의사 또는 한의사가 주로 외래환자를 대상으로 각각 그 의료행위를 하는 의료기관으로서 그 종류는 다음 각 목과 같다.

    가. 의원, 나. 치과의원, 다. 한의원

2. 조산원: 조산사가 조산과 임산부 및 신생아를 대상으로 보건활동과 교육·상담을 하는 의료기관을 말한다.

3. 병원급 의료기관: 의사, 치과의사 또는 한의사가 주로 입원환자를 대상으로 의료행위를 하는 의료기관으로서 그 종류는 다음 각 목과 같다.

    가. 병원, 나. 치과병원, 다. 한방병원, 라. 요양병원(「장애인복지법」 제58조 제1항 제4호에 따른 의료재활시설로서 제3조의2의 요건을 갖춘 의료기관을 포함한다. 이하 같다), 마. 정신병원, 바. 종합병원

[시행일 : 2021. 3. 5.] 제3조 제2항 제3호.

06 다음 중 의료기관의 종류와 그 설명이 올바르게 연결되지 않은 것은?

① 의료기관: 의료인이 공중 또는 특정 다수인을 위하여 의료·보건지도를 행하는 곳

② 의원: 의사가 주로 외래환자를 대상으로 각각 그 의료행위를 하는 곳

③ 조산원: 조산사가 조산과 임산부 및 신생아를 대상으로 보건활동과 교육, 상담하는 곳

④ 병원: 의사 등이 주로 입원환자를 대상으로 의료행위를 하는 의료기관

⑤ 종합병원: 병원급 의료기관 중 100개 이상의 병상을 갖춘 의료기관

해설

Q5 해설 참조

§의료법 제3조의3(종합병원)

① 종합병원은 다음 각 호의 요건을 갖추어야 한다.

100개 이상의 병상을 갖출 것

07

150병상을 갖춘 종합병원에 반드시 설치하여야 하는 진료과목은?

① 내과   ② 외과   ③ 소아청소년과

④ 산부인과   ⑤ 마취통증의학과

해설

§의료법 제3조의3(종합병원)

① 종합병원은 다음 각 호의 요건을 갖추어야 한다.

100병상 이상 300병상 이하인 경우에는 내과·외과·소아청소년과·산부인과 중 3개 진료과목, 영상의학과, 마취통증의학과와 진단검사의학과 또는 병리과를 포함한 7개 이상의 진료과목을 갖추고 각 진료과목마다 전속하는 전문의를 둘 것

08

250병상을 갖춘 종합병원에 반드시 설치하여야 하는 진료과목은?

① 산부인과   ② 소아청소년과   ③ 진단검사의학과

④ 정신건강의학과   ⑤ 영상의학과

해설

§의료법 제3조의3(종합병원)

① 종합병원은 다음 각 호의 요건을 갖추어야 한다.

100병상 이상 300병상 이하인 경우에는 내과·외과·소아청소년과·산부인과 중 3개 진료과목, 영상의학과, 마취통증의학과와 진단검사의학과 또는 병리과를 포함한 7개 이상의 진료과목을 갖추고 각 진료과목마다 전속하는 전문의를 둘 것. 즉 영상의학과, 마취통증의학과는 필수이며, 진단검사의학과와 병리과 중 선택적으로 1개 이상 있으면 된다.

09

150병상을 갖춘 종합병원에 반드시 설치하여야 하는 진료과목은?

가. 응급의학과   나. 마취통증의학과   다. 정신과   라. 영상의학과

① 가, 나, 다   ② 가, 다   ③ 나, 라

④ 라   ⑤ 가, 나, 다, 라

※ Q8 해설 참조.

10 A병원은 최근 50병상이었던 병상을 확장하여 250병상 규모의 종합병원으로 허가를 받기 위해 준비 중이다. A병원은 현재 내과, 산부인과, 정형외과, 영상의학과, 마취통증의학과, 진단검사의학과를 두고 있다. A병원이 현재의 진료과목을 유지할 경우 250병상 규모의 종합병원이 되고자 한다면 반드시 추가로 개설해야 하는 전문과목은?

① 이비인후과   ② 정신건강의학과   ③ 가정의학과
④ 치과   ⑤ 소아청소년과

해설 §의료법 제3조의3(종합병원)

① 종합병원은 다음 각 호의 요건을 갖추어야 한다.

100병상 이상 300병상 이하인 경우에는 내과 · 외과 · 소아청소년과 · 산부인과 중 3개 진료과목, 영상의학과, 마취통증의학과와 진단검사의학 또는 병리과를 포함한 7개 이상의 진료과목을 갖추고 각 진료과목마다 전속하는 전문의를 둘 것

---

11 다음 중 300병상 초과 종합병원에 설치되어 있지 않아도 무관한 진료과목은 무엇인가?

① 소아청소년과   ② 영상의학과
③ 마취통증의학과   ④ 진단검사의학과
⑤ 신경과

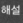 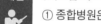

해설 §의료법 제3조의3(종합병원)

① 종합병원은 다음 각 호의 요건을 갖추어야 한다.

300병상을 초과하는 경우에는 내과, 외과, 소아청소년과, 산부인과, 영상의학과, 마취통증의학과, 진단검사의학과 또는 병리과, 정신건강의학과 및 치과를 포함한 9개 이상의 진료과목을 갖추고 각 진료과목마다 전속하는 전문의를 둘 것

---

12 종합병원의 개설 요건으로 옳은 것은?

① 의사, 한의사, 치과의사만이 개설할 수 있다.
② 감염성 질환에 대하여 의료행위를 전문적으로 하는 종합병원을 상급종합병원으로 지정한다.
③ 종합병원은 필수과목마다 전속하는 전문의를 둔다.
④ 150개 이상의 병상을 갖춰야 한다.
⑤ 200병상인 종합병원에서는 산부인과, 소아청소년과를 반드시 둔다.

§의료법 제33조(개설 등)   ② 다음 각 호의 어느 하나에 해당하는 자가 아니면 의료기관을 개설할 수 없다. 이 경우 의사는 종합병원·병원·요양병원 또는 의원을, 치과의사는 치과병원 또는 치과의원을, 한의사는 한방병원·요양병원 또는 한의원을, 조산사는 조산원만을 개설할 수 있다.

※ 치과의사 및 한의사는 종합병원을 개설할 수 없다.
§의료법 제3조의5(전문병원 지정) 참조
§의료법 제3조의3(종합병원)   ① 종합병원은 다음 각 호의 요건을 갖추어야 한다.
1. 100개 이상의 병상을 갖출 것
2. 100병상 이상 300병상 이하인 경우에는 내과·외과·소아청소년과·산부인과 중 3개 진료과목, 영상의학과, 마취통증의학과와 진단검사의학과 또는 병리과를 포함한 7개 이상의 진료과목을 갖추고 각 진료과목마다 전속하는 전문의를 둘 것

13 특정진료과목/질환 등에 대한 고난이도 의료행위를 하는 병원은?
① 요양병원　　　　　　② 전문병원　　　　　　③ 전문종합병원
④ 상급종합병원　　　　⑤ 3차병원

§의료법 제3조의5(전문병원 지정)   ① 보건복지부장관은 병원급 의료기관 중에서 특정 진료과목이나 특정 질환 등에 대하여 난이도가 높은 의료행위를 하는 병원을 전문병원으로 지정할 수 있다.

14 다음 중 상급종합병원에 대한 설명으로 옳은 것은?

가. 보건복지부장관이 지정한다.
나. 중증질환에 대하여 난이도가 높은 의료행위를 전문적으로 하는 병원급 의료기관 중에서 지정한다.
다. 20개 이상의 진료과목을 갖추고 전속하는 전문의가 있어야 한다.
라. 매년 평가를 실시하여 재지정하거나 지정을 취소할 수 있다.

① 가, 나, 다　　　　　　② 가, 다　　　　　　③ 나, 라
④ 라　　　　　　　　　　⑤ 가, 나, 다, 라

§의료법 제3조의4(상급종합병원 지정) ① 보건복지부장관은 다음 각 호의 요건을 갖춘 종합병원 중에서 중증질환에 대하여 난이도가 높은 의료행위를 전문적으로 하는 종합병원을 상급종합병원으로 지정할 수 있다.

1. 보건복지부령으로 정하는 20개 이상의 진료과목을 갖추고 각 진료과목마다 전속하는 전문의를 둘 것
2. 제77조 제1항에 따라 전문의가 되려는 자를 수련시키는 기관일 것
3. 보건복지부령으로 정하는 인력·시설·장비 등을 갖출 것
4. 질병군별(疾病群別) 환자구성 비율이 보건복지부령으로 정하는 기준에 해당할 것

② 보건복지부장관은 제1항에 따른 지정을 하는 경우 제1항 각 호의 사항 및 전문성 등에 대하여 평가를 실시하여야 한다.

③ 보건복지부장관은 제1항에 따라 상급종합병원으로 지정받은 종합병원에 대하여 3년마다 제2항에 따른 평가를 실시하여 재지정하거나 지정을 취소할 수 있다.

④ 보건복지부장관은 제2항 및 제3항에 따른 평가업무를 관계 전문기관 또는 단체에 위탁할 수 있다.

15 다음 중 요양병원에 입원할 수 있는 대상자가 아닌 사람은?
① 만성 장기적 요양이 필요한 고혈압환자
② 외과수술 후 회복기간에 있는 자
③ 상해 후 회복기간에 있는 자
④ 노인성치매환자
⑤ 정신질환자

§의료법 시행규칙 제36조(요양병원의 운영) ① 법 제36조 제3호에 따른 요양병원의 입원 대상은 다음 각 호의 어느 하나에 해당하는 자로서 주로 요양이 필요한 자로 한다.

1. 노인성 질환자
2. 만성질환자
3. 외과적 수술 후 또는 상해 후 회복기간에 있는 자

② 제1항에도 불구하고 「감염병의 예방 및 관리에 관한 법률」 제41조 제1항에 따라 보건복지부장관이 고시한 감염병에 걸린 같은 법 제2조 제13호부터 제15호까지에 따른 감염병환자, 감염병의사환자 또는 병원체보유자(이하 "감염병환자 등"이라 한다) 및 같은 법 제42조 제1항 각 호의 어느 하나에 해당하는 감염병환자 등은 요양병원의 입원 대상으로 하지 아니한다.

③ 제1항에도 불구하고 「정신건강증진 및 정신질환자 복지서비스 지원에 관한 법률」 제3조 제1호에 따른 정신질환자(노인성 치매환자는 제외한다)는 같은 법 제3조 제5호에 따른 정신의료기관 외의 요양병원의 입원 대상으로 하지 아니한다.

16 다음 환자 중 요양병원에 입원 가능한 사람은?

① 수두 환자

② 활동성 결핵 환자

③ 정신질환자

④ 상해 후 회복기간에 있는 자로서 요양이 필요한 자

⑤ B형간염에 감염된 자로 타인에게 감염시킬 우려가 있는 자

※ Q15 해설 참조.

정답	1. ②	2. ①	3. ③	4. ⑤	5. ②	6. ①	7. ⑤	8. ⑤	9. ③	10. ⑤
	11. ⑤	12. ③	13. ②	14. ②	15. ⑤	16. ④				

02. 의료인

자격과 면허

01 다음 중 의사가 될 수 있는 사람은?

① 피성년후견인 ② 파산선고자

③ 정신질환자 ④ 향정신성의약품 중독자

⑤ 의료관련 법령위반으로 복역 중에 있는 자

> **해설**
>
> §의료법 제8조(결격사유 등) 다음 각 호의 어느 하나에 해당하는 자는 의료인이 될 수 없다.
>
> 1. 「정신건강증진 및 정신질환자 복지서비스 지원에 관한 법률」 제3조 제1호에 따른 정신질환자. 다만, 전문의가 의료인으로서 적합하다고 인정하는 사람은 그러하지 아니하다.
>
> 2. 마약 · 대마 · 향정신성의약품 중독자
>
> 3. 피성년후견인 · 피한정후견인

4. 이 법 또는 「형법」 제233조, 제234조, 제269조, 제270조, 제317조 제1항 및 제347조(허위로 진료비를 청구하여 환자나 진료비를 지급하는 기관이나 단체를 속인 경우만을 말한다), 「보건범죄단속에 관한 특별조치법」, 「지역보건법」, 「후천성면역결핍증 예방법」, 「응급의료에 관한 법률」, 「농어촌 등 보건의료를 위한 특별 조치법」, 「시체해부 및 보존에 관한 법률」, 「혈액관리법」, 「마약류관리에 관한 법률」, 「약사법」, 「모자보건법」, 그 밖에 대통령령으로 정하는 의료 관련 법령을 위반하여 금고 이상의 형을 선고받고 그 형의 집행이 종료되지 아니하였거나 집행을 받지 아니하기로 확정되지 아니한 자

02 의사가 될 수 있는 사람은?

① 코카인 중독자

② 응급의료를 방해하여 금고형을 받고 복역 중인 자

③ 혈액매매행위로 징역형을 받고 복역 중인 자

④ 약사법 위반으로 집행유예를 선고받고 그 기간에 있는 자

⑤ 정신질환자로 전문의가 의료인으로서 적합하다고 인정한 자

※ Q1 해설 참조.

03 다음 중 의사면허 취득이 가능한 사람은?

① 피성년후견인

② 헤로인 중독자

③ 암페타민 중독자

④ 공직선거법 위반으로 기소유예 처분을 받은 자

⑤ 응급의료에 관한 법률 위반으로 징역 2년을 선고받고 복역 중인 자

※ Q1 해설 참조.

04 의료인의 결격사유에 해당하는 사례로 옳은 것은?

① 최근 사고로 시력을 상실한 자

② 정신분열증 환자이지만 의료인으로서 적합하다는 진단을 받은 자

③ 대마초 흡연을 집행유예를 선고받은 자

④ 도로교통법 위반으로 천만 원의 벌금형을 선고받은 자

⑤ 허위진단서를 작성하여 연예인 병역 면제를 도운 죄로 형법에 의해 실형을 선고받고

복역 중인 자

※ Q1 해설 참조.

05 의료인 결격사유로 옳은 것은?

① 시각장애인

② 청각장애인

③ 업무상 횡령죄로 금고 이상의 형을 선고받은 자

④ 감염성 질환자

⑤ 의료관계법령에 위반하여 금고 이상의 형을 선고받고 그 형의 집행이 종료되지 아니한 자

> **해설**
>
> §의료법 제8조(결격사유 등) 다음 각 호의 어느 하나에 해당하는 자는 의료인이 될 수 없다.
>
> 1. 「정신건강증진 및 정신질환자 복지서비스 지원에 관한 법률」 제3조 제1호에 따른 정신질환자. 다만, 전문의가 의료인으로서 적합하다고 인정하는 사람은 그러하지 아니하다.
> 2. 마약·대마·향정신성의약품 중독자
> 3. 피성년후견인·피한정후견인
> 4. 이 법 또는 「형법」 제233조, 제234조, 제269조, 제270조, 제317조 제1항 및 제347조(허위로 진료비를 청구하여 환자나 진료비를 지급하는 기관이나 단체를 속인 경우만을 말한다), 「보건범죄단속에 관한 특별조치법」, 「지역보건법」, 「후천성면역결핍증 예방법」, 「응급의료에 관한 법률」, 「농어촌 등 보건의료를 위한 특별 조치법」, 「시체해부 및 보존에 관한 법률」, 「혈액관리법」, 「마약류관리에 관한 법률」, 「약사법」, 「모자보건법」, 그 밖에 대통령령으로 정하는 의료 관련 법령을 위반하여 금고 이상의 형을 선고받고 그 형의 집행이 종료되지 아니하였거나 집행을 받지 아니하기로 확정되지 아니한 자

06 국가시험에서 시험 중에 다른 사람의 답안지 또는 문제지를 엿보고 답안지를 작성한 부정행위를 하여 그 수험을 정지당하고 무효로 된 자에 대한 설명으로 옳은 것은?

① 앞으로의 국가시험에 응시할 수 없다.

② 그 다음 해의 시험에 응시할 수 없다.

③ 그 후의 2회의 시험에 한하여 국가시험에 응시할 수 없다.

④ 그 후의 3회의 시험에 한하여 국가시험에 응시할 수 없다.

⑤ 특정업무에 종사할 것을 조건으로 면허를 부여한다.

국가시험 등 응시제한 기준(의료법 시행령 제9조의2 관련)	
위반행위	응시제한 횟수
1. 시험 중에 대화·손동작 또는 소리 등으로 서로 의사소통을 하는 행위 2. 시험 중에 허용되지 않는 자료를 가지고 있거나 해당 자료를 이용하는 행위 3. 제7조 제1항에 따른 응시원서를 허위로 작성하여 제출하는 행위	1회
4. 시험 중에 다른 사람의 답안지 또는 문제지를 엿보고 본인의 답안지를 작성하는 행위 5. 시험 중에 다른 사람을 위해 시험 답안 등을 알려주거나 엿보게 하는 행위 6. 다른 사람의 도움을 받아 답안지를 작성하거나 다른 사람의 답안지 작성에 도움을 주는 행위 7. 본인이 작성한 답안지를 다른 사람과 교환하는 행위 8. 시험 중에 허용되지 아니한 전자장비·통신기기 또는 전자계산기기 등을 사용하여 시험답안을 전송하거나 작성하는 행위 9. 시험 중에 시험문제 내용과 관련된 물건(시험 관련 교재 및 요약자료를 포함한다)을 다른 사람과 주고 받는 행위 10. 법 제8조 각 호의 어느 하나에 해당하는 사람이 시험에 응시하는 행위 11. 제8조 제1항에 따른 서류를 허위로 작성하여 제출하는 행위	2회
12. 본인이 직접 대리시험을 치르거나 다른 사람으로 하여금 시험을 치르게 하는 행위 13. 사전에 시험문제 또는 시험답안을 다른 사람에게 알려주는 행위 14. 사전에 시험문제 또는 시험답안을 알고 시험을 치르는 행위	3회

07 의사 A는 고령으로 진료를 할 수 없게 되자 자신의 의사 면허증을 다른 사람에게 빌려주어 면허가 취소되었다. 이 경우에 A의 면허는?

① 취소된 날부터 1년 이내에는 재교부 받을 수 있음
② 취소된 날부터 2년 이내에는 재교부 받을 수 있음
③ 취소된 날부터 3년 이내에는 재교부 받지 못함
④ 개전의 정이 뚜렷하다고 인정되면 즉시 재교부 받을 수 있음
⑤ 취소의 원인이 된 사유가 없어지면 즉시 재교부 받을 수 있음

 §의료법 제4조의3(의료인의 면허 대여 금지 등)

① 의료인은 제5조(의사·치과의사 및 한의사를 말한다), 제6조(조산사를 말한다) 및 제7조(간호사를 말한다)에 따라 받은 면허를 다른 사람에게 대여하여서는 아니 된다.

② 누구든지 제5조부터 제7조까지에 따라 받은 면허를 대여 받아서는 아니 되며, 면허 대여를 알선하여서도 아니 된다.

§**의료법 제87조의2(벌칙)**
② 다음 각 호의 어느 하나에 해당하는 자는 5년 이하의 징역이나 5천만원 이하의 벌금에 처한다.
1. 제4조의3 제1항을 위반하여 면허를 대여한 사람
1의2. 제4조의3 제2항을 위반하여 면허를 대여 받거나 면허 대여를 알선한 사람
[본조신설 2020. 3. 4, 시행 2020. 6. 5.]

※ 누구든지 의료인의 면허를 대여 받거나 면허 대여를 알선하지 못하도록 하고, 이를 위반한 경우 5년 이하의 징역 또는 5천만원 이하의 벌금에 처하도록 함(제4조의3 제2항 및 제87조의2 제2항 제1호의2 신설).

§**의료법 제65조(면허 취소와 재교부)**   ① 보건복지부장관은 의료인이 다음 각 호의 어느 하나에 해당할 경우에는 그 면허를 취소할 수 있다. 다만, 제1호의 경우에는 면허를 취소하여야 한다.
1. 제8조 각 호의 어느 하나에 해당하게 된 경우(제1호)

> §**의료법 제8조(결격사유 등)**
> 다음 각 호의 어느 하나에 해당하는 자는 의료인이 될 수 없다.
> 1. 「정신건강증진 및 정신질환자 복지서비스 지원에 관한 법률」 제3조 제1호에 따른 정신질환자. 다만, 전문의가 의료인으로서 적합하다고 인정하는 사람은 그러하지 아니하다.
> 2. 마약 · 대마 · 향정신성의약품 중독자
> 3. 피성년후견인 · 피한정후견인: 파산자(×)
> 4. 이 법 또는 「형법」 제233조, 제234조, 제269조, 제270조, 제317조 제1항 및 제347조(허위로 진료비를 청구하여 환자나 진료비를 지급하는 기관이나 단체를 속인 경우만을 말한다), 「보건범죄단속에 관한 특별조치법」, 「지역보건법」, 「후천성면역결핍증 예방법」, 「응급의료에 관한 법률」, 「농어촌 등 보건의료를 위한 특별 조치법」, 「시체해부 및 보존에 관한 법률」, 「혈액관리법」, 「마약류관리에 관한 법률」, 「약사법」, 「모자보건법」, 그 밖에 대통령령으로 정하는 의료 관련 법령을 위반하여 금고 이상의 형을 선고받고 그 형의 집행이 종료되지 아니하였거나 집행을 받지 아니하기로 확정되지 아니한 자(제4호) → 3년 이내 재교부 금지
>
> ※ ① 의료관련 법령 위반일 것: 비록 의료인이 금고 이상의 형을 선고받더라도 그것이 의료관련범죄가 아닌 다른 범죄로 인한 경우에는 위 조항 소정의 면허취소사유에는 해당하지 아니한다고 보아야 할 것이다 따라서 아무리 중대한 범죄를 범하였다 하더라도 의료관련법 이외의 경우에는 의사면허에 영향을 미치지 않는다.
> ② 금고 이상의 형: 금고 이상의 형이란 형법 제41조에 규정된 사형, 징역, 금고가 있다. 의료관련 법령의 위반으로 자격상실, 자격정지, 구류, 벌금형, 구류, 과료, 몰수 등을 선고받더라도 결격사유에 해당하는 것은 아니다.

③ 형을 선고받고 그 형의 집행이 종료되지 아니하였거나 집행을 받지 아니하기로 확정되지 아니한 자: 금고 이상의 형을 받은 자이어야 한다. 선고받은 그 형이 집행 중이거나 집행유예를 선고받은 경우도 포함된다. 그러나 선고유예와 기소유예에는 포함되지 않는다.

2. 제66조에 따른 자격 정지 처분 기간 중에 의료행위를 하거나 3회 이상 자격 정지 처분을 받은 경우(제2호) → 2년 이내 재교부 금지

3. 제11조 제1항에 따른 면허 조건을 이행하지 아니한 경우(제3호) → 1년 이내 재교부 금지

§제11조(면허 조건과 등록)
① 보건복지부장관은 보건의료 시책에 필요하다고 인정하면 제5조에서 제7조까지의 규정에 따른 면허를 내줄 때 3년 이내의 기간을 정하여 특정 지역이나 특정 업무에 종사할 것을 면허의 조건으로 붙일 수 있다.

4. 제4조의3 제1항을 위반하여 면허를 대여한 경우(제4호) → 3년 이내 재교부 금지

§의료법 제4조의3(의료인의 면허 대여 금지 등)
① 의료인은 제5조(의사·치과의사 및 한의사를 말한다), 제6조(조산사를 말한다) 및 제7조(간호사를 말한다)에 따라 받은 면허를 다른 사람에게 대여하여서는 아니 된다.
② 누구든지 제5조부터 제7조까지에 따라 받은 면허를 대여받 아서는 아니 되며, 면허 대여를 알선하여서도 아니 된다.

5. 삭제 〈2016. 12. 20.〉

6. 제4조 제6항을 위반하여 사람의 생명 또는 신체에 중대한 위해를 발생하게 한 경우(제6호) → 3년 이내 재교부 금지

§의료법 제4조(의료인과 의료기관의 장의 의무)
⑥ 의료인은 일회용 의료기기(한 번 사용할 목적으로 제작되거나 한 번의 의료행위에서 한 환자에게 사용하여야 하는 의료기기로서 보건복지부령으로 정하는 의료기기를 말한다. 이하 같다)를 한 번 사용한 후 다시 사용하여서는 아니 된다.

7. 제27조 제5항을 위반하여 사람의 생명 또는 신체에 중대한 위해를 발생하게 할 우려가 있는 수술, 수혈, 전신마취를 의료인 아닌 자에게 하게 하거나 의료인에게 면허 사항 외로 하게 한 경우(제7호) → 3년 이내 재교부 금지

② 보건복지부장관은 제1항에 따라 면허가 취소된 자라도 취소의 원인이 된 사유가 없어지거나 개전(改悛)의 정이 뚜렷하다고 인정되면 면허를 재교부할 수 있다. 다만, 제1항 제3호에 따라 면허가 취소된 경우에는 취소된 날부터 1년 이내, 제1항 제2호에 따라 면허가 취소된 경우에는 취소된 날부터 2년 이내, 제1항 제4호·제6호·제7호 또는 제8조 제4호에 따른 사유로 면허가 취소된 경우에는 취소된 날부터 3년 이내에는 재교부하지 못한다.

의사 A의 주민등록번호가 바뀌어 의사면허증을 재발급 받으려고 한다. 면허 재발급 신청은 누구에게 하여야 하는가?

① 시 · 군 · 구청장

② 대한의사협회장

③ 보건복지부장관

④ 주소지 관할 보건소장

⑤ 한국보건의료인국가시험원장

해설

§의료법 시행규칙 제6조 및 별지 제5호 서식 참조; 의료인이 면허증을 잃어버렸거나 면허증이 헐어 못쓰게 되거나 주민등록번호 변경, 이름 바뀐 경우에는 신청서(전자문서로 된 신청서를 포함한다)에 필요한 서류를 첨부하여 보건복지부장관에게 제출하여야 한다.

■ 의료법 시행규칙 [별지 제5호 서식] 〈개정 2016. 12. 30.〉

(앞쪽)

( )면허 재발급신청서			처리기간
			5일

신청인	성명		사진 (3.5cm×4.5cm)
	주민등록번호		
	우송주소	□ □ □ - □ □ □	

면허증 자격증	종류		번호		연월일	

신청 사유 (해당 사유에 ○표시)	잃어버림, 주민등록번호 변경, 이름 바뀜, 헐어 못씀, 그 밖의 ( )	수령방법 (○표시)	우송( ) 직접 인수( )

「의료법 시행규칙」 제6조에 따라 위와 같이 면허증의 재발급을 신청합니다.

년 월 일

신청인: (서명 또는 인)
(전화번호:)

보건복지부장관 귀하

※ 구비서류	수수료
1. 면허증이 헐어 못쓰게 된 경우에는 그 면허증 2. 사진(신청 전 6개월 이내에 모자 등을 쓰지 않고 촬영한 천연색 상반신 정면사진, 가로 3.5㎝ 세로 4.5㎝) 2장	면허자격별 수입인지: 2,000원

210㎜×297㎜(백상지 80g/㎡)

권리와 의무

[의료인의 권리]

09 의료인의 권리에 대한 설명으로 옳지 않은 것은?

① 의료인은 치료재료 등을 선택할 권리를 가진다.

② 의료인의 의료업무에 필요한 기구나 약품 등에 대해서는 일정한 경우에는 압류가 가능하다.

③ 누구든지 의료기관 내에서 의료인을 폭행·협박해서는 안 된다.

④ 의료인이 하는 의료기술의 시행에 법률에 규정한 경우 외에는 누구든지 간섭하지 못한다.

⑤ 의료인은 의료행위에 필요한 기구나 약품 등에 대하여 우선적으로 공급받을 권리가 있다.

해설

※ 의료인의 권리

§의료법 제12조(의료기술 등에 대한 보호)

① 의료인이 하는 의료·조산·간호 등 의료기술의 시행(이하 "의료행위"라 한다)에 대하여는 이 법이나 다른 법령에 따로 규정된 경우 외에는 누구든지 간섭하지 못한다.

② 누구든지 의료기관의 의료용 시설·기재·약품, 그 밖의 기물 등을 파괴·손상하거나 의료기관을 점거하여 진료를 방해하여서는 아니 되며, 이를 교사하거나 방조하여서는 아니 된다.

③ 누구든지 의료행위가 이루어지는 장소에서 의료행위를 행하는 의료인, 제80조에 따른 간호조무사 및 「의료기사 등에 관한 법률」 제2조에 따른 의료기사 또는 의료행위를 받는 사람을 폭행·협박하여서는 아니 된다.

§의료법 제13조(의료기재 압류 금지)

의료인의 의료 업무에 필요한 기구·약품, 그 밖의 재료는 압류하지 못한다.

§의료법 제14조(기구 등 우선공급)

① 의료인은 의료행위에 필요한 기구·약품, 그 밖의 시설 및 재료를 우선적으로 공급받을 권리가 있다.

② 의료인은 제1항의 권리에 부수(附隨)되는 물품, 노력, 교통수단에 대하여서도 제1항과 같은 권리가 있다.

---

10 의료법에 의한 의사의 권리 중 옳은 것은?

① 의료행위로 발생한 과오에 대한 면책 권리

② 의료 업무에 필요한 기구, 약품 그 밖의 재료를 압류당하지 않을 권리

③ 진료비 지급을 청구할 권리

④ 진료 요청을 거부할 수 있는 권리

⑤ 의료법인의 소유와 자유로운 거래에 관한 권리

※ Q9 해설 참조.

다음 설명 중 의료인의 권리에 해당하지 않는 것은?

① 의료행위에 필요한 기구, 약품, 그 밖의 재료를 우선 공급받는다.

② 의료업무에 필요한 기구나 재료를 압류당하지 않는다.

③ 진료행위에 관련된 민·형사상 손해배상책임을 면제받는다.

④ 누구든지 의료기관의 의료용 시설이나 기물을 파괴·손상당하지 못한다.

⑤ 의료행위에 대해서 특별히 규정된 경우를 제외하고는 누구든지 간섭하지 못한다.

※ Q9 해설 참조.

[의료인의 의무]

다른 의료기관으로 환자이동 시 진료거부 행위가 되는 것은?

① 위급한 응급 환자를 돌보기 위해, 먼저 왔으나 응급이 아닌 경우

② 예약한 시간을 1시간 초과한 진료 시간에 방문한 경우

③ 격리 시설이 없는 경우, 격리 요하는 감염병 환자

④ 진료받기 거부하는 환자

⑤ 중환자실에 입원할 침상이 없는데, 수술 후 중환자실에 입원이 필요한 환자

해설

※ 보건복지부는 정당한 사유로 다음과 같은 사항을 예시하고 있다.

일단 진료한 환자의 상태를 보아 의사가 의학적인 판단에 따라 퇴원 또는 타 의료기관 진료를 권유하는 행위를 진료거부로 보기는 어렵다(2000. 6. 2. 의정 65507-704).

① 의사가 부재중이거나 신병으로 인하여 진료를 행할 수 없는 상황인 경우

② 병상, 의료인력, 의약품, 치료재료 등 시설 및 인력 등이 부족하여 새로운 환자를 받아들일 수 없는 경우

③ 의원 또는 외래진료실에서 예약환자 진료 일정 때문에 당일 방문 환자에게 타 의료기관 이용을 권유할 수밖에 없는 경우

④ 의사가 타 전문과목 영역 또는 고난이도의 진료를 수행할 전문지식 또는 경험이 부족한 경우

⑤ 타 의료인이 환자에게 기 시행한 치료(투약, 시술, 수술 등) 사항을 명확히 알 수 없는 등 의학

적 특수성 등으로 인하여 새로운 치료가 어려운 경우

⑥ 환자가 의료인의 치료방침에 따를 수 없음을 천명하여 특정 치료의 수행이 불가하거나, 환자가 의료인으로서의 양심과 전문지식에 반하는 치료방법을 의료인에게 요구하는 경우

⑦ 환자 또는 보호자 등이 해당 의료인에 대하여 모욕죄, 명예훼손죄, 폭행죄, 업무방해죄에 해당될 수 있는 상황을 형성하여 의료인이 정상적인 의료행위를 행할 수 없도록 하는 경우

⑧ 더 이상의 입원치료가 불필요함 또는 대학병원급 의료기관에서의 입원 치료는 필요치 아니함을 의학적으로 명백히 판단할 수 있는 상황에서, 환자에게 가정요양 또는 요양병원·1차 의료기관·요양시설 등의 이용을 충분한 설명과 함께 권유하고 퇴원을 지시하는 경우

13 종합병원에 근무하는 의사 'A'는 미국에서 개최되는 학회에 참석하기 위하여 10일간 출국하였다. 'A'에게 진료받은 환자 'B'가 'A'의 부재기간에 내원하여 진단서 발급을 요청하였다. 적절한 조치는?

① 진료한 의사 'A'가 없어서 발급할 수 없다고 안내한다.

② 원무과장이 'A'에게 구두로 확인한 뒤 진단서를 발급한다.

③ 같은 병원의 동료의사 'C'가 진료기록부에 근거하여 진단서를 발급한다.

④ 서명되지 않은 진단서를 발급한 뒤 'A'가 귀국한 후 'A'의 서명을 받도록 한다.

⑤ 진료기록부 사본을 발급한 뒤 이에 근거하여 보건소에서 진단서를 발급받도록 안내한다.

 해설

§의료법 제17조(진단서 등) ① 의료업에 종사하고 직접 진찰하거나 검안(檢案)한 의사[이하 이 항에서는 검안서에 한하여 검시(檢屍)업무를 담당하는 국가기관에 종사하는 의사를 포함한다], 치과의사, 한의사가 아니면 진단서·검안서·증명서를 작성하여 환자(환자가 사망하거나 의식이 없는 경우에는 직계존속·비속, 배우자 또는 배우자의 직계존속을 말하며, 환자가 사망하거나 의식이 없는 경우로서 환자의 직계존속·비속, 배우자 및 배우자의 직계존속이 모두 없는 경우에는 형제자매를 말한다) 또는 「형사소송법」 제222조 제1항에 따라 검시(檢屍)를 하는 지방검찰청검사(검안서에 한한다)에게 교부하지 못한다. 다만, 진료 중이던 환자가 최종 진료 시부터 48시간 이내에 사망한 경우에는 다시 진료하지 아니하더라도 진단서나 증명서를 내줄 수 있으며, 환자 또는 사망자를 직접 진찰하거나 검안한 의사·치과의사 또는 한의사가 부득이한 사유로 진단서·검안서 또는 증명서를 내줄 수 없으면 같은 의료기관에 종사하는 다른 의사·치과의사 또는 한의사가 환자의 진료기록부 등에 따라 내줄 수 있다.

② 의료업에 종사하고 직접 조산한 의사·한의사 또는 조산사가 아니면 출생·사망 또는 사산 증명서를 내주지 못한다. 다만, 직접 조산한 의사·한의사 또는 조산사가 부득이한 사유로 증명서를 내줄 수 없으면 같은 의료기관에 종사하는 다른 의사·한의사 또는 조산사가 진료기록부 등에 따라 증명서를 내줄 수 있다.

③ 의사·치과의사 또는 한의사는 자신이 진찰하거나 검안한 자에 대한 진단서·검안서 또는

증명서 교부를 요구받은 때에는 정당한 사유 없이 거부하지 못한다.

④ 의사 · 한의사 또는 조산사는 자신이 조산(助産)한 것에 대한 출생 · 사망 또는 사산 증명서 교부를 요구받은 때에는 정당한 사유 없이 거부하지 못한다.

14

폐암 말기로 입원했던 A 환자의 배우자가 의료기관을 찾아와 사망진단서 교부를 요구하였다. A 환자는 가망 없는 퇴원(hopeless discharge)을 하였으며 이후 46시간 만에 사망하였다고 한다. 이때 진료를 담당했던 의사가 해야 할 옳은 조치는?

① 사망진단서를 교부한다.

② 가망 없는 퇴원이라는 확인서를 작성해 준다.

③ 시체를 검안한 후 시체검안서를 교부해 준다.

④ 시체를 검안한 후 사망증명서를 교부해 준다.

⑤ 병원내 사망이 아니므로 사망진단서를 교부할 수 없다고 설명한다.

해설

§의료법 제17조 제1항 단서(진단서 등)

다만, 진료 중이던 환자가 최종 진료 시부터 48시간 이내에 사망한 경우에는 다시 진료하지 아니하더라도 진단서나 증명서를 내줄 수 있으며, 환자 또는 사망자를 직접 진찰하거나 검안한 의사 · 치과의사 또는 한의사가 부득이한 사유로 진단서 · 검안서 또는 증명서를 내줄 수 없으면 같은 의료기관에 종사하는 다른 의사 · 치과의사 또는 한의사가 환자의 진료기록부 등에 따라 내줄 수 있다.

15

의사가 상해진단서 작성 시 추가 기입할 사항은?

① 향후 치료에 대한 소견   ② 추정의료비   ③ 진단연월일

④ 병명   ⑤ 치료기간

해설

§의료법 시행규칙 제9조(진단서의 기재 사항)   ② 질병의 원인이 상해(傷害)로 인한 것인 경우에는 별지 제5호의3 서식에 따라 제1항 각 호의 사항 외에 다음 각 호의 사항을 적어야 한다.

1. 상해의 원인 또는 추정되는 상해의 원인

2. 상해의 부위 및 정도

3. 입원의 필요 여부

4. 외과적 수술 여부

5. 합병증의 발생 가능 여부

6. 통상 활동의 가능 여부

7. 식사의 가능 여부

8. 상해에 대한 소견
9. 치료기간

16

질병의 원인이 상해로 인한 경우 진단서 기재사항 이외에 상해진단서에 추가로 적어야 할 사항은 아닌 것은?

① 치료 내용　　　　　　　　② 외과적 수술여부

③ 식사의 가능여부　　　　　④ 상해에 대한 소견

⑤ 치료기간

※ Q15 해설 참조.

17

75세 뇌졸중 환자(남자)의 배우자가 남편의 항고혈압제를 처방해 달라고 의사 A에게 왔다. 환자는 거동이 현저히 곤란하고, A는 환자에게 3년 동안 계속 동일한 항고혈압제를 처방해 왔다. 환자는 집에 누워만 지내는 상태로 A가 직접 진찰할 수는 없다. A가 판단하기에 환자에게 항고혈압제를 처방할 필요성과 안전성이 인정될 경우 취할 조치는?

① 대리처방은 불법임을 설명하고 거절

② 가족관계증명서 확인 후 처방전 교부

③ 관할 사회복지사 1인의 동의를 얻어 처방전 교부

④ 해당 분야 전문의 1인의 동의를 얻어 처방전 교부

⑤ 배우자와 환자의 신분증, 가족관계증명서 확인 후 대리수령 신청서를 제출받아 처방전 교부

해설

§의료법 제17조의2(처방전)　① 의료업에 종사하고 직접 진찰한 의사, 치과의사 또는 한의사가 아니면 처방전[의사나 치과의사가 「전자서명법」에 따른 전자서명이 기재된 전자문서 형태로 작성한 처방전(이하 "전자처방전"이라 한다)을 포함한다. 이하 같다]을 작성하여 환자에게 교부하거나 발송(전자처방전에 한정한다. 이하 이 조에서 같다)하지 못하며, 의사, 치과의사 또는 한의사에게 직접 진찰을 받은 환자가 아니면 누구든지 그 의사, 치과의사 또는 한의사가 작성한 처방전을 수령하지 못한다.

② 제1항에도 불구하고 의사, 치과의사 또는 한의사는 다음 각 호의 어느 하나에 해당하는 경우로서 해당 환자 및 의약품에 대한 안전성을 인정하는 경우에는 환자의 직계존속·비속, 배우자 및 배우자의 직계존속, 형제자매 또는 「노인복지법」 제34조에 따른 노인의료복지시설에서 근무하는 사람 등 대통령령으로 정하는 사람(이하 이 조에서 "대리수령자"라 한다)에게 처방전을 교부하거나 발송할 수 있으며 대리수령자는 환자를 대리하여 그 처방전을 수령할 수 있다.

1. 환자의 의식이 없는 경우

2. 환자의 거동이 현저히 곤란하고 동일한 상병(傷病)에 대하여 장기간 동일한 처방이 이루어지는 경우

③ 처방전의 발급 방법·절차 등에 필요한 사항은 보건복지부령으로 정한다.

[본조신설 2019. 8. 27.]

§의료법 시행규칙 제11조의2(처방전의 대리수령 방법)　① 법 제17조의2 제2항에 따른 대리수령자(이하 "대리수령자"라 한다)가 처방전을 수령하려는 때에는 의사, 치과의사 또는 한의사에게 별지 제8호의2 서식의 처방전 대리수령 신청서를 제출해야 한다. 이 경우 다음 각 호의 서류를 함께 제시해야 한다.

1. 대리수령자의 신분증(주민등록증, 여권, 운전면허증, 그 밖에 공공기관에서 발행한 본인임을 확인할 수 있는 신분증을 말한다. 이하 같다) 또는 그 사본

2. 환자와의 관계를 증명할 수 있는 다음 각 목의 구분에 따른 서류

가. 영 제10조의2 제1호부터 제3호까지의 규정에 해당하는 사람: 가족관계증명서, 주민등록표 등본 등 친족관계임을 확인할 수 있는 서류

나. 영 제10조의2 제4호에 해당하는 사람: 「노인복지법」 제34조에 따른 노인의료복지시설에서 발급한 재직증명서

3. 환자의 신분증 또는 그 사본. 다만, 「주민등록법」 제24조 제1항에 따른 주민등록증이 발급되지 않은 만 17세 미만의 환자는 제외한다.

② 의사, 치과의사 또는 한의사는 제1항에 따라 제출받은 처방전 대리수령 신청서를 제출받은 날부터 1년간 보관해야 한다. [본조신설 2020. 2. 28.]

18 의사 A는 자신이 진료한 후천성면역결핍증 환자에게 처방전을 작성하여 내주었다. 환자가 요구할 경우 처방전에 적지 않아야 할 사항은?

① 환자의 성명, 주민등록번호 및 주소

② 의료기관의 명칭, 전화번호 및 팩스번호

③ 의료인의 성명·면허종류 및 번호

④ 처방전 발급 연월일 및 사용기간

⑤ 진단에 따른 질병분류기호

해설

§의료법 시행규칙 제12조(처방전의 기재 사항 등)　① 법 제18조에 따라 의사나 치과의사는 환자에게 처방전을 발급하는 경우에는 별지 제9호 서식의 처방전에 다음 각 호의 사항을 적은 후 서명(「전자서명법」에 따른 공인전자서명을 포함한다)하거나 도장을 찍어야 한다. 다만, 제3호의 사항은 환자가 요구한 경우에는 적지 아니한다.

1. 환자의 성명 및 주민등록번호
2. 의료기관의 명칭, 전화번호 및 팩스번호
3. 질병분류기호
4. 의료인의 성명·면허종류 및 번호
5. 처방 의약품의 명칭(일반명칭, 제품명이나 「약사법」 제51조에 따른 대한민국약전에서 정한 명칭을 말한다)·분량·용법 및 용량
6. 처방전 발급 연월일 및 사용기간
7. 의약품 조제시 참고 사항
8. 「국민건강보험법 시행령」 별표 2에 따라 건강보험 가입자 또는 피부양자가 요양급여 비용의 일부를 부담하는 행위·약제 및 치료재료에 대하여 보건복지부장관이 정하여 고시하는 본인부담 구분기호
9. 「의료급여법 시행령」 별표 1 및 「의료급여법 시행규칙」 별표 1의2에 따라 수급자가 의료급여 비용의 전부 또는 일부를 부담하는 행위·약제 및 치료재료에 대하여 보건복지부장관이 정하여 고시하는 본인부담 구분기호

19 의사 A는 감기환자를 진료한 후 처방전을 발행하였다. 처방전에 따라 의약품을 조제하는 약사가 처방전에 표시된 약제의 용량이 의심되어 전화로 의사 '갑'에게 이를 문의하였다. 의사 A가 다른 환자를 처치 중인 경우 해야 하는 조치는?

① 처방전 환수 통보 후 의약품을 직접 투약
② 다른 환자의 처치를 마친 후 즉시 문의에 응함
③ 처방은 의사의 권한으로 문의에 응할 필요 없음
④ 식품의약품안전처에 의약품정보를 확인하도록 알려 줌
⑤ 건강보험심사평가원에 요양급여기준을 확인하도록 알려 줌

해설 §의료법 제18조의2(의약품정보의 확인) ① 의사 및 치과의사는 제18조에 따른 처방전을 작성하거나 「약사법」 제23조 제4항에 따라 의약품을 자신이 직접 조제하는 경우에는 다음 각 호의 정보(이하 "의약품정보"라 한다)를 미리 확인하여야 한다.
1. 환자에게 처방 또는 투여되고 있는 의약품과 동일한 성분의 의약품인지 여부
2. 식품의약품안전처장이 병용금기, 특정연령대 금기 또는 임부금기 등으로 고시한 성분이 포함되는지 여부
3. 그 밖에 보건복지부령으로 정하는 정보
② 제1항에도 불구하고 의사 및 치과의사는 급박한 응급의료상황 등 의약품정보를 확인할 수 없는 정당한 사유가 있을 때에는 이를 확인하지 아니할 수 있다.
③ 제1항에 따른 의약품정보의 확인방법·절차, 제2항에 따른 의약품정보를 확인할 수 없는 정당한 사유 등은 보건복지부령으로 정한다.

20 의사가 임부를 검사하면서 알게 된 태아의 성(性)을 임부 및 그 가족에게 알려 줄 수 있는 경우는?

① 태아가 쌍태아인 경우
② 임신 32주를 경과한 경우
③ 의료인 1인 이상이 동의한 경우
④ 임산부가족 이외의 자에게 누설하지 않겠다는 동의를 받은 경우
⑤ 임부 및 그 가족이 낙태하지 않겠다는 서약서를 작성한 경우

> **해설**
> §의료법 제20조(태아 성 감별 행위 등 금지) ① 의료인은 태아 성 감별을 목적으로 임부를 진찰하거나 검사하여서는 아니 되며, 같은 목적을 위한 다른 사람의 행위를 도와서도 아니 된다.
> ② 의료인은 임신 32주 이전에 태아나 임부를 진찰하거나 검사하면서 알게 된 태아의 성(性)을 임부, 임부의 가족, 그 밖의 다른 사람이 알게 하여서는 아니 된다.

21 A 의원 B 원장은 관할 구청장이 발송한 진료기록 제출 요청서를 받았다. 감염병전문병원에 입원한 코로나바이러스감염증-19 환자가 확진되기 3일 전에 A 의원에서 진료를 받았으니 역학조사를 위해 해당 환자의 진료기록 사본을 제출해 달라는 내용이다. B가 할 조치는?

① 요청에 응함
② 질병관리청장 승인 후 요청에 응함
③ 관할 보건소장 승인 후 요청에 응함
④ 환자 동의를 받은 경우 요청에 응함
⑤ 환자 직계가족 전원 동의를 받은 경우 요청에 응함

> **해설**
> §의료법 제21조(기록 열람 등) ① 환자는 의료인, 의료기관의 장 및 의료기관 종사자에게 본인에 관한 기록(추가기재·수정된 경우 추가기재·수정된 기록 및 추가기재·수정 전의 원본을 모두 포함한다. 이하 같다)의 전부 또는 일부에 대하여 열람 또는 그 사본의 발급 등 내용의 확인을 요청할 수 있다. 이 경우 의료인, 의료기관의 장 및 의료기관 종사자는 정당한 사유가 없으면 이를 거부하여서는 아니 된다.
> ② 의료인, 의료기관의 장 및 의료기관 종사자는 환자가 아닌 다른 사람에게 환자에 관한 기록을 열람하게 하거나 그 사본을 내주는 등 내용을 확인할 수 있게 하여서는 아니 된다.
> ③ 제2항에도 불구하고 의료인, 의료기관의 장 및 의료기관 종사자는 다음 각 호의 어느 하나에 해당하면 그 기록을 열람하게 하거나 그 사본을 교부하는 등 그 내용을 확인할 수 있게 하여야

한다. 다만, 의사 · 치과의사 또는 한의사가 환자의 진료를 위하여 불가피하다고 인정한 경우에는 그러하지 아니하다.

1. 환자의 배우자, 직계 존속 · 비속, 형제 · 자매(환자의 배우자 및 직계 존속 · 비속, 배우자의 직계존속이 모두 없는 경우에 한정한다) 또는 배우자의 직계 존속이 환자 본인의 동의서와 친족관계임을 나타내는 증명서 등을 첨부하는 등 보건복지부령으로 정하는 요건을 갖추어 요청한 경우

2. 환자가 지정하는 대리인이 환자 본인의 동의서와 대리권이 있음을 증명하는 서류를 첨부하는 등 보건복지부령으로 정하는 요건을 갖추어 요청한 경우

3. 환자가 사망하거나 의식이 없는 등 환자의 동의를 받을 수 없어 환자의 배우자, 직계 존속 · 비속, 형제 · 자매(환자의 배우자 및 직계 존속 · 비속, 배우자의 직계존속이 모두 없는 경우에 한정한다) 또는 배우자의 직계 존속이 친족관계임을 나타내는 증명서 등을 첨부하는 등 보건복지부령으로 정하는 요건을 갖추어 요청한 경우

4. 「국민건강보험법」 제14조, 제47조, 제48조 및 제63조에 따라 급여비용 심사 · 지급 · 대상여부 확인 · 사후관리 및 요양급여의 적정성 평가 · 가감지급 등을 위하여 국민건강보험공단 또는 건강보험심사평가원에 제공하는 경우

5. 「의료급여법」 제5조, 제11조, 제11조의3 및 제33조에 따라 의료급여 수급권자 확인, 급여비용의 심사 · 지급, 사후관리 등 의료급여 업무를 위하여 보장기관(시 · 군 · 구), 국민건강보험공단, 건강보험심사평가원에 제공하는 경우

6. 「형사소송법」 제106조, 제215조 또는 제218조에 따른 경우

6의2. 「군사법원법」 제146조, 제254조 또는 제257조에 따른 경우

7. 「민사소송법」 제347조에 따라 문서제출을 명한 경우

8. 「산업재해보상보험법」 제118조에 따라 근로복지공단이 보험급여를 받는 근로자를 진료한 산재보험 의료기관(의사를 포함한다)에 대하여 그 근로자의 진료에 관한 보고 또는 서류 등 제출을 요구하거나 조사하는 경우

9. 「자동차손해배상 보장법」 제12조 제2항 및 제14조에 따라 의료기관으로부터 자동차보험진료수가를 청구받은 보험회사 등이 그 의료기관에 대하여 관계 진료기록의 열람을 청구한 경우
→ (사본 복사 ×)

※ 법에 명시된 열람청구 이외의 사본발급 등 다른 방식으로 자료를 요청할 수 없다.

10. 「병역법」 제11조의2에 따라 지방병무청장이 병역판정검사와 관련하여 질병 또는 심신장애의 확인을 위하여 필요하다고 인정하여 의료기관의 장에게 병역판정검사대상자의 진료기록 · 치료 관련 기록의 제출을 요구한 경우

11. 「학교안전사고 예방 및 보상에 관한 법률」 제42조에 따라 공제회가 공제급여의 지급 여부를 결정하기 위하여 필요하다고 인정하여 「국민건강보험법」 제42조에 따른 요양기관에 대하여 관계 진료기록의 열람 또는 필요한 자료의 제출을 요청하는 경우

12. 「고엽제후유의증 등 환자지원 및 단체설립에 관한 법률」 제7조 제3항에 따라 의료기관의 장이 진료기록 및 임상소견서를 보훈병원장에게 보내는 경우

13. 「의료사고 피해구제 및 의료분쟁 조정 등에 관한 법률」 제28조 제1항 또는 제3항에 따른 경우

14. 「국민연금법」제123조에 따라 국민연금공단이 부양가족연금, 장애연금 및 유족연금 급여의 지급심사와 관련하여 가입자 또는 가입자였던 사람을 진료한 의료기관에 해당 진료에 관한 사항의 열람 또는 사본 교부를 요청하는 경우

14의2. 다음 각 목의 어느 하나에 따라 공무원 또는 공무원이었던 사람을 진료한 의료기관에 해당 진료에 관한 사항의 열람 또는 사본 교부를 요청하는 경우

가. 「공무원연금법」제92조에 따라 인사혁신처장이 퇴직유족급여 및 비공무상장해급여와 관련하여 요청하는 경우

나. 「공무원연금법」제93조에 따라 공무원연금공단이 퇴직유족급여 및 비공무상장해급여와 관련하여 요청하는 경우

다. 「공무원 재해보상법」제57조 및 제58조에 따라 인사혁신처장(같은 법 제61조에 따라 업무를 위탁받은 자를 포함한다)이 요양급여, 재활급여, 장해급여, 간병급여 및 재해유족급여와 관련하여 요청하는 경우

14의3. 「사립학교교직원 연금법」제19조 제4항 제4호의2에 따라 사립학교교직원연금공단이 요양급여, 장해급여 및 재해유족급여의 지급심사와 관련하여 교직원 또는 교직원이었던 자를 진료한 의료기관에 해당 진료에 관한 사항의 열람 또는 사본 교부를 요청하는 경우

15. 「장애인복지법」제32조 제7항에 따라 대통령령으로 정하는 공공기관의 장이 장애 정도에 관한 심사와 관련하여 장애인 등록을 신청한 사람 및 장애인으로 등록한 사람을 진료한 의료기관에 해당 진료에 관한 사항의 열람 또는 사본 교부를 요청하는 경우

16. 「감염병의 예방 및 관리에 관한 법률」제18조의4 및 제29조에 따라 질병관리청장, 시·도지사 또는 시장·군수·구청장이 감염병의 역학조사 및 예방접종에 관한 역학조사를 위하여 필요하다고 인정하여 의료기관의 장에게 감염병환자 등의 진료기록 및 예방접종을 받은 사람의 예방접종 후 이상반응에 관한 진료기록의 제출을 요청하는 경우

17. 「국가유공자 등 예우 및 지원에 관한 법률」제74조의8 제1항 제7호에 따라 보훈심사위원회가 보훈심사와 관련하여 보훈심사대상자를 진료한 의료기관에 해당 진료에 관한 사항의 열람 또는 사본 교부를 요청하는 경우

18. 「한국보훈복지의료공단법」제24조의2에 따라 한국보훈복지의료공단이 같은 법 제6조 제1호에 따른 국가유공자 등에 대한 진료기록 등의 제공을 요청하는 경우

※ 법에 명시된 열람청구 이외의 사본발급 등 다른 방식으로 자료를 요청할 수 없다.

④ 진료기록을 보관하고 있는 의료기관이나 진료기록이 이관된 보건소에 근무하는 의사·치과의사 또는 한의사는 자신이 직접 진료하지 아니한 환자의 과거 진료 내용의 확인 요청을 받은 경우에는 진료기록을 근거로 하여 사실을 확인하여 줄 수 있다.

⑤ 제1항, 제3항 또는 제4항의 경우 의료인, 의료기관의 장 및 의료기관 종사자는 「전자서명법」에 따른 전자서명이 기재된 전자문서를 제공하는 방법으로 환자 또는 환자가 아닌 다른 사람에게 기록의 내용을 확인하게 할 수 있다.

22 정형외과의원을 개설하고 있는 의사 A는 교통사고로 입원한 환자의 자동차보험진료수가를 보험회사에 청구하였다. 보험회사가 의사 A에게 관계 진료기록의 열람을 요청할 때 의사 A가 취할 적절한 조치는?

① 열람에 응함

② 환자의 동의서를 첨부하여 요청한 경우 열람에 응함

③ 관할 국민건강보험공단 지사장의 확인을 거친 후 열람에 응함

④ 관할 건강보험심사평가원 분원장의 확인을 거친 후 열람에 응함

⑤ 환자의 동의서와 대리권 있음을 증명하는 서류를 첨부하여 요청한 경우 열람에 응함

 해설

§의료법 제21조(기록 열람 등)

③ 제2항에도 불구하고 의료인, 의료기관의 장 및 의료기관 종사자는 다음 각 호의 어느 하나에 해당하면 그 기록을 열람하게 하거나 그 사본을 교부하는 등 그 내용을 확인할 수 있게 하여야 한다. 다만, 의사 · 치과의사 또는 한의사가 환자의 진료를 위하여 불가피하다고 인정한 경우에는 그러하지 아니하다.

9. 「자동차손해배상 보장법」 제12조 제2항 및 제14조에 따라 의료기관으로부터 자동차보험진료수가를 청구받은 보험회사 등이 그 의료기관에 대하여 관계 진료기록의 열람을 청구한 경우 → (사본 복사 ×)

※ 법에 명시된 열람청구 이외의 사본발급 등 다른 방식으로 자료를 요청할 수 없다.

23 의료인은 환자에 대한 기록열람 및 기록의 내용탐지에 응해서는 안 된다. 이를 위반한 경우는?

① 환자가 이송된 병원에서 진료기록부사본, 치료경위서를 요구하여 송부하였다.

② 폭력사고와 연루된 환자가 사망하여 재판부에서 사망자의 진료기록부 및 사망진단서 제출요구를 하여 이에 응하였다.

③ 환자가 퇴원하였다면서 방사선 필름에 대한 사본을 요구하여 이에 응하였다.

④ 생명보험사 직원이 사망한 환자의 보험금 액수산정을 위하여 진료기록부 사본을 요구하여 이에 응하였다.

⑤ 진료 중이던 환자가 병세악화로 3차병원으로 이송할 때 환자의 초진기록부를 송부하였다.

해설

§의료법 제21조(기록 열람 등)

① 환자는 의료인, 의료기관의 장 및 의료기관 종사자에게 본인에 관한 기록(추가기재·수정된 경우 추가기재·수정된 기록 및 추가기재·수정 전의 원본을 모두 포함한다. 이하 같다)의 전부 또는 일부에 대하여 열람 또는 그 사본의 발급 등 내용의 확인을 요청할 수 있다. 이 경우 의료인, 의료기관의 장 및 의료기관 종사자는 정당한 사유가 없으면 이를 거부하여서는 아니 된다.

② 의료인, 의료기관의 장 및 의료기관 종사자는 환자가 아닌 다른 사람에게 환자에 관한 기록을 열람하게 하거나 그 사본을 내주는 등 내용을 확인할 수 있게 하여서는 아니 된다.

③ 제2항에도 불구하고 의료인, 의료기관의 장 및 의료기관 종사자는 다음 각 호의 어느 하나에 해당하면 그 기록을 열람하게 하거나 그 사본을 교부하는 등 그 내용을 확인할 수 있게 하여야 한다. 다만, 의사·치과의사 또는 한의사가 환자의 진료를 위하여 불가피하다고 인정한 경우에는 그러하지 아니하다.

9. 「자동차손해배상 보장법」 제12조 제2항 및 제14조에 따라 의료기관으로부터 자동차보험진료수가를 청구 받은 보험회사 등이 그 의료기관에 대하여 관계 진료기록의 열람을 청구한 경우

※ 그러나 법에 명시된 열람청구 이외의 사본발급 등 다른 방식으로 자료를 요청할 수 없다(법제처 2018.12.03. 회신 18-0433).

§의료법 제21조의2(진료기록의 송부 등)

① 의료인 또는 의료기관의 장은 다른 의료인 또는 의료기관의 장으로부터 제22조 또는 제23조에 따른 진료기록의 내용 확인이나 진료기록의 사본 및 환자의 진료경과에 대한 소견 등을 송부 또는 전송할 것을 요청받은 경우 해당 환자나 환자 보호자의 동의를 받아 그 요청에 응하여야 한다. 다만, 해당 환자의 의식이 없거나 응급환자인 경우 또는 환자의 보호자가 없어 동의를 받을 수 없는 경우에는 환자나 환자 보호자의 동의 없이 송부 또는 전송할 수 있다.

② 의료인 또는 의료기관의 장이 응급환자를 다른 의료기관에 이송하는 경우에는 지체 없이 내원 당시 작성된 진료기록의 사본 등을 이송하여야 한다.

24 의사 A가 50세 남자환자를 위궤양으로 3개월 동안 치료하였다. 타 지역의 의사 B가 해당 환자의 진료경과에 대한 소견을 송부해 줄 것을 요청하였다. 의사 A가 하여야 할 조치로 옳은 것은?

① 해당 환자나 환자 보호자의 동의를 받아 송부

② 관할 보건소장의 승인을 받아 송부

③ 관할 의사회 지부의 승인을 받아 송부

④ 환자에게 도움이 될 것으로 의사가 판단되면 송부

⑤ 환자 본인이 직접 진료기록 사본 발급을 요청하도록 하여 송부

해설

§의료법 제21조의2(진료기록의 송부 등)

① 의료인 또는 의료기관의 장은 다른 의료인 또는 의료기관의 장으로부터 제22조 또는 제23조에 따른 진료기록의 내용 확인이나 진료기록의 사본 및 환자의 진료경과에 대한 소견 등을 송부 또는 전송할 것을 요청받은 경우 해당 환자나 환자 보호자의 동의를 받아 그 요청에 응하여야 한다. 다만, 해당 환자의 의식이 없거나 응급환자인 경우 또는 환자의 보호자가 없어 동의를 받을 수 없는 경우에는 환자나 환자 보호자의 동의 없이 송부 또는 전송할 수 있다.

25

A병원 의사가 내원한 환자를 역류성 식도염으로 진단하고 약물치료 하였다. B병원 의사가 그 환자의 진료 소견 등에 대한 송부를 요청하였다. A병원 의사의 적절한 조치로 옳은 것은?

① 응급환자가 아니므로 송부하지 않는다.

② 요청받은 즉시 진료소견 등을 송부한다.

③ A 병원장의 승인을 받고 진료소견 등을 송부한다.

④ 환자나 환자 보호자의 동의를 받고 진료소견 등을 송부한다.

⑤ B병원 의사의 신분증 사본을 받고 진료소견 등을 송부한다.

※ Q24 해설 참조.

26

진료기록부 기재사항은?

① 섭취에 관한 사항 ② 요양급여비용 ③ 가족력

④ 치료기간 ⑤ 간호에 관한 사항

해설

§의료법 시행규칙 제14조(진료기록부 등의 기재 사항)

① 법 제22조 제1항에 따라 진료기록부・조산기록부와 간호기록부(이하 "진료기록부 등"이라 한다)에 기록해야 할 의료행위에 관한 사항과 의견은 다음 각 호와 같다.

1. 진료기록부

　가. 진료를 받은 사람의 주소・성명・연락처・주민등록번호 등 인적사항

　나. 주된 증상. 이 경우 의사가 필요하다고 인정하면 주된 증상과 관련한 병력(病歷)・가족력(家族歷)을 추가로 기록할 수 있다.

　다. 진단결과 또는 진단명

　라. 진료경과(외래환자는 재진환자로서 증상・상태, 치료내용이 변동되어 의사가 그 변동을 기록할 필요가 있다고 인정하는 환자만 해당한다)

　마. 치료 내용(주사・투약・처치 등)

바. 진료 일시(日時)

2. 조산기록부

가. 조산을 받은 자의 주소 · 성명 · 연락처 · 주민등록번호 등 인적사항

나. 생 · 사산별(生 · 死産別) 분만 횟수

다. 임신 후의 경과와 그에 대한 소견

라. 임신 중 의사에 의한 건강진단의 유무(결핵 · 성병에 관한 검사를 포함한다)

마. 분만 장소 및 분만 연월일시분(年月日時分)

바. 분만의 경과 및 그 처치

사. 산아(産兒) 수와 그 성별 및 생 · 사의 구별

아. 산아와 태아부속물에 대한 소견

자. 삭제 〈2013. 10. 4.〉

차. 산후의 의사의 건강진단 유무

3. 간호기록부

가. 간호를 받는 사람의 성명

나. 체온 · 맥박 · 호흡 · 혈압에 관한 사항

다. 투약에 관한 사항

라. 섭취 및 배설물에 관한 사항

마. 처치와 간호에 관한 사항

바. 간호 일시(日時)

② 의료인은 진료기록부 등을 한글로 기록하도록 노력하여야 한다. 〈신설 2013. 10. 4.〉

③ 삭제 〈2019. 10. 24.〉

27

간호기록부 기재사항이 아닌 것은?

① 간호를 받은 사람의 성명

② 체온 · 맥박 · 호흡 · 혈압에 관한 사항

③ 투약에 관한 사항

④ 섭취 및 배설물에 관한 사항

⑤ 주된 증상

※ Q26 해설 참조.

28

의료법에서 정한 진료기록부 보존기간은?

① 1년   ② 2년   ③ 5년

④ 10년   ⑤ 영구보존

§의료법 시행규칙 제15조(진료기록부 등의 보존)   ① 의료인이나 의료기관 개설자는 법 제22조 제2항에 따른 진료기록부 등을 다음 각 호에 정하는 기간 동안 보존하여야 한다. 다만, 계속적인 진료를 위하여 필요한 경우에는 1회에 한정하여 다음 각 호에 정하는 기간의 범위에서 그 기간을 연장하여 보존할 수 있다.

1. 환자 명부: 5년

2. 진료기록부: 10년

3. 처방전: 2년

4. 수술기록: 10년

5. 검사내용 및 검사소견기록: 5년

6. 방사선 사진(영상물을 포함한다) 및 그 소견서: 5년

7. 간호기록부: 5년

8. 조산기록부: 5년

9. 진단서 등의 부본(진단서·사망진단서 및 시체검안서 등을 따로 구분하여 보존할 것): 3년

29 다음 중 진료기록부 등의 보존기간이 다른 하나는?

① 환자명부   ② 진단서 부본   ③ 간호기록부

④ 방사선 소견서   ⑤ 조산기록부

※ Q28 해설 참조.

30

의료인은 각각 진료기록부, 조산기록부, 간호기록부, 그 밖의 진료에 관한 기록을 갖추어 두고 환자의 주된 증상, 진단 및 치료 내용 등 의료행위에 관한 사항과 의견을 상세히 기록하고 서명하여야 한다. 의사의 진료기록부 작성·보존과 관련하여 옳은 것은?

① 3년 동안 보존하여야 함

② 한글로 기록하도록 노력하여야 함

③ 진료를 받은 사람의 주민등록번호는 기재하지 않음

④ 전자서명이 기재된 전자문서로 작성·보존할 수 없음

⑤ 추가 기재·수정된 경우 추가 기재·수정 전의 원본은 보존이 불필요함

§의료법 제22조(진료기록부 등)

① 의료인은 각각 진료기록부, 조산기록부, 간호기록부, 그 밖의 진료에 관한 기록(이하 "진료기록부 등"이라 한다)을 갖추어 두고 환자의 주된 증상, 진단 및 치료 내용 등 보건복지부령으로 정하는 의료행위에 관한 사항과 의견을 상세히 기록하고 서명하여야 한다.

② 의료인이나 의료기관 개설자는 진료기록부 등[제23조 제1항에 따른 전자의무기록(電子醫務記錄)을 포함하며, 추가기재·수정된 경우 추가기재·수정된 진료기록부 등 및 추가기재·수정 전의 원본을 모두 포함한다. 이하 같다]을 보건복지부령으로 정하는 바에 따라 보존하여야 한다.

③ 의료인은 진료기록부 등을 거짓으로 작성하거나 고의로 사실과 다르게 추가기재·수정하여서는 아니 된다.

④ 보건복지부장관은 의료인이 진료기록부 등에 기록하는 질병명, 검사명, 약제명 등 의학용어와 진료기록부 등의 서식 및 세부내용에 관한 표준을 마련하여 고시하고 의료인 또는 의료기관 개설자에게 그 준수를 권고할 수 있다. 〈신설 2019. 8. 27.〉

§의료법 시행규칙 제15조(진료기록부 등의 보존)

① 의료인이나 의료기관 개설자는 법 제22조 제2항에 따른 진료기록부 등을 다음 각 호에 정하는 기간 동안 보존하여야 한다. 다만, 계속적인 진료를 위하여 필요한 경우에는 1회에 한정하여 다음 각 호에 정하는 기간의 범위에서 그 기간을 연장하여 보존할 수 있다.

1. 환자 명부: 5년

2. 진료기록부: 10년

3. 처방전: 2년

4. 수술기록: 10년

5. 검사내용 및 검사소견기록: 5년

6. 방사선 사진(영상물을 포함한다) 및 그 소견서: 5년

7. 간호기록부: 5년

8. 조산기록부: 5년

9. 진단서 등의 부본(진단서·사망진단서 및 시체검안서 등을 따로 구분하여 보존할 것): 3년

§의료법 시행규칙 제14조(진료기록부 등의 기재 사항)

① 법 제22조 제1항에 따라 진료기록부·조산기록부와 간호기록부(이하 "진료기록부 등"이라 한다)에 기록해야 할 의료행위에 관한 사항과 의견은 다음 각 호와 같다.

1. 진료기록부

　가. 진료를 받은 사람의 주소·성명·연락처·주민등록번호 등 인적사항

　나. 주된 증상. 이 경우 의사가 필요하다고 인정하면 주된 증상과 관련한 병력(病歷)·가족력(家族歷)을 추가로 기록할 수 있다.

　다. 진단결과 또는 진단명

　라. 진료경과(외래환자는 재진환자로서 증상·상태, 치료내용이 변동되어 의사가 그 변동을 기록할 필요가 있다고 인정하는 환자만 해당한다)

　마. 치료 내용(주사·투약·처치 등)

　바. 진료 일시(日時)

② 의료인은 진료기록부 등을 한글로 기록하도록 노력하여야 한다.

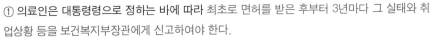

31 A는 2019년 2월 의사면허증을 받았다. 의사 A는 실태와 취업상황 등을 최초 면허를 받은 후부터 매 몇 년이 되는 해의 12월 31일까지 보건복지부장관에게 신고해야 하는가?

① 1년   ② 2년   ③ 3년
④ 4년   ⑤ 5년

해설

§의료법 25조(신고)
① 의료인은 대통령령으로 정하는 바에 따라 최초로 면허를 받은 후부터 3년마다 그 실태와 취업상황 등을 보건복지부장관에게 신고하여야 한다.
② 보건복지부장관은 제30조 제3항의 보수교육을 이수하지 아니한 의료인에 대하여 제1항에 따른 신고를 반려할 수 있다.

§의료법 시행령 제11조(신고)
① 법 제25조 제1항에 따라 의료인은 그 실태와 취업상황 등을 제8조 또는 법 제65조에 따라 면허증을 발급 또는 재발급받은 날부터 매 3년이 되는 해의 12월 31일까지 보건복지부장관에게 신고하여야 한다. 다만, 법률 제10609호 의료법 일부개정법률 부칙 제2조 제1항에 따라 신고를 한 의료인의 경우에는 그 신고한 날부터 매 3년이 되는 해의 12월 31일까지 신고하여야 한다.

32 의사 A는 대마 중독자로 진단되어 면허가 취소되었다. 이후 취소의 원인이 된 사유가 없어지고 개전의 정이 뚜렷하다고 인정되어 면허를 재교부받았다. A가 취업실태와 취업상황 등을 신고해야 할 시기는?

① 최초 실태 신고한 날부터 매 3년이 되는 해
② 면허증을 재발급받은 날부터 매 2년이 되는 해
③ 면허증을 재발급받은 날부터 매 3년이 되는 해
④ 최초 면허증을 발급받은 후부터 매 2년이 되는 해
⑤ 최초 면허증을 발급받은 후부터 매 3년이 되는 해

※ Q31 해설 참조.

33 'A' 종합병원의 병원장 'B'는 'C' 제약회사에서 의약품 채택과 처방을 해 달라는 부탁을 받았다. 이때 'C' 제약회사에서 제공 받은 것 중, 부당한 경제적 이득에 해당하는 것은?

① 'C' 제약회사 직원이 'A' 병원 수술실에서 환자 이송을 돕는 노무
② 'C' 제약회사가 주최한 제품설명회에 참석해 받은 3만원짜리 기념품
③ 'C' 제약회사 의약품에 대한 시판 후 조사 사례비로 받는 건당 4만원

④ 'C' 제약회사가 후원하는 의학 학술대회의 좌장으로서 주최자로부터 받은 실비의 숙박비와 식비

⑤ 'C' 제약회사가 의약품의 제형, 형태 등을 확인하기 위하여 필요한 최소 포장단위로 'sample'이란 문자를 표기한, 최소 수량의 견본품

 해설

§의료법 제23조의5(부당한 경제적 이익 등의 취득 금지) ① 의료인, 의료기관 개설자(법인의 대표자, 이사, 그 밖에 이에 종사하는 자를 포함한다. 이하 이 조에서 같다) 및 의료기관 종사자는 「약사법」 제47조 제2항에 따른 의약품공급자로부터 의약품 채택·처방유도·거래유지 등 판매촉진을 목적으로 제공되는 금전, 물품, 편익, 노무, 향응, 그 밖의 경제적 이익(이하 "경제적 이익 등"이라 한다)을 받거나 의료기관으로 하여금 받게 하여서는 아니 된다. 다만, 견본품 제공, 학술대회 지원, 임상시험 지원, 제품설명회, 대금결제조건에 따른 비용할인, 시판 후 조사 등의 행위(이하 "견본품 제공 등의 행위"라 한다)로서 보건복지부령으로 정하는 범위 안의 경제적 이익 등인 경우에는 그러하지 아니하다.

② 의료인, 의료기관 개설자 및 의료기관 종사자는 「의료기기법」 제6조에 따른 제조업자, 같은 법 제15조에 따른 의료기기 수입업자, 같은 법 제17조에 따른 의료기기 판매업자 또는 임대업자로부터 의료기기 채택·사용유도·거래유지 등 판매촉진을 목적으로 제공되는 경제적 이익 등을 받거나 의료기관으로 하여금 받게 하여서는 아니 된다. 다만, 견본품 제공 등의 행위로서 보건복지부령으로 정하는 범위 안의 경제적 이익 등인 경우에는 그러하지 아니하다.

■ 의료법 시행규칙 [별표 2의3] 〈개정 2020. 9. 4.〉

허용되는 경제적 이익 등의 범위(제16조의5 관련)

허용 행위	허용 범위
1. 견본품 제공	○최소 포장단위로 "견본품" 또는 "sample"이라는 문자를 표기하여 의료기관에 해당 의약품 및 의료기기의 제형·형태 등을 확인하는 데 필요한 최소 수량의 견본품을 제공하는 경우. 이 경우 제공받은 견본품은 환자에게 판매할 수 없다.
2. 학술대회 지원	○다음 각 호의 어느 하나에 해당하는 자가 주최하는 의학·약학, 의료기기 관련 학술연구 목적의 학술대회(학술대회 중에 개최되는 제품설명회를 포함한다)에 참가하는 발표자·좌장·토론자가 학술대회 주최자로부터 교통비·식비·숙박비·등록비 용도의 실비로 지원받는 비용. 1. 의학·약학, 의료기기 관련 학술연구를 목적으로 설립된 비영리법인 2. 「의료법」 제28조 제1항에 따른 의사회·치과의사회·한의사회, 같은 법 제52조 제1항에 따른 의료기관단체 또는 「약사법」 제11조 및 제12조에 따른 대한약사회·대한한약사회(이하 "보건의료단체"라 한다) 3. 「고등교육법」 제2조 제1호에 따른 대학 또는 「산업교육진흥 및 산학협력촉진에 관한 법률」 제25조 제1항에 따른 산학협력단 4. 보건의료단체 또는 사업자(의약품의 품목허가를 받은 자, 의약품의 품목신고를 한 자, 의약품 수입자, 의료기기 제조업자 및 수입업자를 말한다. 이하 이 표에서 같다)들로 구성된 단체가 승인 또는 인정한 학회(해외 학회를 포함한다), 학술기관·학술단체 또는 연구기관·연구단체
3. 임상시험 지원	○「약사법」 제34조 제1항, 같은 조 제7항, 「의료기기법」 제10조 제1항 및 같은 조 제7항에 따라 식품의약품안전처장의 임상시험계획 승인을 받은 임상시험(「의약품 등의 안전에 관한 규칙」 제24조 제8항 및 「의료기기법 시행규칙」 제20조 제3항에 해당하는 경우에는 임상시험심사위원회의 임상시험계획 승인을 받은 임상시험을 말한다)을 실시하는 데 필요한 수량의 임상시험용 의약품 및 의료기기와 적절한 연구비. 이 경우 해당 요

	양기관에 설치된 관련 위원회의 사전 승인을 받은 비임상시험(非臨床試驗: 동물실험 또는 실험실 실험 등을 말한다)을 포함한다.
4. 제품 설명회	1. 다음 각 목의 어느 하나의 방식으로 주최하는 제품설명회에서 참석자에게 제공하는 실제 비용의 교통비, 5만원 이하의 기념품, 숙박, 식음료(세금 및 봉사료를 제외한 금액으로 1회당 10만원 이하인 경우로 한정한다) 가. 사업자가 국내에서 복수의 의료기관을 대상으로 해당 의료기관에 소속한 의사·치과의사·한의사에게 사업자의 의약품에 대한 정보제공을 목적으로 주최하는 제품설명회 나. 사업자가 국내에서 복수의 의료기관을 대상으로 주최하는 다음 어느 하나의 행사 　1) 해당 의료기관에 소속한 「보건의료기본법」 제3조 제3호에 따른 보건의료인(이하 이 표에서 "보건의료인"이라 한다)에게 사업자의 의료기기에 대한 정보제공을 목적으로 주최하는 제품설명회 　2) 해당 의료기관에 소속한 보건의료인 및 시술·진단관련 종사자에게 사업자의 의료기기와 관련한 시술 및 진단기술의 습득·향상을 위하여 실시하는 교육·훈련 다. 의료기기 수입업자가 의료기관에 소속한 보건의료인을 대상으로 국내에 수입되지 않은 수입업자의 의료기기와 관련한 기술 습득 및 기술 향상을 위하여 실시하는 국외 교육과 국외 훈련(해당 의료기기에 대한 식품의약품안전처장의 변경허가 또는 사용방법의 변경 등의 경우가 아니면 반복된 교육·훈련은 제외한다) 라. 의료기기 제조업자가 외국에서 복수의 외국 의료기관에 소속된 보건의료인을 대상으로 자사 의료기기에 대한 정보제공을 목적으로 주최하는 제품설명회와 시술 및 진단기술의 습득·향상을 위하여 실시하는 교육·훈련. 다만, 강연자로 참석하는 경우만 해당한다. 2. 다음 각 목의 어느 하나의 방식으로 주최하는 제품설명회로서, 참석자에게 제공하는 식음료(세금 및 봉사료를 제외한 금액으로 1일 10만원 이하로 한정하며, 월 4회 이내만 허용한다) 및 사업자의 회사명 또는 제품명을 기입한 1만원 이하의 판촉물 가. 사업자가 개별 의료기관을 방문하여 해당 의료기관에 소속한 의사·치과의사·한의사에게 사업자의 의약품에 대한 정보를 제공할 목적으로 주최하는 제품설명회 나. 사업자가 개별 의료기관을 방문하여 해당 의료기관에 소속한 보건의료인 및 시술·진단관련 종사자에게 사업자의 의료기기와 관련한 시술 및 진단기술의 습득·향상을 위하여 실시하는 교육·훈련 ※ 제품설명회는 의약품 및 의료기기에 대한 정보제공을 목적으로 개최하는 것만을 말하며, 보건의료인의 모임 등에 필요한 식음료를 지원하기 위하여 개최하는 것은 포함하지 않는다.
5. 대금결제 조건에 따른 비용할인	○ 의약품 및 의료기기 거래금액을 결제하는 경우로서 다음 각 호의 어느 하나에 해당하는 경우 1. 거래가 있는 날로부터 3개월 이내에 결제하는 경우: 거래금액의 0.6퍼센트 이하의 비용할인 2. 거래가 있는 날로부터 2개월 이내에 결제하는 경우: 거래금액의 1.2퍼센트 이하의 비용할인 3. 거래가 있는 날로부터 1개월 이내에 결제하는 경우(계속적 거래에서 1개월을 단위로 의약품 거래금액을 결제하는 경우에는 그 기간의 중간인 날로부터 1개월 이내에 결제하는 것을 포함한다): 거래금액의 1.8퍼센트 이하의 비용할인 ※ "거래가 있은 날"이란 의약품 및 의료기기가 요양기관에 도착한 날을 말한다. ※ 거래금액의 일부를 결제하는 경우에는 전체 거래금액에 대한 그 일부의 비율에 따라 비용할인을 한다.
6. 시판 후 조사	○ 「약사법」 제32조, 같은 법 제42조 제4항 및 「의료기기법」 제8조에 따른 재심사 대상 의약품이나 의료기기의 시판 후 조사에 참여하는 의사, 치과의사, 한의사에게 제공하는 증례보고서에 대한 건당 5만원 이하(희귀질환, 장기적인 추적조사 등 추가 작업량이 필요한 경우에는 30만원 이하를 말한다)의 사례비. 이 경우 사례비를 줄 수 있는 증례보고서의 개수는 「의약품 등의 안전에 관한 규칙」 제22조·제23조 또는 「의료기기법 시행규칙」 제10조에 따라 제출하여야 하는 증례보고서의 최소 개수로 하되, 연구목적, 해외허가 또는 해외등록 등을 위하여 특정품목에 대한 사례보고서가 필요한 경우에는 식품의약품안전처장이 정하여 고시하는 바에 따라 그 수를 추가할 수 있다.

7. 기타	1. 금융회사가 신용카드 또는 직불카드(이하 "신용카드"라 한다) 사용을 유도하기 위하여 지급하는 의약품 및 의료기기 결제금액의 1퍼센트 이하의 적립점수(항공마일리지 및 이용적립금을 포함하되, 의약품 및 의료기기 대금결제 전용이 아닌 신용카드 또는 의약품 및 의료기기 대금결제를 주목적으로 하지 아니하는 신용카드를 사용하여 그 신용카드의 기본 적립률에 따라 적립한 적립점수는 제외한다). 2. 구매 전 의료기기의 성능을 확인하는 데 필요한 최소기한의 사용. 다만, 그 기한은 1개월을 넘을 수 없다.	

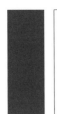

34

의사 A가 사체를 검안하였다. 사망자가 변사(變死)한 것으로 의심되는 때에 의사 A가 취해야 할 조치는?

① 사체의 소재지 관한 관할 보건소장에게 신고

② 사체의 소재지 관한 관할 파출소장에게 신고

③ 사체의 소재지 관한 관할 경찰서장에게 신고

④ 행정안전부장관에게 신고

⑤ 보건복지부장관에게 신고

해설

§의료법 제26조(변사체 신고)

의사 · 치과의사 · 한의사 및 조산사는 사체를 검안하여 변사(變死)한 것으로 의심되는 때에는 사체의 소재지를 관할하는 경찰서장에게 신고하여야 한다.

의료행위의 제한

35

다음 설명 중 의료법 위반행위는?

① 한의사가 요양병원을 개설하였다.

② 의사면허와 한의사 면허를 기진 자가 한 장소에서 동시 개원하였다.

③ 치료 중인 환자가 내원하지 않고 보호자에게 처방하였다.

④ 한의사가 물리치료기구를 이용하여 한방물리치료를 하였다.

⑤ 한의사가 진단용 방사선발생장치 사용에 의한 의료행위를 하였다.

해설

§의료법 제33조 제2항 및 제8항(개설 등)

② 다음 각 호의 어느 하나에 해당하는 자가 아니면 의료기관을 개설할 수 없다. 이 경우 의사는 종합병원 · 병원 · 요양병원 또는 의원을, 치과의사는 치과병원 또는 치과의원을, 한의사는 한방병원 · 요양병원 또는 한의원을, 조산사는 조산원만을 개설할 수 있다

⑧ 제2항 제1호의 의료인은 어떠한 명목으로도 둘 이상의 의료기관을 개설·운영할 수 없다. 다만, 2 이상의 의료인 면허를 소지한 자가 의원급 의료기관을 개설하려는 경우에는 하나의 장소에 한하여 면허 종별에 따른 의료기관을 함께 개설할 수 있다.

§의료법 시행규칙 제12조 제3항(처방전의 기재 사항 등)
③ 의사나 치과의사는 환자를 치료하기 위하여 필요하다고 인정되면 다음 내원일(內院日)에 사용할 의약품에 대하여 미리 처방전을 발급할 수 있다.

§의료법 제2조 제2항 제1호 및 3호(의료인)
1. 의사는 의료와 보건지도를 임무로 한다.
3. 한의사는 한방 의료와 한방 보건지도를 임무로 한다.

§의료기사 등에 관한 법률 시행령 제2조 제2항(의료기사 등의 업무 범위 등) ② 의료기사는 의사 또는 치과의사의 지도를 받아 별표 1에 따른 업무를 수행한다.

※ 의료법 제2조 제2항에 의사는 의료와 보건지도에 종사함을, 한의사는 한방 의료와 한방보건지도에 종사함을 임무로 한다고 규정하고 있다.
따라서 한의사가 방사선진단(X-Ray 및 CT촬영 등)에 의한 의료행위를 할 수는 없다. 또한 의료기사 등에 관한 법률 시행령 제2조 제2항에 의료기사는 의사 또는 치과의사의 지도를 받아 업무를 행한다고 규정하고 있으며, 한의사의 지도를 받아 업무를 행할 수 있도록 규정하고 있지 않다. 따라서 한방 의료기관에 종사하는 한의사가 진단용 방사선발생장치 사용에 의한 의료행위를 할 수는 없으며 다만, 의원, 병원, 종합병원 등 의료기관에 방사선진단 등을 의뢰하여 그 진단결과를 통보받아 이를 한방진료에 활용하는 것은 가능하다.

다음 중 의료 행위에 관한 설명으로 옳은 것은?
① 의료인이 아닌 자가 대가를 바라지 않고 행한 의료행위라도 무면허 의료행위이다.
② 미용사는 미용목적의 눈썹문신을 할 수 있다.
③ 약사가 환자의 증세를 묻고 병명을 진단하여 그에 대한 약을 조제할 수 있다
④ 방사선사는 의사가 휴가를 간 동안 환자가 찾아오면 환자에게 단순 가슴 x-선 촬영을 해 줄 수 있다
⑤ 한의사는 영양제 정맥주사를 할 수 있다.

해설

§의료법 제27조(무면허 의료행위 등 금지)
① 의료인이 아니면 누구든지 의료행위를 할 수 없으며 의료인도 면허된 것 이외의 의료행위를 할 수 없다.

37 다음 중 의사에게 허용된 면허행위에 해당하는 것은?

① 의사가 한의학을 기초로 한 침술행위를 하는 경우

② 상급종합병원 내과 전문의가 자신의 지도하에 간호사에게 진료 보조를 하게 한 행위

③ 의사가 현장에서 감독하지 않고 간호사에게 자궁질도말세포병리검사를 위한 검체 채취를 하게 한 행위

④ 의사가 피부관리사에게 산화알루미늄 성분의 연마제가 든 크리스탈 필링기를 이용하여 피부박피술을 하게 한 행위

⑤ 의사가 간호조무사에게 모발이식술 과정에서 식모기를 환자 머리부위의 진피층까지 찔러 넣어 모낭을 삽입하게 한 행위

 해설

§의료법 제27조(무면허 의료행위 등 금지) ① 의료인이 아니면 누구든지 의료행위를 할 수 없으며 의료인도 면허된 것 이외의 의료행위를 할 수 없다.

1) 의사

의사는 의료와 보건지도를 임무로 한다(의료법 제2조 제2항 제1호).

한방 의료행위란 '우리 선조들로부터 전통적으로 내려오는 한의학을 기초로 한 질병의 예방이나 치료행위'로서 의료법 관련 규정에 따라 한의사만이 할 수 있고, 이에 속하는 침술행위는 '침을 이용하여 질병을 예방, 완화, 치료하는 한방 의료행위'로서, 의사가 위와 같은 침술행위를 하는 것은 면허된 것 이외의 의료행위를 한 경우에 해당한다.

2) 한의사

우리나라 의료체계는 서양의학과 한의학으로 이원적으로 구분되어 있고, 의료법상 의사는 의료행위, 한의사는 한방의료행위에 종사하도록 되어 있으며 면허도 그 범위에 한하여 주어지는 점, 전산화단층촬영장치(CT기기)와 관련된 규정들은 한의사가 CT기기를 이용하거나 한방병원에 CT기기를 설치하는 것을 예정하고 있지 않은 점, 의학과 한의학은 그 원리 및 기초가 다르고, 해부학에 기초를 두고 인체를 분석적으로 보는 서양의학과 달리 한의학은 인체를 하나의 소우주로 보고 종합적으로 바라보는 등 인체와 질병을 보는 관점도 달라 진찰방법에 있어서도 차이가 있는 점 등에 비추어, 한의사가 방사선사로 하여금 CT기기로 촬영하게 하고 이를 이용하여 방사선진단행위를 한 것은 '한방의료행위'에 포함된다고 보기 어렵다는 이유로 의료법에서 정한 '면허된 이외의 의료행위'를 한 경우에 해당한다.

3) 간호사

간호사는 다음 각 목의 업무를 임무로 한다(의료법 제2조 제2항 제5호)

　가. 환자의 간호요구에 대한 관찰, 자료수집, 간호판단 및 요양을 위한 간호

　나. 의사, 치과의사, 한의사의 지도하에 시행하는 진료의 보조

　다. 간호 요구자에 대한 교육·상담 및 건강증진을 위한 활동의 기획과 수행, 그 밖의 대통령령으로 정하는 보건활동

　라. 제80조에 따른 간호조무사가 수행하는 가목부터 다목까지의 업무보조에 대한 지도

※ 의사가 간호사에게 진료의 보조행위를 하도록 지시하거나 위임할 수는 있으나, 고도의 지식과 기술을 요하여 반드시 의사만이 할 수 있는 의료행위 자체를 하도록 지시하거나 위임하는 것은 허용될 수 없으므로, 간호사가 의사의 지시나 위임을 받고 그와 같은 행위를 하였다고 하더라도 이는 무면허 의료행위에 해당한다. 마취액을 직접 주사하여 척수마취를 시행하는 행위는 약제의 선택이나 용법, 투약 부위, 환자의 체질이나 투약 당시의 신체 상태, 응급상황이 발생할 경우 대처능력 등에 따라 환자의 생명이나 신체에 중대한 영향을 미칠 수 있는 행위로서 고도의 전문적인 지식과 경험을 요하므로 의사만이 할 수 있는 의료행위이고 마취전문 간호사가 할 수 있는 진료 보조행위의 범위를 넘어서는 것이다.

4) 간호조무사
의사가 속눈썹이식시술을 하면서 간호조무사로 하여금 피시술자의 후두부에서 채취한 모낭을 속눈썹 시술용 바늘에 일정한 각도로 끼우고 바늘을 뽑아낸 뒤 이식된 모발이 위쪽을 향하도록 모발의 방향을 수정하도록 한 행위나, 모발이식시술을 하면서 간호조무사로 하여금 식모기(植毛機)를 피시술자의 머리부위 진피층까지 찔러 넣는 방법으로 수여부에 모낭을 삽입하도록 한 행위는 진료보조행위의 범위를 벗어나 의료행위에 해당한다.

38

의료법에서 금지하는 영리 목적으로 환자를 소개 또는 알선 기타 유인하거나 이를 사주하는 행위에 해당되지 않는 사항은?

① 의료기관이 상품권을 발행하여 외국인에게 제공하는 경우
② 인터넷 사업체에서 문의해 오는 사람에게 주치의를 지정하는 행위
③ 사회복지 법인이 개설한 의료기관이 환자의 본인 부담금을 면제하는 행위
④ 환자 운송의 대가로 택시기사에게 수수료를 제공하는 행위
⑤ 교통이 불편한 지역에서 거동이 불편한 환자의 요청에 따라 교통편을 제공하는 행위

해설
§의료법 제27조(무면허 의료행위 등 금지)
③ 누구든지 「국민건강보험법」이나 「의료급여법」에 따른 본인부담금을 면제하거나 할인하는 행위, 금품 등을 제공하거나 불특정 다수인에게 교통편의를 제공하는 행위 등 영리를 목적으로 환자를 의료기관이나 의료인에게 소개·알선·유인하는 행위 및 이를 사주하는 행위를 하여서는 아니 된다. 다만, 다음 각 호의 어느 하나에 해당하는 행위는 할 수 있다.
1. 환자의 경제적 사정 등을 이유로 개별적으로 관할 시장·군수·구청장의 사전승인을 받아 환자를 유치하는 행위

39 의료인 중앙회에 관한 설명은?

가. 의료인은 각각 전국적 조직을 두는 중앙회를 설립하여야 한다.

나. 중앙회는 법인으로 한다.

다. 중앙회는 시·도에 지부를 설치하여야 한다.

라. 중앙회는 시·군·구에 분회를 설치하여야 한다.

① 가, 나, 다   ② 가, 다   ③ 나, 라

④ 라   ⑤ 가, 나, 다, 라

해설

§의료법 제28조(중앙회와 지부)

① 의사·치과의사·한의사·조산사 및 간호사는 대통령령으로 정하는 바에 따라 각각 전국적 조직을 두는 의사회·치과의사회·한의사회·조산사회 및 간호사회(이하 "중앙회"라 한다)를 각각 설립하여야 한다.

② 중앙회는 법인으로 한다.

③ 제1항에 따라 중앙회가 설립된 경우에는 의료인은 당연히 해당하는 중앙회의 회원이 되며, 중앙회의 정관을 지켜야 한다.

④ 중앙회에 관하여 이 법에 규정되지 아니한 사항에 대하여는 「민법」 중 사단법인에 관한 규정을 준용한다.

⑤ 중앙회는 대통령령으로 정하는 바에 따라 특별시·광역시·도와 특별자치도(이하 "시·도"라 한다)에 지부를 설치하여야 하며, 시·군·구(자치구만을 말한다. 이하 같다)에 분회를 설치할 수 있다. 다만, 그 외의 지부나 외국에 의사회 지부를 설치하려면 보건복지부장관의 승인을 받아야 한다.

⑥ 중앙회가 지부나 분회를 설치한 때에는 그 지부나 분회의 책임자는 지체 없이 특별시장·광역시장·도지사·특별자치도지사(이하 "시·도지사"라 한다) 또는 시장·군수·구청장에게 신고하여야 한다.

⑦ 각 중앙회는 제66조의2에 따른 자격정지 처분 요구에 관한 사항 등을 심의·의결하기 위하여 윤리위원회를 둔다.

40 다음 중 보수교육에 대한 사항으로 옳은 것은?

① 매년 2회 이상 중앙회에서 보수교육을 실시할 수 있다.

② 한국보건복지인력개발원법에 따른 한국보건복지인력개발원에서 실시할 수 있다.

③ 해당 연도에 5개월 이상 환자 진료업무에 종사하지 아니한 사람은 교육을 유예할 수

있다.

④ 연간 12시간 이상 이수해야 한다.

⑤ 보수교육 증빙서류는 5년 이상 보관해야 한다.

해설

§의료법 시행규칙 제20조(보수교육) ① 중앙회는 법 제30조 제2항에 따라 다음 각 호의 사항이 포함된 보수교육을 매년 실시하여야 한다.

1. 직업윤리에 관한 사항

2. 업무 전문성 향상 및 업무 개선에 관한 사항

 3. 의료 관계 법령의 준수에 관한 사항

4. 선진 의료기술 등의 동향 및 추세 등에 관한 사항

5. 그 밖에 보건복지부장관이 의료인의 자질 향상을 위하여 필요하다고 인정하는 사항

② 의료인은 제1항에 따른 보수교육을 연간 8시간 이상 이수하여야 한다.

③ 보건복지부장관은 제1항에 따른 보수교육의 내용을 평가할 수 있다.

④ 각 중앙회장은 제1항에 따른 보수교육을 다음 각 호의 기관으로 하여금 실시하게 할 수 있다.

1. 법 제28조 제5항에 따라 설치된 지부(이하 "지부"라 한다) 또는 중앙회의 정관에 따라 설치된 의학·치의학·한의학·간호학 분야별 전문학회 및 전문단체

2. 의과대학·치과대학·한의과대학·의학전문대학원·치의학전문대학원·한의학전문대학원·간호대학 및 그 부속병원

3. 수련병원

4. 「한국보건복지인력개발원법」에 따른 한국보건복지인력개발원

5. 다른 법률에 따른 보수교육 실시기관

⑤ 각 중앙회장은 의료인이 제4항 제5호의 기관에서 보수교육을 받은 경우 그 교육이수 시간의 전부 또는 일부를 보수교육 이수시간으로 인정할 수 있다.

⑥ 다음 각 호의 어느 하나에 해당하는 사람에 대하여는 해당 연도의 보수교육을 면제한다.

1. 전공의

2. 의과대학·치과대학·한의과대학·간호대학의 대학원 재학생

3. 영 제8조에 따라 면허증을 발급받은 신규 면허취득자

4. 보건복지부장관이 보수교육을 받을 필요가 없다고 인정하는 사람

⑦ 다음 각 호의 어느 하나에 해당하는 사람에 대하여는 해당 연도의 보수교육을 유예할 수 있다.

1. 해당 연도에 6개월 이상 환자진료 업무에 종사하지 아니한 사람

2. 보건복지부장관이 보수교육을 받기가 곤란하다고 인정하는 사람

⑧ 제6항 또는 제7항에 따라 보수교육이 면제 또는 유예되는 사람은 해당 연도의 보수교육 실시 전에 별지 제10호의2 서식의 보수교육 면제·유예 신청서에 보수교육 면제 또는 유예 대상자임을 증명할 수 있는 서류를 첨부하여 각 중앙회장에게 제출하여야 한다.

⑨ 제8항에 따른 신청을 받은 각 중앙회장은 보수교육 면제 또는 유예 대상자 여부를 확인하고,

보수교육 면제 또는 유예 대상자에게 별지 제10호의3 서식의 보수교육 면제 · 유예 확인서를 교부하여야 한다.

§제23조(보수교육 관계 서류의 보존) 제20조에 따라 보수교육을 실시하는 중앙회 등은 다음 각 호의 서류를 3년간 보존하여야 한다.
1. 보수교육 대상자명단(대상자의 교육 이수 여부가 명시되어어 한다)
2. 보수교육 면제자명단
3. 그 밖에 이수자의 교육 이수를 확인할 수 있는 서류

41

정신건강의학과 개원의사 '갑'은 미국에서 2019년 12월부터 2020년 5월까지 6개월간 연수를 하였다. 그 기간 동안 휴업을 한 후 2020년 6월부터 다시 환자를 진료하였다. 2020년도 '갑'의 보수교육은?

① 보수교육 유예 대상
② 보수교육 면제 대상
③ 보수교육 이수 대상
④ 4개월 연수 기간에 해당하는 보수교육 시간 유예 대상
⑤ 4개월 연수 기간에 해당하는 보수교육 시간 면제 대상

해설

§의료법 시행규칙 제20조(보수교육)
⑦ 다음 각 호의 어느 하나에 해당하는 사람에 대하여는 해당 연도의 보수교육을 유예할 수 있다.
1. 해당 연도에 6개월 이상 환자진료 업무에 종사하지 아니한 사람
2. 보건복지부장관이 보수교육을 받기가 곤란하다고 인정하는 사람

※ 갑은 총 6개월 이상의 휴업 후 진료를 다시 개시하였으나, 보수 유예규정을 적용받기 위해서는 해당 년도에 6개월 이상 환자진료 업무에 종사하지 아니하여야 하나, 개원의사 '갑'은 2020년도 5개월 동안 휴업 후 다시 진료를 하였으므로 해당연도에 6개월 이상 환자진료 업무에 종사하지 아니한 사람에 해당하지 않으므로 보수교육 이수 대상이 된다.

42

의사 보수교육을 받아야 하는 사람은?

① 대학병원의 임상교수
② 의과대학의 대학원 재학 중인 내과의사
③ 수련병원의 4년차 내과 전공의

④ 해당 연도에 6개월 이상 환자진료 업무에 종사하지 아니한 의사

⑤ 의사국가시험에 합격한 신규 면허취득자

해설

§의료법 시행규칙 제20조(보수교육)

⑥ 다음 각 호의 어느 하나에 해당하는 사람에 대하여는 해당 연도의 보수교육을 면제한다.

1. 전공의

2. 의과대학·치과대학·한의과대학·간호대학의 대학원 재학생

3. 영 제8조에 따라 면허증을 발급받은 신규 면허취득자

4. 보건복지부장관이 보수교육을 받을 필요가 없다고 인정하는 사람

⑦ 다음 각 호의 어느 하나에 해당하는 사람에 대하여는 해당 연도의 보수교육을 유예할 수 있다.

1. 해당 연도에 6개월 이상 환자진료 업무에 종사하지 아니한 사람

2. 보건복지부장관이 보수교육을 받기가 곤란하다고 인정하는 사람

43 다음 중 매년 보수교육을 받아야 하는 사람은?

① 내과 전공의 4년차

② 면허증을 신규 발급받은 봉직의

③ 대학원에 재학 중인 소아청소년과 의사

④ 해당 연도에 12개월 동안 해외연수를 다녀온 종합병원 근무 외과 전문의

⑤ 의과대학 부속병원에 근무 중인 산부인과 교수

※ Q42 해설 참조.

정답	1.②	2.⑤	3.④	4.⑤	5.⑤	6.③	7.③	8.③	9.②	10.②
	11.③	12.②	13.③	14.①	15.⑤	16.①	17.⑤	18.⑤	19.②	20.②
	21.①	22.①	23.④	24.①	25.④	26.③	27.⑤	28.④	29.②	30.②
	31.③	32.③	33.①	34.③	35.⑤	36.①	37.②	38.⑤	39.①	40.②
	41.③	42.①	43.⑤							

03. 의료기관

의료기관의 개설

01

의료기관을 개설할 수 없는 자는?

① 국가나 지방자치단체
② 의료업을 목적으로 설립된 법인
③ 조산사
④ 민법에 의해 설립된 영리법인
⑤ 지방공기업법에 의한 지방공사

해설

§의료법 제33조(개설 등)

② 다음 각 호의 어느 하나에 해당하는 자가 아니면 의료기관을 개설할 수 없다. 이 경우 의사는 종합병원·병원·요양병원·정신병원 또는 의원을, 치과의사는 치과병원 또는 치과의원을, 한의사는 한방병원·요양병원 또는 한의원을, 조산사는 조산원만을 개설할 수 있다.

1. 의사, 치과의사, 한의사 또는 조산사
   ※ 의료인 중 간호사는 의료기관을 개설할 수 없다.
2. 국가나 지방자치단체
3. 의료업을 목적으로 설립된 법인(이하 "의료법인"이라 한다)
4. 「민법」이나 특별법에 따라 설립된 비영리법인
5. 「공공기관의 운영에 관한 법률」에 따른 준정부기관, 「지방의료원의 설립 및 운영에 관한 법률」에 따른 지방의료원, 「한국보훈복지의료공단법」에 따른 한국보훈복지의료공단

02

의료기관의 개설에 대한 설명으로 옳지 않은 것은?

① 의료인 모두가 의료기관을 개설할 수 있는 것은 아니다.
② 일반 사기업이 소속 직원을 위해 부속의료기관으로 병원급 의료기관을 개설하는 경우에 관할 시·도지사의 허가를 얻어야 한다.
③ 한의원을 개설하려는 경우 관할 시장·군수·구청장에게 신고하여야 한다.
④ 의료인이 둘 이상의 의료기관을 개설할 수 있는 경우는 없으나 병원급 의료기관은 일정한 경우에 허용된다.
⑤ 조산원을 개설하는 자는 반드시 지도의사를 정하여야 한다.

§의료법 제33조(개설 등)

② 다음 각 호의 어느 하나에 해당하는 자가 아니면 의료기관을 개설할 수 없다. 이 경우 의사는 종합병원·병원·요양병원 또는 의원을, 치과의사는 치과병원 또는 치과의원을, 한의사는 한방병원·요양병원·정신병원 또는 한의원을, 조산사는 조산원만을 개설할 수 있다.

1. 의사, 치과의사, 한의사 또는 조산사 ※ 의료인 중 간호사는 의료기관을 개설할 수 없다.

2. 국가나 지방자치단체

3. 의료업을 목적으로 설립된 법인(이하 "의료법인"이라 한다)

4. 「민법」이나 특별법에 따라 설립된 비영리법인

5. 「공공기관의 운영에 관한 법률」에 따른 준정부기관, 「지방의료원의 설립 및 운영에 관한 법률」에 따른 지방의료원, 「한국보훈복지의료공단법」에 따른 한국보훈복지의료공단

③ 제2항에 따라 의원·치과의원·한의원 또는 조산원을 개설하려는 자는 보건복지부령으로 정하는 바에 따라 시장·군수·구청장에게 신고하여야 한다.

⑥ 조산원을 개설하는 자는 반드시 지도의사(指導醫師)를 정하여야 한다.

⑧ 제2항 제1호의 의료인(의사, 치과의사, 한의사, 조산사)은 어떠한 명목으로도 둘 이상의 의료기관을 개설·운영할 수 없다. 다만, 2 이상의 의료인 면허를 소지한 자가 의원급 의료기관을 개설하려는 경우에는 하나의 장소에 한하여 면허 종별에 따른 의료기관을 함께 개설할 수 있다.

§의료법 제35조(의료기관 개설 특례)

① 제33조 제1항·제2항 및 제8항에 따른 자 외의 자가 그 소속 직원, 종업원, 그 밖의 구성원(수용자를 포함한다)이나 그 가족의 건강관리를 위하여 부속 의료기관을 개설하려면 그 개설 장소를 관할하는 시장·군수·구청장에게 신고하여야 한다. 다만, 부속 의료기관으로 병원급 의료기관을 개설하려면 그 개설 장소를 관할하는 시·도지사의 허가를 받아야 한다.

03 다음 중 의료기관의 개설에 관한 설명 중 맞는 것은?

① 의사는 의료기관에 소속되지 않아도 의료업을 할 수 있다.

② 종합병원을 개설하려면 보건복지부의 허가가 있어야 한다.

③ 의료 법인에 의원을 개설하려면 도지사의 허가가 있어야 한다.

④ 의사가 의원을 개원하려면 시장, 군수, 구청장의 허가가 있어야 한다.

⑤ 의사는 종합병원, 병원, 요양병원 또는 의원 중 1개만을 개업할 수 있다.

§§의료법 제33조(개설 등)

① 의료인은 이 법에 따른 의료기관을 개설하지 아니하고는 의료업을 할 수 없으며, 다음 각 호의 어느 하나에 해당하는 경우 외에는 그 의료기관 내에서 의료업을 하여야 한다.

1. 「응급의료에 관한 법률」 제2조 제1호에 따른 응급환자를 진료하는 경우

2. 환자나 환자 보호자의 요청에 따라 진료하는 경우

3. 국가나 지방자치단체의 장이 공익상 필요하다고 인정하여 요청하는 경우

4. 보건복지부령으로 정하는 바에 따라 가정간호를 하는 경우

> 의료법 시행규칙 제24조(가정간호) ① 법 제33조 제1항 제4호에 따라 의료기관이 실시하는 가정간호의 범위는 다음 각 호와 같다.
> 1. 간호, 2. 검체의 채취(보건복지부장관이 정하는 현장검사를 포함한다. 이하 같다) 및 운반
> 3. 투약, 4. 주사, 5. 응급처치 등에 대한 교육 및 훈련, 6. 상담, 7. 다른 보건의료기관 등에 대한 건강관리에 관한 의뢰
> ② 가정간호를 실시하는 간호사는 「전문간호사 자격인정 등에 관한 규칙」에 따른 가정전문간호사이어야 한다.
> ③ 가정간호는 의사나 한의사가 의료기관 외의 장소에서 계속적인 치료와 관리가 필요하다고 판단하여 가정전문간호사에게 치료나 관리를 의뢰한 자에 대하여만 실시하여야 한다.
> ④ 가정전문간호사는 가정간호 중 검체의 채취 및 운반, 투약, 주사 또는 치료적 의료행위인 간호를 하는 경우에는 의사나 한의사의 진단과 처방에 따라야 한다. 이 경우 의사 및 한의사 처방의 유효기간은 처방일부터 90일까지로 한다.
> ⑤ 가정간호를 실시하는 의료기관의 장은 가정전문간호사를 2명 이상 두어야 한다.
> ⑥ 가정간호를 실시하는 의료기관의 장은 가정간호에 관한 기록을 5년간 보존하여야 한다.
> ⑦ 이 규칙에서 정한 것 외에 가정간호의 질 관리 등 가정간호의 실시에 필요한 사항은 보건복지부장관이 따로 정한다.

5. 그 밖에 이 법 또는 다른 법령으로 특별히 정한 경우나 환자가 있는 현장에서 진료를 하여야 하는 부득이한 사유가 있는 경우

② 다음 각 호의 어느 하나에 해당하는 자가 아니면 의료기관을 개설할 수 없다. 이 경우 의사는 종합병원·병원·요양병원·정신병원 또는 의원을, 치과의사는 치과병원 또는 치과의원을, 한의사는 한방병원·요양병원 또는 한의원을, 조산사는 조산원만을 개설할 수 있다.

1. 의사, 치과의사, 한의사 또는 조산사

2. 국가나 지방자치단체

3. 의료업을 목적으로 설립된 법인(이하 "의료법인"이라 한다)

4. 「민법」이나 특별법에 따라 설립된 비영리법인

5. 「공공기관의 운영에 관한 법률」에 따른 준정부기관, 「지방의료원의 설립 및 운영에 관한 법률」에 따른 지방의료원, 「한국보훈복지의료공단법」에 따른 한국보훈복지의료공단

③ 제2항에 따라 의원·치과의원·한의원 또는 조산원을 개설하려는 자는 보건복지부령으로 정하는 바에 따라 시장·군수·구청장에게 신고하여야 한다.

④ 제2항에 따라 종합병원·병원·치과병원·한방병원·요양병원 또는 정신병원을 개설하려면 제33조의2에 따른 시·도 의료기관개설위원회의 심의를 거쳐 보건복지부령으로 정하는 바에 따라 시·도지사의 허가를 받아야 한다. 이 경우 시·도지사는 개설하려는 의료기관이 다음 각 호의 어느 하나에 해당하는 경우에는 개설허가를 할 수 없다.

1. 제36조에 따른 시설기준에 맞지 아니하는 경우

2. 제60조 제1항에 따른 기본시책과 같은 조 제2항에 따른 수급 및 관리계획에 적합하지 아니

한 경우

⑤ 제3항과 제4항에 따라 개설된 의료기관이 개설 장소를 이전하거나 개설에 관한 신고 또는 허가사항 중 보건복지부령으로 정하는 중요사항을 변경하려는 때에도 제3항 또는 제4항과 같다.

 ※ 따라서 의원·치과의원·한의원 또는 조산원의 개설허가사항을 변경하려는 자는 **보건복지부령으로 정하는 바에 따라 시장·군수·구청장에게 신고하여야 한다.** 종합병원·병원·치과병원·한방병원·요양병원 또는 정신병원을 개설하려면 제33조의2에 따른 시·도 의료기관개설위원회의 심의를 거쳐 보건복지부령으로 정하는 바에 따라 시·도지사의 허가를 받아야 한다. 이 경우 시·도지사는 개설하려는 의료기관이 제36조에 따른 시설기준에 맞지 아니하는 경우에는 개설허가를 할 수 없다.

⑥ 조산원을 개설하는 자는 반드시 지도의사(指導醫師)를 정하여야 한다.

⑦ 다음 각 호의 어느 하나에 해당하는 경우에는 의료기관을 개설할 수 없다.

1. 약국 시설 안이나 구내인 경우

2. 약국의 시설이나 부지 일부를 분할·변경 또는 개수하여 의료기관을 개설하는 경우

3. 약국과 전용 복도·계단·승강기 또는 구름다리 등의 통로가 설치되어 있거나 이런 것들을 설치하여 의료기관을 개설하는 경우

4. 「건축법」 등 관계 법령에 따라 허가를 받지 아니하거나 신고를 하지 아니하고 건축 또는 증축·개축한 건축물에 의료기관을 개설하는 경우

⑧ 제2항 제1호의 의료인은 어떠한 명목으로도 둘 이상의 의료기관을 개설·운영할 수 없다. 다만, 2 이상의 의료인 면허를 소지한 자가 의원급 의료기관을 개설하려는 경우에는 하나의 장소에 한하여 면허 종별에 따른 의료기관을 함께 개설할 수 있다.

⑨ 의료법인 및 제2항 제4호에 따른 비영리법인(이하 이 조에서 "의료법인등"이라 한다)이 의료기관을 개설하려면 그 법인의 정관에 개설하고자 하는 의료기관의 소재지를 기재하여 대통령령으로 정하는 바에 따라 정관의 변경허가를 얻어야 한다(의료법인등을 설립할 때에는 설립 허가를 말한다. 이하 이 항에서 같다). 이 경우 그 법인의 주무관청은 정관의 변경허가를 하기 전에 그 법인이 개설하고자 하는 의료기관이 소재하는 시·도지사 또는 시장·군수·구청장과 협의하여야 한다.

⑩ 의료기관을 개설·운영하는 의료법인등은 다른 자에게 그 법인의 명의를 빌려주어서는 아니된다.

04 의료법상 '허가'에 해당하는 것은?

① 병원개설　　　　　② 의원개설　　　　　③ 병원폐업

④ 의원장소이전　　　⑤ 부속의원개설

해설　§의료법 제33조 (개설 등)

③ 제2항에 따라 의원·치과의원·한의원 또는 조산원을 개설하려는 자는 보건복지부령으로 정하는 바에 따라 시장·군수·구청장에게 신고하여야 한다.

④ 제2항에 따라 종합병원·병원·치과병원·한방병원·요양병원 또는 정신병원을 개설하려면 제33조의2에 따른 시·도 의료기관개설위원회의 심의를 거쳐 보건복지부령으로 정하는 바에 따라 시·도지사의 허가를 받아야 한다.

⑤ 제3항과 제4항에 따라 개설된 의료기관이 개설 장소를 이전하거나 개설에 관한 신고 또는 허가사항 중 보건복지부령으로 정하는 중요사항을 변경하려는 때에도 제3항 또는 제4항과 같다.
※ 즉 의원급의료기관의 장소이전 및 중요사항변경은 시장·군수·구청장에게 신고, 종합병원·병원·치과병원·한방병원 또는 요양병원의 장소이전 및 중요사항을 변경하려는 때에는 시·도지사의 허가를 받아야 한다.

§의료법 제40조(폐업·휴업 신고와 진료기록부 등의 이관)
① 의료기관 개설자는 의료업을 폐업하거나 1개월 이상 휴업(입원환자가 있는 경우에는 1개월 미만의 휴업도 포함한다. 이하 이 조에서 이와 같다)하려면 보건복지부령으로 정하는 바에 따라 관할 시장·군수·구청장에게 신고하여야 한다.

§의료법 제35조(의료기관 개설 특례)
① 제33조 제1항·제2항 및 제8항에 따른 자 외의 자가 그 소속 직원, 종업원, 그 밖의 구성원(수용자를 포함한다)이나 그 가족의 건강관리를 위하여 부속 의료기관을 개설하려면 그 개설 장소를 관할하는 시장·군수·구청장에게 신고하여야 한다. 다만, 부속 의료기관으로 병원급 의료기관을 개설하려면 그 개설 장소를 관할하는 시·도지사의 허가를 받아야 한다.

05 의료기관 개설 시 시·도지사의 허가를 받아야 하는 곳은?

가. 의원	나. 치과병원	다. 조산원	라. 요양병원

① 가, 나, 다   ② 가, 다   ③ 나, 라
④ 라   ⑤ 가, 나, 다, 라

해설

§의료법 제33조 (개설 등)
③ 제2항에 따라 의원·치과의원·한의원 또는 조산원을 개설하려는 자는 보건복지부령으로 정하는 바에 따라 시장·군수·구청장에게 신고하여야 한다.
④ 제2항에 따라 종합병원·병원·치과병원·한방병원·요양병원 또는 정신병원을 개설하려면 제33조의2에 따른 시·도 의료기관개설위원회의 심의를 거쳐 보건복지부령으로 정하는 바에 따라 시·도지사의 허가를 받아야 한다.

06 의사 '갑'은 '인천광역시 연수구에 2년 전 15인을 수용할 수 있는 입원실을 두고 개원하다가 최근 50병상의 'A' 의원을 개설하려고 한다. 조치사항으로 맞는 것은?

① 의원의 병상 수 초과는 위법이 아니다

② 'A' 의원 개설 시 인천광역시장에게 신고하여야 한다.

③ 병원시설기준에 맞추어서 인천광역시장의 허가를 받는다.

④ 의료기관의 재개설 신고는 연수구청장에게 한다.

⑤ 병상 수 증가에 대한 내용만 보건소장에게 서면 보고한다.

해설 §의료법 제3조의2(병원 등)
병원·치과병원·한방병원 및 요양병원(이하 "병원 등"이라 한다)은 30개 이상의 병상(병원·한방병원만 해당한다) 또는 요양병상(요양병원만 해당하며, 장기입원이 필요한 환자를 대상으로 의료행위를 하기 위하여 설치한 병상을 말한다)을 갖추어야 한다.

§의료법 제33조(개설 등)
④ 제2항에 따라 종합병원·병원·치과병원·한방병원·요양병원 또는 정신병원을 개설하려면 제33조의2에 따른 시·도 의료기관개설위원회의 심의를 거쳐 보건복지부령으로 정하는 바에 따라 시·도지사의 허가를 받아야 한다.

※ 30개 이상 100개 미만 병상을 갖추면 병원급에 해당하므로 이를 개설하려면 병원시설기준에 맞추어서 보건복지부령으로 정하는 바에 따라 시·도지사의 허가를 받아야 한다.

07 '인천시 연수구' 지역에 위치한 의원이 진료과목을 추가하고자 한다면 취해야 할 조치는?

① 연수구청장에게 신고

② 인천광역시장에게 신고

③ 보건소장에게 신고

④ 소속의사회 분회에 신고

⑤ 보건복지부장관에게 신고

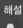
해설 §의료법 시행규칙 제26조(의료기관 개설신고사항의 변경신고)
① 법 제33조 제5항에 따라 의원·치과의원·한의원 또는 조산원 개설자가 그 개설 장소를 이전하거나 다음 각 호의 어느 하나에 해당하는 개설신고사항의 변경신고를 하려면 의료기관 개설

신고증명서와 변경 사항을 확인할 수 있는 서류의 사본을 첨부하여 별지 제14호 서식의 신고사항 변경신고서(전자문서로 된 신고서를 포함한다)를 시장·군수·구청장에게 제출하여야 한다.

1. 의료기관 개설자의 변경 사항

2. 의료기관 개설자가 입원, 해외 출장 등으로 다른 의사·치과의사·한의사 또는 조산사에게 진료하게 할 경우 그 기간 및 해당 의사 등의 인적 사항

3. 의료기관의 진료과목의 변동 사항

4. 진료과목 증감이나 입원실 등 주요 시설의 변경에 따른 시설 변동 내용

5. 의료기관의 명칭 변경 사항

6. 의료기관의 의료인 수

② 제1항에 따른 변경신고와 관련하여 그 변경사항에 대한 확인 방법 및 기준에 관하여는 제25조 제2항을 준용한다. 다만, 같은 항 제3호의 경우에는 의료기관 개설 장소의 이전이나 제1항 제4호에 따른 시설 변동만 해당한다.

08

'군' 지역에서 혼자서 의원을 개설한 의사가 2개월 동안 해외연수를 계획하고 있다 그 기간 동안 다른 의사에게 진료를 담당하게 하려고 할 때 옳은 조치는?

① 의료기관 개설신고 사항의 변경신고서를 군수에게 제출

② 의료기관 개설허가 사항의 변경신청서를 도지사에게 제출

③ 의료기관 휴업 신고서를 시장에게 제출하고 다른 의사 명의로 의료기관 개설신고

④ 의료기관 휴업 신고서를 도지사에게 제출하고 다른 의사 명의로 의료기관 개설신고

⑤ 건강보험심사평가원에 의료기관 개설자 변경신고

해설

§의료법 제33조(개설 등)
③ 의원·치과의원·한의원 또는 조산원을 개설하려는 자는 보건복지부령으로 정하는 바에 따라 시장·군수·구청장에게 신고하여야 한다.

§의료법 시행규칙 제26조(의료기관 개설신고사항의 변경신고)
① 법 제33조 제5항에 따라 의원·치과의원·한의원 또는 조산원 개설자가 그 개설 장소를 이전하거나 다음 각 호의 어느 하나에 해당하는 개설신고사항의 변경신고를 하려면 의료기관 개설신고증명서와 변경 사항을 확인할 수 있는 서류의 사본을 첨부하여 별지 제14호 서식의 신고사항 변경신고서(전자문서로 된 신고서를 포함한다)를 시장·군수·구청장에게 제출하여야 한다.

1. 의료기관 개설자의 변경 사항

2. 의료기관 개설자가 입원, 해외 출장 등으로 다른 의사·치과의사·한의사 또는 조산사에게 진료하게 할 경우 그 기간 및 해당 의사 등의 인적 사항

3. 의료기관의 진료과목의 변동 사항

4. 진료과목 증감이나 입원실 등 주요 시설의 변경에 따른 시설 변동 내용

5. 의료기관의 명칭 변경 사항

6. 의료기관의 의료인 수

② 제1항에 따른 변경신고와 관련하여 그 변경사항에 대한 확인 방법 및 기준에 관하여는 제25조 제2항을 준용한다. 다만, 같은 항 제3호의 경우에는 의료기관 개설 장소의 이전이나 제1항 제4호에 따른 시설 변동만 해당한다.

09

'군' 지역의 50병상 병원에서 산부인과 의사가 6개월간의 해외여행으로 진료를 할 수 없게 되어 원장은 진료과목인 산부인과를 없애고자 한다. 원장이 해야 할 조치는?

① 관할 보건소장에게 신고

② 관할 의사회 지부장에게 신고

③ 비뇨의학과 진료실 앞에 이 내용을 게시

④ 의료기관 개설신고사항 변경신고서를 시장에게 제출

⑤ 의료기관 개설허가사항 변경신청서를 도지사에게 제출

해설

§의료법 제33조(개설 등)

④ 제2항에 따라 종합병원·병원·치과병원·한방병원·요양병원 또는 정신병원을 개설하려면 제33조의2에 따른 시·도 의료기관개설위원회의 심의를 거쳐 보건복지부령으로 정하는 바에 따라 시·도지사의 허가를 받아야 한다. 이 경우 시·도지사는 개설하려는 의료기관이 제36조에 따른 시설기준에 맞지 아니하는 경우에는 개설허가를 할 수 없다.

§의료법 시행규칙 제28조 제1항(의료기관 개설허가 사항의 변경허가) 법 제33조 제5항에 따라 의료기관의 개설허가를 받은 자가 그 개설 장소를 이전하거나 다음 각 호의 어느 하나에 해당하는 개설허가 사항의 변경허가를 받으려면 의료기관 개설허가증과 변경 사항을 확인할 수 있는 서류의 사본을 첨부하여 별지 제16호 서식의 허가사항 변경신청서(전자문서로 된 신청서를 포함한다)를 시·도지사에게 제출하여야 한다.

1. 의료기관 개설자의 변경 사항

2. 법 제3조 제2항에 따른 의료기관의 종류 변경 또는 진료과목의 변동 사항

3. 진료과목 증감이나 입원실 등 주요시설 변경에 따른 시설 변동 내용

4. 의료기관의 명칭 변경 사항

5. 의료기관의 의료인 수

10

'군' 지역에 소재한 80병상의 'ㅇㅇ병원'이 증축하여 40병상을 추가하고, 안과 전문의를 영입하여 진료과목으로 안과를 추가하면서 'ㅇㅇ종합병원'으로 그 명칭도 변경하고자

한다. 개설자가 취하여야 할 조치는?

① 보건의료자원 변경신고서를 대한병원협회에 제출

② 의료기관 개설신고사항 변경신고서를 군수에게 제출

③ 의료기관 개설허가사항 변경신청서를 도지사에게 제출

④ 보건의료자원 변경신고서를 대한의사협회 군지부에 제출

⑤ 허가사항 변경신청서를 군 지역보건의료심의위원회에 제출

해설

§의료법 제33조(개설 등)

④ 제2항에 따라 종합병원·병원·치과병원·한방병원·요양병원 또는 정신병원을 개설하려면 제33조의2에 따른 시·도 의료기관개설위원회의 심의를 거쳐 보건복지부령으로 정하는 바에 따라 시·도지사의 허가를 받아야 한다. 이 경우 시·도지사는 개설하려는 의료기관이 다음 각 호의 어느 하나에 해당하는 경우에는 개설허가를 할 수 없다.

1. 제36조에 따른 시설기준에 맞지 아니하는 경우

2. 제60조 제1항에 따른 기본시책과 같은 조 제2항에 따른 수급 및 관리계획에 적합하지 아니한 경우

§의료법 시행규칙 제28조(의료기관 개설허가 사항의 변경허가)

① 법 제33조 제5항에 따라 의료기관의 개설 허가를 받은 자가 그 개설 장소를 이전하거나 다음 각 호의 어느 하나에 해당하는 개설허가 사항의 변경허가를 받으려면 의료기관 개설허가증과 변경 사항을 확인할 수 있는 서류의 사본을 첨부하여 별지 제16호 서식의 허가사항 변경신청서(전자문서로 된 신청서를 포함한다)를 시·도지사에게 제출하여야 한다. 다만, 종합병원의 개설 장소가 이전되는 경우, 제2호에 따라 종합병원으로 변경되는 경우 또는 제3호에 따라 종합병원의 주요시설 변경이 있는 경우에는 「전기사업법 시행규칙」 제38조 제3항 본문에 따른 전기안전점검확인서를 함께 제출하여야 한다.

1. 의료기관 개설자의 변경 사항

2. 법 제3조 제2항에 따른 의료기관의 종류 변경 또는 진료과목의 변동 사항

3. 진료과목 증감이나 입원실 등 주요시설 변경에 따른 시설 변동 내용

4. 의료기관의 명칭 변경 사항

5. 의료기관의 의료인 수

② 제1항에 따른 개설허가 변경신청과 관련하여 그 변경사항에 대한 확인 방법 및 기준에 관하여는 제25조 제2항을 준용한다. 다만, 같은 항 제3호의 경우에는 의료기관 개설장소의 이전, 제1항 제2호 및 제3호에 따른 의료기관의 종류 변경 및 시설 변동만 해당한다.

11 '시' 지역에 병원을 개설한 의사 '갑'이 병원의 명칭(이름)을 변경하려고 할 때 필요한 조치는?

① 다른 조치 없이 명칭 변경

② 관할 시장에게 신고사항 변경신고서 제출

③ 관할 도지사에게 허가사항 변경신청서 제출

④ 관할 보건소에 의료기관 명칭 변경신고서 제출

⑤ 대한의사협회에 요양기관 현황 변경신고서 제출

※ Q10 해설 참조.

12 의사 '갑'은 인천광역시에서 50병상의 정형외과 병원을 개설 운영하고 있다. 최근 이 병원에 가정의학과와 비뇨기과 진료과목을 추가하고, 입원실을 80병상으로 늘리면서 의료기관의 명칭까지 변경하고자 한다. 개설자가 해야 하는 행정절차는?

① 별도 신고나 허가를 받을 필요가 없음

② 의료기관 허가사항 변경신청서를 인천광역시장에게 제출

③ 의료기관 재개설 허가신청서를 관할 보건소장에게 제출

④ 의료기관 신고사항 변경신고서를 관할 구청장에게 제출

⑤ 의료기관 개설사항 변경신고서를 소속 의사회 분회장에게 제출

※ Q10 해설 참조.

13 종합병원의 신경과 전문의 A가 신체거동이 불편한 90세 남자 환자와 외래 진료실에서 나누는 대화이다. 현재 감염병은 유행하지 않는다. 「의료법」에 따라 밑줄 부분에 들어갈 A의 답변으로 옳은 것은?

> 환자: 선생님, 제가 사는 곳이 산간 오지에 있는 마을이라서 병원까지 오는 데만 2시간 이상 걸리는데다, 혼자 사는 처지라 누구 도와줄 사람도 없고… 너무 힘들어서 병원까지 오기가 힘이 듭니다.
>
> 의사 A: 그래도 꾸준히 진료를 받으셔야 합니다.
>
> 환자: 요즘 세상이 좋아져서 비대면으로 온갖 것들이 다 된다는데, 직접 안 만나고 집에서 선생님 진료를 받고 싶습니다. 꼭, 부탁합니다.
>
> 의사 A: _____

① "스마트폰 화상통화로 집에서 제가 진찰하면 되겠습니다."

② "집에 원격진료실을 갖추면 제가 원격으로 진료할 수 있습니다."

③ "환자분 본인 여부만 확인되면 전화통화로 제가 진찰할 수 있습니다."

④ "제가 원격으로 집에 계신 환자분을 직접 진찰하고 진료하는 것은 불법입니다."

⑤ "집에 방문간호사가 오면 그 사람을 통해 제가 원격으로 진료할 수 있습니다."

해설 §의료법 제34조(원격의료) ① 의료인(의료업에 종사하는 의사·치과의사·한의사만 해당한다)은 제33조 제1항에도 불구하고 컴퓨터·화상통신 등 정보통신기술을 활용하여 먼 곳에 있는 의료인에게 의료지식이나 기술을 지원하는 원격의료(이하 "원격의료"라 한다)를 할 수 있다.

② 원격의료를 행하거나 받으려는 자는 보건복지부령으로 정하는 시설과 장비를 갖추어야 한다.

③ 원격의료를 하는 자(이하 "원격지의사"라 한다)는 환자를 직접 대면하여 진료하는 경우와 같은 책임을 진다.

④ 원격지의사의 원격의료에 따라 의료행위를 한 의료인이 의사·치과의사 또는 한의사(이하 "현지의사"라 한다)인 경우에는 그 의료행위에 대하여 원격지의사의 과실을 인정할 만한 명백한 근거가 없으면 환자에 대한 책임은 제3항에도 불구하고 현지의사에게 있는 것으로 본다.

14 **원격의료에 대한 설명으로 옳지 않은 것은?**

① 원격의료를 행하려는 자는 시설과 장비를 갖추어야 한다.

② 원격의료를 대면진료의 예외로 볼 수 있어 의료인은 대면진료의 책임과는 다른 책임을 진다.

③ 현행 의료법은 원격의료에 대해 그 허용범위를 좁게 설정하고 있다.

④ 처방전에 대한 원격의료는 현행법상 허용되지 않는다.

⑤ 의료인 모두가 원격의료를 할 수 있는 것은 아니다.

해설 §의료법 제34조(원격의료)

① 의료인(의료업에 종사하는 의사·치과의사·한의사만 해당한다)은 제33조 제1항에도 불구하고 컴퓨터·화상통신 등 정보통신기술을 활용하여 먼 곳에 있는 의료인에게 의료지식이나 기술을 지원하는 원격의료(이하 "원격의료"라 한다)를 할 수 있다.

② 원격의료를 행하거나 받으려는 자는 보건복지부령으로 정하는 시설과 장비를 갖추어야 한다.

③ 원격의료를 하는 자(이하 "원격지의사"라 한다)는 환자를 직접 대면하여 진료하는 경우와 같은 책임을 진다.

④ 원격지의사의 원격의료에 따라 의료행위를 한 의료인이 의사·치과의사 또는 한의사(이하 "현지의사"라 한다)인 경우에는 그 의료행위에 대하여 원격지의사의 과실을 인정할 만한 명백한 근거가 없으면 환자에 대한 책임은 제3항에도 불구하고 현지의사에게 있는 것으로 본다.

15 요양병원에 입원할 수 있는 사람은?

① 수두환자 　　　　　　　　　　② 활동성 결핵환자

③ 만성정신분열병 환자 　　　　　④ 교통사고 후 요양 중인 환자

⑤ 대마 중독자

> **해설**
>
> §의료법 시행규칙 제36조(요양병원의 운영)
> ① 법 제36조 제3호에 따른 요양병원의 입원 대상은 다음 각 호의 어느 하나에 해당하는 자로서 주로 요양이 필요한 자로 한다.
> 1. 노인성 질환자
> 2. 만성질환자
> 3. 외과적 수술 후 또는 상해 후 회복기간에 있는 자
> ② 제1항에도 불구하고 「감염병의 예방 및 관리에 관한 법률」 제41조 제1항에 따라 보건복지부장관이 고시한 감염병에 걸린 같은 법 제2조 제13호부터 제15호까지에 따른 감염병환자, 감염병의사환자 또는 병원체보유자(이하 "감염병환자 등"이라 한다) 및 같은 법 제42조 제1항 각 호의 어느 하나에 해당하는 감염병환자 등은 요양병원의 입원 대상으로 하지 아니한다.
> ③ 제1항에도 불구하고 「정신건강증진 및 정신질환자 복지서비스 지원에 관한 법률」 제3조 제1호에 따른 정신질환자(노인성 치매환자는 제외한다)는 같은 법 제3조 제5호에 따른 정신의료기관 외의 요양병원의 입원 대상으로 하지 아니한다.

16 다음 중 요양병원의 입원대상이 아닌 사람은?

① 감염병 의사환자 　　　　　　　② 노인성 질환자

③ 노인성 치매환자 　　　　　　　④ 만성질환자

⑤ 외과수술 후 회복기에 있는 자

※ Q15 해설 참조.

※ 노인성 치매환자는 요양병원의 입원대상이 된다.

17 의사 A는 50병상의 정신건강의학과 병원을 개설 운영하고 있다 이 병원의 연평균 1일 입원환자가 35명, 외래 환자가 240명이라면 개설자가 준수하여야 할 병원에 두는 의사의 정원은?

① 4명 　　　　　　　② 5명 　　　　　　　③ 6명

④ 7명 　　　　　　　⑤ 8명

※ 의료인 등의 정원(의료법 시행규칙 제38조)

① 의료법 제36조 제5호에 따른 의료기관의 종류에 따른 의료인의 정원 기준에 관한 사항은 별표 5와 같다.

구분	종합병원	병원	치과병원	한방병원	요양병원	의원	치과의원	한의원
의사	연평균 1일 입원환자를 20명으로 나눈 수(이 경우 소수점은 올림). 외래환자 3명은 입원환자 1명으로 환산함	종합병원과 같음	추가하는 진료과목당 1명(법 제43조 제2항에 따라 의과 진료과목을 설치하는 경우)	추가하는 진료과목당 1명(법 제43조 제2항에 따라 의과 진료과목을 설치하는 경우)	연평균 1일 입원환자 80명까지는 2명으로 하되, 80명을 초과하는 입원환자는 매 40명마다 1명을 기준으로 함(한의사를 포함하여 환산함). 외래환자 3명은 입원환자 1명으로 환산함	종합병원과 같음		
치과의사	의사의 경우와 같음	추가하는 진료과목당 1명(법 제43조 제3항에 따라 치과 진료과목을 설치하는 경우)	종합병원과 같음	추가하는 진료과목당 1명(법 제43조 제3항에 따라 치과 진료과목을 설치하는 경우)	추가하는 진료과목당 1명(법 제43조 제3항에 따라 치과 진료과목을 설치하는 경우)		종합병원과 같음	
한의사	추가하는 진료과목당 1명(법 제43조 제1항에 따라 한의과 진료과목을 설치하는 경우)	추가하는 진료과목당 1명(법 제43조 제1항에 따라 한의과 진료과목을 설치하는 경우)	추가하는 진료과목당 1명(법 제43조 제1항에 따라 한의과 진료과목을 설치하는 경우)	연평균 1일 입원환자를 20명으로 나눈 수(이 경우 소수점은 올림). 외래환자 3명은 입원환자 1명으로 환산함	연평균 1일 입원환자 40명마다 1명을 기준으로 함(의사를 포함하여 환산함). 외래환자 3명은 입원환자 1명으로 환산함			한방병원과 같음
조산사	산부인과에 배정된 간호사 정원의 3분의 1 이상	종합병원과 같음(산부인과가 있는 경우에만 둠)		종합병원과 같음(법 제43조 제2항에 따라 산부인과를 설치하는 경우)		병원과 같음		
간호사 (치과의료기관의 경우에는 치과위생사 또는 간호사)	연평균 1일 입원환자를 2.5명으로 나눈 수(이 경우 소수점은 올림). 외래환자 12명은 입원환자 1명으로 환산함	종합병원과 같음	종합병원과 같음	연평균 1일 입원환자를 5명으로 나눈 수(이 경우 소수점은 올림). 외래환자 12명은 입원환자 1명으로 환산함	연평균 1일 입원환자 6명마다 1명을 기준으로 함(다만, 간호조무사는 간호사 정원의 3분의 2 범위 내에서 둘 수 있음). 외래환자 12명은 입원환자 1명으로 환산함	종합병원과 같음	종합병원과 같음	한방병원과 같음

② 의료기관은 제1항의 의료인 외에 다음의 기준에 따라 필요한 인원을 두어야 한다.

1. 병원급 의료기관에는 별표 5의2에 따른 약사 또는 한약사(법률 제8365호 약사법 전부개정법률 부칙 제9조에 따라 한약을 조제할 수 있는 약사를 포함한다. 이하 같다)를 두어야 한다.

[별표 5의2] 의료기관에 두는 약사 및 한약사의 정원(제38조 관련)		
의료기관 종류		**약사 정원**
상급종합병원		연평균 1일 입원환자를 30명으로 나눈 수와 외래환자 원내조제 처방전을 75 매로 나눈 수를 합한 수 이상의 약사
종합 병원	500병상 이상	연평균 1일 입원환자를 50명으로 나눈 수와 외래환자 원내조제 처방전을 75 매로 나눈 수를 합한 수 이상의 약사
	300병상 이상 500병상 미만	연평균 1일 입원환자를 80명으로 나눈 수와 외래환자 원내조제 처방전을 75 매로 나눈 수를 합한 수 이상의 약사
	300병상 미만	1인 이상의 약사
병원		1인 이상의 약사. 다만, 100병상 이하의 경우에는 주당 16시간 이상의 시간제 근무 약사를 둘 수 있다.
치과병원(30병상 이상에 한정한다)		1인 이상의 약사. 다만, 100병상 이하의 경우에는 주당 16시간 이상의 시간제 근무 약사를 둘 수 있다.
한방병원		1인 이상의 한약사. 다만, 100병상 이하의 경우에는 주당 16시간 이상의 시간 제 근무 한약사를 둘 수 있다.
요양병원		1인 이상의 약사 또는 한약사. 다만, 200병상 이하의 경우에는 주당 16시간 이상의 시간제 근무 약사 또는 한약사를 둘 수 있다.

비고: 약사 수의 산정 시 그 수가 1 미만인 경우에는 1로 하고, 1 이상인 경우 소수점은 반올림한다.

2. 입원시설을 갖춘 종합병원·병원·치과병원·한방병원 또는 요양병원에는 1명 이상의 영양사를 둔다.

3. 의료기관에는 보건복지부장관이 정하는 바에 따라 각 진료과목별로 필요한 수의 의료기사를 둔다.

4. 종합병원에는 보건복지부장관이 정하는 바에 따라 필요한 수의 보건의료정보관리사를 둔다.

5. 의료기관에는 보건복지부장관이 정하는 바에 따라 필요한 수의 간호조무사를 둔다.

6. 종합병원에는 「사회복지사업법」에 따른 사회복지사 자격을 가진 자 중에서 환자의 갱생·재활과 사회복귀를 위한 상담 및 지도 업무를 담당하는 요원을 1명 이상 둔다.

7. 요양병원에는 시설 안전관리를 담당하는 당직근무자를 1명 이상 둔다.

③ 보건복지부장관은 간호사나 치과위생사의 인력 수급상 필요하다고 인정할 때에는 제1항에 따른 간호사 또는 치과위생사 정원의 일부를 간호조무사로 충당하게 할 수 있다.

※ 의료기관의 종류에 따른 의사의 정원 기준(종합병원, 병원, 의원)은 연평균 1일 입원환자를 20명으로 나눈 수(이 경우 소수점은 올림), 외래환자 3명은 입원환자 1명으로 환산함(의료법 제36조 제5항, 의료법 시행규칙 제38조 제1항, 별표5).

$(35 + 240/3) / 20 = 5.75$

18

A 병원에 연평균 1일 입원환자의 수는 250명이며, 외래환자의 수는 300명이다. 이때 이 병원에 필요한 간호사수는?

① 90명　　　　　　　　　② 100명　　　　　　　　　③ 110명

④ 120명　　　　　　　　　⑤ 130명

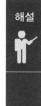
19

의료법상 연평균 1일 입원환자와 외래환자수가 같을 때 간호사의 정원이 가장 적은 곳은?

① 종합병원　　　　　　　② 한방병원　　　　　　　③ 요양병원

④ 병원　　　　　　　　　⑤ 치과병원

20

다음 중 150병상을 갖춘 종합병원에서 반드시 있어야 하는 의료인 이외의 직종은?

① 사회복지사　　　　　　② 의무기록사　　　　　　③ 보건교육사

④ 응급구조사　　　　　　⑤ 영양사

1. 병원급 의료기관에는 별표 5의2에 따른 약사 또는 한약사(법률 제8365호 약사법 전부개정법률 부칙 제9조에 따라 한약을 조제할 수 있는 약사를 포함한다. 이하 같다)를 두어야 한다.

2. 입원시설을 갖춘 종합병원·병원·치과병원·한방병원 또는 요양병원에는 1명 이상의 영양사를 둔다.

3. 의료기관에는 보건복지부장관이 정하는 바에 따라 각 진료과목별로 필요한 수의 의료기사를 둔다.

4. 종합병원에는 보건복지부장관이 정하는 바에 따라 필요한 수의 보건의료정보관리사를 둔다.

5. 의료기관에는 보건복지부장관이 정하는 바에 따라 필요한 수의 간호조무사를 둔다.

6. 종합병원에는 「사회복지사업법」에 따른 사회복지사 자격을 가진 자 중에서 환자의 갱생·재활과 사회복귀를 위한 상담 및 지도 업무를 담당하는 요원을 1명 이상 둔다.

7. 요양병원에는 시설 안전관리를 담당하는 당직근무자를 1명 이상 둔다.

③ 보건복지부장관은 간호사나 치과위생사의 인력 수급상 필요하다고 인정할 때에는 제1항에 따른 간호사 또는 치과위생사 정원의 일부를 간호조무사로 충당하게 할 수 있다.

21 '구' 지역에서 병원을 개설 운영하고 있는 의사 '갑'은 최신형 컴퓨터단층 촬영 장치를 원내에 추가로 설치하였다. 이를 누구에게 신고하여야 하는가?

① 관할 구청장 ② 관할 도지사
③ 국민건강보험공단 이사장 ④ 방사선안전관리센터의 장
⑤ 방사선영상품질관리위원회

 해설 §의료법 제37조(진단용 방사선 발생장치)
① 진단용 방사선 발생장치를 설치·운영하려는 의료기관은 보건복지부령으로 정하는 바에 따라 시장·군수·구청장에게 신고하여야 하며, 보건복지부령으로 정하는 안전관리기준에 맞도록 설치·운영하여야 한다.

22 종합병원의 비뇨의학과 의사 'A'는 후배 의사 'B'가 근무하는 비뇨의학과 전문병원 병원장의 동의를 받고 'B'와 함께 전문병원에서 전립선암 수술을 하였다. 이때 사용한 전문병원의 로봇 수술 장비 결함으로 의료사고가 발생하였다. 「의료법」에 따라 책임이 있는 것으로 보는 자는?

① 의사 'A' ② 의사 'B'
③ 전문병원 개설자 ④ 의사 'A'와 'B'의 공동책임
⑤ 의사 'A'와 전문병원 개설자의 공동책임

§의료법 제39조(시설 등의 공동이용) ① 의료인은 다른 의료기관의 장의 동의를 받아 그 의료기관의 시설·장비 및 인력 등을 이용하여 진료할 수 있다.

② 의료기관의 장은 그 의료기관의 환자를 진료하는 데에 필요하면 해당 의료기관에 소속되지 아니한 의료인에게 진료하도록 할 수 있다.

③ 의료인이 다른 의료기관의 시설·장비 및 인력 등을 이용하여 진료하는 과정에서 발생한 의료사고에 대하여는 진료를 한 의료인의 과실 때문이면 그 의료인에게, 의료기관의 시설·장비 및 인력 등의 결함 때문이면 그것을 제공한 의료기관 개설자에게 각각 책임이 있는 것으로 본다.

23

'군' 지역에서 피부과의원을 개설하고 있는 의사 '갑'은 6개월을 초과하는 기간 동안 국외 의학연수를 가고자 한다. '갑'이 취해야 할 조치는?

① 원격의료장비를 갖추고 본인이 계속 진료

② 다른 조치 없이 의원 입구에 이 사실을 게시하고 휴업

③ 관할 군수에게 의료기관 휴업 또는 폐업 신고서 제출

④ 간호사에게 재진환자에게만 동일한 처방전을 작성하여 내주도록 맡김

⑤ 보건의료자원 통합신고포털에 대진의를 신고한 후 대진의에게 진료를 맡김.

§의료법 제40조(폐업·휴업 신고와 진료기록부 등의 이관)

① 의료기관 개설자는 의료업을 폐업하거나 1개월 이상 휴업(입원환자가 있는 경우에는 1개월 미만의 휴업도 포함한다. 이하 이 조에서 이와 같다)하려면 보건복지부령으로 정하는 바에 따라 관할 시장·군수·구청장에게 신고하여야 한다.

24

'시' 지역에서 의원을 개설한 의사 '갑'은 1년 동안의 해외 연수를 준비하고 있다. 필요한 조치는?

① 소속 의사협회 지부에 통보하고 휴업

② 의료기관 휴업 신고서를 시장에게 제출

③ 의원 입구에 안내문을 게시하고 대진 의사에게 진료를 맡김

④ 대진의 신고를 위한 의료기관 개설 신고사항 변경신고서를 군수에게 제출

⑤ 대진의 신고를 위한 의료기관 개설 허가사항 변경신고서를 도지사에게 제출

※ Q23 해설 참조.

25

경기도 광명시에서 ○○종합병원을 운영하는 원장 A는 시설의 수리를 위하여 2개월 동안 의료기관을 휴업하고자 한다. 누구에게 신고를 해야 하는가?

① 광명시장 ② 경기도지사

③ 관할보건소장 ④ 건강보험심사평가원장

⑤ 국민건강보험공단 이사장

※ Q23 해설 참조.

 26

'구' 지역에서 의원을 개설 운영하고 있는 의사 '갑'은 2주 예정으로 해외여행을 가려고 한다. 그 기간에 대진을 하지 않고 돌아와 환자를 계속 볼 생각이다. 이 경우 '갑'이 취해야 하는 조치로 옳은 것은?

① 구청장에게 폐업신고를 하여야 한다.

② 구청장에게 휴업신고를 하여야 한다.

③ 관할 보건소장에게 이 사실을 신고한다.

④ 의원 입구에 안내문을 걸고 휴업한다.

⑤ 소속 의사협회 분회장에게 이 사실을 신고한다.

 해설

§의료법 제40조(폐업 · 휴업 신고와 진료기록부 등의 이관)

① 의료기관 개설자는 의료업을 폐업하거나 1개월 이상 휴업(입원환자가 있는 경우에는 1개월 미만의 휴업도 포함한다. 이하 이 조에서 이와 같다)하려면 보건복지부령으로 정하는 바에 따라 관할 시장 · 군수 · 구청장에게 신고하여야 한다.

② 의료기관 개설자는 제1항에 따라 폐업 또는 휴업 신고를 할 때 제22조나 제23조에 따라 기록 · 보존하고 있는 진료기록부 등을 관할 보건소장에게 넘겨야 한다. 다만, 의료기관 개설자가 보건복지부령으로 정하는 바에 따라 진료기록부 등의 보관계획서를 제출하여 관할 보건소장의 허가를 받은 경우에는 직접 보관할 수 있다.

③ 시장 · 군수 · 구청장은 제1항에 따른 신고에도 불구하고 「감염병의 예방 및 관리에 관한 법률」 제18조 및 제29조에 따라 질병관리청장, 시 · 도지사 또는 시장 · 군수 · 구청장이 감염병의 역학조사 및 예방접종에 관한 역학조사를 실시하거나 같은 법 제18조의2에 따라 의료인 또는 의료기관의 장이 보건복지부장관 또는 시 · 도지사에게 역학조사 실시를 요청한 경우로서 그 역학조사를 위하여 필요하다고 판단하는 때에는 의료기관 폐업 신고를 수리하지 아니할 수 있다.

④ 의료기관 개설자는 의료업을 폐업 또는 휴업하는 경우 보건복지부령으로 정하는 바에 따라 해당 의료기관에 입원 중인 환자를 다른 의료기관으로 옮길 수 있도록 하는 등 환자의 권익을 보호하기 위한 조치를 하여야 한다.

⑤ 시장 · 군수 · 구청장은 제1항에 따른 폐업 또는 휴업 신고를 받은 경우 의료기관 개설자가

제4항에 따른 환자의 권익을 보호하기 위한 조치를 취하였는지 여부를 확인하는 등 대통령령으로 정하는 조치를 하여야 한다.

§의료법 시행규칙 제30조의3(폐업·휴업 시 조치사항)
법 제40조 제4항에 따라 의료기관 개설자는 의료업을 폐업 또는 휴업하려는 때에는 폐업 또는 휴업 신고예정일 14일 전까지 환자 및 환자 보호자가 쉽게 볼 수 있는 장소 및 인터넷 홈페이지(인터넷 홈페이지를 운영하고 있는 자만 해당한다)에 다음 각 호의 사항을 기재한 안내문을 각각 게시하여야 한다. 다만, 입원 환자에 대해서는 폐업 또는 휴업 신고예정일 30일 전까지 환자 또는 그 보호자에게 직접 안내문의 내용을 알려야 한다.
1. 폐업 또는 휴업 개시 예정일자
2. 법 제22조 제1항에 따른 진료기록부 등(전자의무기록을 포함한다)의 이관·보관 또는 사본 발급 등에 관한 사항
3. 진료비 등의 정산 및 반환 등에 관한 사항
4. 입원 중인 환자의 다른 의료기관으로의 전원(轉院)에 관한 사항
5. 그 밖에 제1호부터 제4호까지에 준하는 사항으로서 환자의 권익 보호를 위하여 보건복지부장관이 특히 필요하다고 인정하여 고시하는 사항

27 '군 지역'에서 의원을 개설한 의사 A는 열흘 동안의 연수로 자신이 진료를 할 수 없어 안내문을 게시하고 휴업하였다. 진료 재개 후 학업목적으로 다시 1개월 이상 휴업하려면 의사 A가 취해야 할 조치는?
① 군수에게 의료기관 휴업 신고를 함
② 도지사에게 의료기관 휴업 신고를 함
③ 간호사가 재진환자에게만 동일 처방전을 발행함
④ 간호사로 하여금 협력병원과 원격의료를 하도록 조치함
⑤ 안내문을 게시하고 환자를 협의된 다른 의료기관으로 알선함

해설 §의료법 제40조(폐업·휴업 신고와 진료기록부 등의 이관)
① 의료기관 개설자는 의료업을 폐업하거나 1개월 이상 휴업(입원환자가 있는 경우에는 1개월 미만의 휴업도 포함한다. 이하 이 조에서 이와 같다)하려면 보건복지부령으로 정하는 바에 따라 관할 시장·군수·구청장에게 신고하여야 한다.
② 의료기관 개설자는 제1항에 따라 폐업 또는 휴업 신고를 할 때 제22조나 제23조에 따라 기록·보존하고 있는 진료기록부 등을 관할 보건소장에게 넘겨야 한다. 다만, 의료기관 개설자가 보건복지부령으로 정하는 바에 따라 진료기록부 등의 보관계획서를 제출하여 관할 보건소장의 허가를 받은 경우에는 직접 보관할 수 있다.

28 '군' 지역에서 개인의원을 개설 운영하고 있는 의사 '갑'은 1주간 예정으로 해외여행을 가려고 한다. 그 기간에는 대신할 다른 의사를 구하지 않고 의료기관을 관리하지 않으나 돌아와 환자를 계속 볼 생각이다. 이 경우 '갑'이 취해야 할 조치로 옳은 것은?

① 군수에게 폐업신고를 하여야 한다.

② 군수에게 휴업신고를 하여야 한다.

③ 의원 입구에 안내문을 걸고 휴업한다.

④ 관할 보건소장에게 이 사실을 신고한다.

⑤ 소속 의사협회 분회장에게 이 사실을 신고한다.

해설

§의료법 시행규칙 제30조의3(폐업·휴업 시 조치사항)   법 제40조 제4항에 따라 의료기관 개설자는 의료업을 폐업 또는 휴업하려는 때에는 폐업 또는 휴업 신고예정일 14일 전까지 환자 및 환자 보호자가 쉽게 볼 수 있는 장소 및 인터넷 홈페이지(인터넷 홈페이지를 운영하고 있는 자만 해당한다)에 다음 각 호의 사항을 기재한 안내문을 각각 게시하여야 한다. 다만, 입원 환자에 대해서는 폐업 또는 휴업 신고예정일 30일 전까지 환자 또는 그 보호자에게 직접 안내문의 내용을 알려야 한다.

1. 폐업 또는 휴업 개시 예정일자

2. 법 제22조 제1항에 따른 진료기록부 등(전자의무기록을 포함한다)의 이관·보관 또는 사본 발급 등에 관한 사항

3. 진료비 등의 정산 및 반환 등에 관한 사항

4. 입원 중인 환자의 다른 의료기관으로의 전원(轉院)에 관한 사항

5. 그 밖에 제1호부터 제4호까지에 준하는 사항으로서 환자의 권익 보호를 위하여 보건복지부 장관이 특히 필요하다고 인정하여 고시하는 사항

---

29 의료기관 폐업 시 진료기록 등을 누구에게 넘겨야 하는가?

① 의료기관 소재지 관할 도지사　　　② 의료기관 소재지 관할 시장

③ 보건복지부장관　　　　　　　　　④ 의료기관 소재지 관할 보건소장

⑤ 폐기해야 한다.

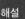

해설

§의료법 제40조(폐업·휴업 신고와 진료기록부 등의 이관)

② 의료기관 개설자는 제1항에 따라 폐업 또는 휴업 신고를 할 때 제22조나 제23조에 따라 기록·보존하고 있는 진료기록부 등을 관할 보건소장에게 넘겨야 한다. 다만, 의료기관 개설자가 보건복지부령으로 정하는 바에 따라 진료기록부 등의 보관계획서를 제출하여 관할 보건소장의 허가를 받은 경우에는 직접 보관할 수 있다.

30

산부인과 의원을 개설하고 있는 의사 '갑'이 자신의 의원을 폐업하고 의사 '을'에게 양도하고자 한다. '갑'이 보존하고 있는 진료기록부의 처리 방법으로 옳은 것은?

① 관할 의사회 지부에 이관한다.

② 관할 국민건강보험공단 지사에 이관한다.

③ 폐업신고와 함께 폐기처분하거나 직접 보관한다.

④ 시설, 장비와 함께 진료기록부를 '을'에게 이관한다.

⑤ 관할 보건소장에게 보관계획서를 제출하여 허가를 받고 직접 보관한다.

※ Q29 해설 참조.

31

경기도 광명시에서 A병원을 경영하고 있는 의사 甲이 유학을 이유로 자신의 병원을 폐업하려고 한다. 이에 필요한 조치가 아닌 것은?

① 甲이 폐업신고서를 제출하면 광명시장은 폐업신고서를 바로 수리해야 하고 거부할 수 있는 경우는 없다.

② 광명시장에게 폐업신고를 해야 한다.

③ 입원환자에 대하여는 다른 의료기관으로 옮길 수 있도록 하는 등의 조치를 해야 한다.

④ 甲이 보관계획서를 제출하면 보건소장의 허가를 얻어 진료기록부 등을 직접 보관할 수 있다.

⑤ 진료기록부는 원칙적으로 관할 보건소장에게 넘겨야 한다.

해설

§의료법 제40조(폐업 · 휴업 신고와 진료기록부 등의 이관)

③ 시장 · 군수 · 구청장은 제1항에 따른 신고에도 불구하고 「감염병의 예방 및 관리에 관한 법률」 제18조 및 제29조에 따라 질병관리청장, 시 · 도지사 또는 시장 · 군수 · 구청장이 감염병의 역학조사 및 예방접종에 관한 역학조사를 실시하거나 같은 법 제18조의2에 따라 의료인 또는 의료기관의 장이 보건복지부장관 또는 시 · 도지사에게 역학조사 실시를 요청한 경우로서 그 역학조사를 위하여 필요하다고 판단하는 때에는 의료기관 폐업 신고를 수리하지 아니할 수 있다.

32

다음 중 400명의 입원환자가 있는 병원에 두어야 하는 당직의료인 수로 올바른 것은?

① 의사 2명, 간호사 4명

② 치과의사 1명, 간호사 2명

③ 한의사 1명, 간호사 2명

④ 치과의사 3명, 간호사 4명

⑤ 의사 3명, 간호사 6명

해설

※ 당직의료인(의료법 시행규칙 제39조의5)

① 법 제41조 제2항에 따라 각종 병원에 두어야 하는 당직의료인의 수는 입원환자 200명까지는 의사·치과의사 또는 한의사의 경우에는 1명, 간호사의 경우에는 2명을 두되, 입원환자 200명을 초과하는 200명마다 의사·치과의사 또는 한의사의 경우에는 1명, 간호사의 경우에는 2명을 추가한 인원 수로 한다.

② 제1항에도 불구하고 법 제3조 제2항 제3호 라목에 따른 요양병원에 두어야 하는 당직의료인의 수는 다음 각 호의 기준에 따른다.

1. 의사·치과의사 또는 한의사의 경우에는 입원환자 300명까지는 1명, 입원환자 300명을 초과하는 300명마다 1명을 추가한 인원 수

2. 간호사의 경우에는 입원환자 80명까지는 1명, 입원환자 80명을 초과하는 80명마다 1명을 추가한 인원 수

③ 제1항 및 제2항에도 불구하고 다음 각 호의 어느 하나에 해당하는 의료기관은 입원환자를 진료하는 데에 지장이 없도록 해당 병원의 자체 기준에 따라 당직의료인을 배치할 수 있다.

1. 「정신건강증진 및 정신질환자 복지서비스 지원에 관한 법률」 제3조 제5호 가목에 따른 정신병원

2. 「장애인복지법」 제58조 제1항 제4호에 따른 의료재활시설로서 법 제3조의2에 따른 요건을 갖춘 의료기관

3. 국립정신건강센터, 국립정신병원, 국립소록도병원, 국립결핵병원 및 국립재활원

4. 그 밖에 제1호부터 제3호까지에 준하는 의료기관으로서 보건복지부장관이 당직의료인의 배치 기준을 자체적으로 정할 필요가 있다고 인정하여 고시하는 의료기관

※ 공중보건의사를 당직의료인으로 두어서는 아니 된다(의료법 제36조의2 제2항).

33 의료기관의 명칭이 바르게 표현된 것은?

① 80병상 병원 － ○○종합병원

② 500병상 종합병원 － ○○전문종합병원

③ 전문병원 － ○○노인병원

④ 일반의가 개설한 의원 － ○○이비인후과의원

⑤ 전문의가 개설한 의원 － ○○외과병원

해설

§의료법 제42조(의료기관의 명칭)

① 의료기관은 제3조 제2항에 따른 의료기관의 종류에 따르는 명칭 외의 명칭을 사용하지 못한

다. 다만, 다음 각 호의 어느 하나에 해당하는 경우에는 그러하지 아니하다.

1. 종합병원이 그 명칭을 병원으로 표시하는 경우

2. 제3조의4 제1항에 따라 상급종합병원으로 지정받거나 제3조의5 제1항에 따라 전문병원으로 지정받은 의료기관이 지정받은 기간 동안 그 명칭을 사용하는 경우

3. 제33조 제8항 단서에 따라 개설한 의원급 의료기관이 면허 종별에 따른 종별명칭을 함께 사용하는 경우

4. 국가나 지방자치단체에서 개설하는 의료기관이 보건복지부장관이나 시·도지사와 협의하여 정한 명칭을 사용하는 경우

5. 다른 법령으로 따로 정한 명칭을 사용하는 경우

② 의료기관의 명칭 표시에 관한 사항은 보건복지부령으로 정한다.

③ 의료기관이 아니면 의료기관의 명칭이나 이와 비슷한 명칭을 사용하지 못한다.

§의료법 시행규칙 제40조(의료기관의 명칭 표시)　법 제42조 제2항에 따라 의료기관의 명칭 표시는 다음 각 호에 정하는 바에 따른다.

1. 의료기관이 명칭을 표시하는 경우에는 법 제3조 제2항에 따른 의료기관의 종류에 따르는 명칭(종합병원의 경우에는 종합병원 또는 병원) 앞에 고유명칭을 붙인다. 이 경우 그 고유명칭은 의료기관의 종류 명칭과 동일한 크기로 하되, 의료기관의 종류 명칭과 혼동할 우려가 있거나 특정 진료과목 또는 질환명과 비슷한 명칭을 사용하지 못한다.

2. 제1호에도 불구하고 법 제3조의4 제1항에 따라 상급종합병원으로 지정받은 종합병원은 의료기관의 종류에 따른 명칭 대신 상급종합병원의 명칭을 표시할 수 있다.

3. 제1호에도 불구하고 법 제3조의5 제1항에 따라 전문병원으로 지정받은 병원은 지정받은 특정 진료과목 또는 질환명을 표시할 수 있으며, 의료기관의 종류에 따른 명칭 대신 전문병원의 명칭을 표시할 수 있다.

4. 병원·한방병원·치과병원·의원·한의원 또는 치과의원의 개설자가 전문의인 경우에는 그 의료기관의 고유명칭과 의료기관의 종류 명칭 사이에 인정받은 전문과목을 삽입하여 표시할 수 있다. 이 경우 의료기관의 고유명칭 앞에 전문과목 및 전문의를 함께 표시할 수 있다.

5. 제32조에 따른 부속 의료기관이 명칭을 표시하는 경우에는 의료기관의 종류에 따르는 명칭 앞에 그 개설기관의 명칭과 "부속"이라는 문자를 붙여야 한다.

6. 의료기관의 명칭표시판에는 다음 각 목의 사항만을 표시할 수 있다. 다만, 장소가 좁거나 그 밖에 부득이한 사유가 있는 경우에는 제41조 제4항에도 불구하고 같은 조 제1항에 따른 진료 과목을 명칭표시판에 함께 표시할 수 있다.

　가. 의료기관의 명칭

　나. 전화번호

　다. 진료에 종사하는 의료인의 면허 종류 및 성명

　라. 상급종합병원으로 지정받은 사실(법 제3조의4 제1항에 따라 상급종합병원으로 지정받은 종합병원만 해당한다)

　마. 전문병원으로 지정받은 사실(법 제3조의5 제1항에 따라 전문병원으로 지정받은 병원만 해당한다)

바. 병원·한방병원·치과병원·의원·한의원 또는 치과의원의 개설자가 전문의인 경우에는 해당 개설자의 전문의 자격 및 전문과목

7. 제6호 가목에 따른 의료기관의 명칭은 한글로 표시하되, 보건복지부장관이 정하는 바에 따라 외국어를 함께 표시할 수 있다.

34 의료기관의 명칭과 진료과목을 표시하기에 장소가 좁아 원장 '갑'은 의료기관의 명칭 표시판에 진료과목을 함께 표시하려고 한다. 이 경우 진료과목을 표시하는 글자의 크기는 의료기관의 명칭을 표시하는 글자 크기의 어느 정도이어야 하는가?

① 동일한 크기　　　　② 4분의 3 이내　　　　③ 3분의 2 이내
④ 5분의 3 이내　　　　⑤ 2분의 1 이내

§의료법 시행규칙 제42조(의료기관의 명칭과 진료과목의 병행 표시 방법)
제40조 제6호 각 목 외의 부분 단서에 따라 의료기관의 명칭 표시판에 진료과목을 함께 표시하는 경우에는 진료과목을 표시하는 글자의 크기를 의료기관의 명칭을 표시하는 글자 크기의 2분의 1 이내로 하여야 한다.

35 다음은 예방의학과 전문의가 개설한 의원의 명칭표시판이다. 의료기관 명칭표시 규정을 준수한 것은?

①　기쁜의원　　진료과목　　성형외과

②　기쁜의원　　진료과목　　성형외과

③　기쁜　　의원 진료과목　　성형외과

④　기쁜의원　　진료과목　　성형외과

⑤　기쁜의원　　진료과목　　성형외과

※ Q34 해설 참조.

36

전자제품을 생산하는 사업장인 'ㅇㅇ전자'의 사업주는 소속 근로자의 근골격계질환의 예방과 건강관리를 위하여 가정의학과 전문의를 채용하고 10병상규모의 의료기관을 개설하려고 한다. 이 경우 의료기관 명칭으로 사용할 수 있는 것은?

① ㅇㅇ전자부속의원
② ㅇㅇ전자건강의원
③ ㅇㅇ전자사랑병원
④ ㅇㅇ전자부속보건의료원
⑤ ㅇㅇ전자가정의학과의원

> **해설** §의료법 시행규칙 제40조 제5호(의료기관의 명칭 표시) 법 제42조 제2항에 따라 의료기관의 명칭 표시는 다음 각 호에 정하는 바에 따른다.
>
> 5. 제32조에 따른 부속 의료기관이 명칭을 표시하는 경우에는 의료기관의 종류에 따르는 명칭 앞에 그 개설기관의 명칭과 "부속"이라는 문자를 붙여야 한다.

37

의료기관에 명칭을 표시하고자 할 때 참고해야 할 것으로 맞는 사항은?

① 국가가 개설한 의료기관은 반드시 특정 질병 명을 명칭표시에 포함시켜야 한다.
② 부속 의료기관은 그 명칭에 부속을 표기하여야 한다.
③ 개설자가 전문의인 경우에라도 그 명칭에 해당 전문의의 전공을 기재할 수 없다.
④ 종합병원은 그 명칭에 특정진료과목을 붙일 수 있다.
⑤ 의료기관 명칭표시에 진료과목을 반드시 표기한다.

> **해설** §의료법 제42조(의료기관의 명칭)
>
> ① 의료기관은 제3조 제2항에 따른 의료기관의 종류에 따르는 명칭 외의 명칭을 사용하지 못한다. 다만, 다음 각 호의 어느 하나에 해당하는 경우에는 그러하지 아니하다.
>
> 1. 종합병원이 그 명칭을 병원으로 표시하는 경우
>
> 2. 제3조의4 제1항에 따라 상급종합병원으로 지정받거나 제3조의5 제1항에 따라 전문병원으로 지정받은 의료기관이 지정받은 기간 동안 그 명칭을 사용하는 경우
>
> 3. 제33조 제8항 단서에 따라 개설한 의원급 의료기관이 면허 종별에 따른 종별명칭을 함께 사용하는 경우
>
> 4. 국가나 지방자치단체에서 개설하는 의료기관이 보건복지부장관이나 시·도지사와 협의하여 정한 명칭을 사용하는 경우
>
> 5. 다른 법령으로 따로 정한 명칭을 사용하는 경우
>
> ② 의료기관의 명칭 표시에 관한 사항은 보건복지부령으로 정한다.

③ 의료기관이 아니면 의료기관의 명칭이나 이와 비슷한 명칭을 사용하지 못한다.

§의료법 시행규칙 제40조(의료기관의 명칭 표시)   법 제42조 제2항에 따라 의료기관의 명칭 표시는 다음 각 호에 정하는 바에 따른다.

1. 의료기관이 명칭을 표시하는 경우에는 법 제3조 제2항에 따른 의료기관의 종류에 따르는 명칭(종합병원의 경우에는 종합병원 또는 병원) 앞에 고유 명칭을 붙인다. 이 경우 그 고유명칭은 의료기관의 종류 명칭과 동일한 크기로 하되, 의료기관의 종류 명칭과 혼동할 우려가 있거나 특정 진료과목 또는 질환명과 비슷한 명칭을 사용하지 못한다.

2. 제1호에도 불구하고 법 제3조의4 제1항에 따라 상급종합병원으로 지정받은 종합병원은 의료기관의 종류에 따른 명칭 대신 상급종합병원의 명칭을 표시할 수 있다.

3. 제1호에도 불구하고 법 제3조의5 제1항에 따라 전문병원으로 지정받은 병원은 지정받은 특정 진료과목 또는 질환명을 표시할 수 있으며, 의료기관의 종류에 따른 명칭 대신 전문병원의 명칭을 표시할 수 있다.

4. 병원·한방병원·치과병원·의원·한의원 또는 치과의원의 개설자가 전문의인 경우에는 그 의료기관의 고유 명칭과 의료기관의 종류 명칭 사이에 인정받은 전문 과목을 삽입하여 표시할 수 있다. 이 경우 의료기관의 고유명칭 앞에 전문과목 및 전문의를 함께 표시할 수 있다.

5. 제32조에 따른 부속 의료기관이 명칭을 표시하는 경우에는 의료기관의 종류에 따르는 명칭 앞에 그 개설기관의 명칭과 "부속"이라는 문자를 붙여야 한다.

6. 의료기관의 명칭표시판에는 다음 각 목의 사항만을 표시할 수 있다. 다만, 장소가 좁거나 그 밖에 부득이한 사유가 있는 경우에는 제41조 제4항에도 불구하고 같은 조 제1항에 따른 진료과목을 명칭표시판에 함께 표시할 수 있다.

　　가. 의료기관의 명칭

　　나. 전화번호

　　다. 진료에 종사하는 의료인의 면허 종류 및 성명

　　라. 상급종합병원으로 지정받은 사실(법 제3조의4 제1항에 따라 상급종합병원으로 지정받은 종합병원만 해당한다)

　　마. 전문병원으로 지정받은 사실(법 제3조의5 제1항에 따라 전문병원으로 지정받은 병원만 해당한다)

　　바. 병원·한방병원·치과병원·의원·한의원 또는 치과의원의 개설자가 전문의인 경우에는 해당 개설자의 전문의 자격 및 전문과목

　　사. 법 제58조 제1항에 따라 의료기관 인증을 받은 사실

7. 제6호 가목에 따른 의료기관의 명칭은 한글로 표시하되, 외국어를 함께 표시할 수 있다.

§의료법 시행규칙 제41조(진료과목의 표시)   ① 법 제43조에 따라 의료기관이 표시할 수 있는 진료 과목은 다음 각 호와 같다.

1. 종합병원: 제2호 및 제3호의 진료과목

2. 병원이나 의원: 내과, 신경과, 정신건강의학과, 외과, 정형외과, 신경외과, 흉부외과, 성형외과, 마취통증의학과, 산부인과, 소아청소년과, 안과, 이비인후과, 피부과, 비뇨의학과, 영상의학과, 방사선종양학과, 병리과, 진단검사의학과, 재활의학과, 결핵과, 가정의학과, 핵의학과, 직업

환경의학과 및 응급의학과

3. 치과병원이나 치과의원: 구강악안면외과, 치과보철과, 치과교정과, 소아치과, 치주과, 치과보존과, 구강내과, 영상치의학과, 구강병리과, 예방치과 및 통합치의학과

4. 한방병원이나 한의원: 한방내과, 한방부인과, 한방소아과, 한방안 · 이비인후과 · 피부과, 한방신경정신과, 한방재활의학과, 사상체질과 및 침구과

5. 요양병원: 제2호 및 제4호의 진료과목

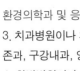

38 순환기내과를 세부 전공한 내과 전문의가 병원을 개설하였다. 건강검진을 위해 구강 내과를 전공한 치과의사를 두고 진료에 필요한 시설과 장비를 갖추었다 . 다음 중 이 병원에서 표시할 수 있는 진료과목은?

① 치과   ② 한방내과   ③ 순환기내과
④ 소아흉부외과   ⑤ 소아심장과

해설 §의료법 시행규칙 제41조(진료과목의 표시)
③ 의료기관이 진료과목을 표시하는 경우에는 제1항 및 제2항의 진료과목 중 그 의료기관이 확보하고 있는 시설 · 장비 및 의료관계인에 해당하는 과목만을 표시할 수 있다.

39 다음 중 의료기관이 표방할 수 있는 진료과목은 무엇인가?

① 신장내과   ② 여성의학과   ③ 소아정신과
④ 가정의학과   ⑤ 예방의학과

해설 §의료법 시행규칙 제41조(진료과목의 표시)
① 법 제43조에 따라 의료기관이 표시할 수 있는 진료과목은 다음 각 호와 같다.

1. 종합병원: 제2호 및 제3호의 진료과목

2. 병원이나 의원: 내과, 신경과, 정신건강의학과, 외과, 정형외과, 신경외과, 흉부외과, 성형외과, 마취통증의학과, 산부인과, 소아청소년과, 안과, 이비인후과, 피부과, 비뇨의학과, 영상의학과, 방사선종양학과, 병리과, 진단검사의학과, 재활의학과, 결핵과, 가정의학과, 핵의학과, 직업환경의학과 및 응급의학과

3. 치과병원이나 치과의원: 구강악안면외과, 치과보철과, 치과교정과, 소아치과, 치주과, 치과보존과, 구강내과, 영상치의학과, 구강병리과, 예방치과 및 통합치의학과

4. 한방병원이나 한의원: 한방내과, 한방부인과, 한방소아과, 한방안 · 이비인후과 · 피부과, 한방신경정신과, 한방재활의학과, 사상체질과 및 침구과

5. 요양병원: 제2호 및 제4호의 진료과목

40 의사 10명과 한의사 2명을 두고 있는 병원에서 표시할 수 있는 진료과목은?

① 한방내과   ② 여성의학과   ③ 예방의학과

④ 류마티스내과   ⑤ 소아정신건강의학과

※ Q39 해설 참조.

41 의사 A는 의원을 개설하면서 진료과목 표시판에 성형외과, 피부과, 비만클리닉, 피부미용을 표시하였다. 이 의료기관이 받을 수 있는 행정처분은?

① 경고   ② 벌금   ③ 과징금

④ 시정명령   ⑤ 개설 허가 취소

해설

§의료법 제43조(진료과목 등)

① 병원·치과병원 또는 종합병원은 한의사를 두어 한의과 진료과목을 추가로 설치·운영할 수 있다.

② 한방병원 또는 치과병원은 의사를 두어 의과 진료과목을 추가로 설치·운영할 수 있다.

③ 병원·한방병원 또는 요양병원은 치과의사를 두어 치과 진료과목을 추가로 설치·운영할 수 있다.

④ 제1항부터 제3항까지의 규정에 따라 추가로 진료과목을 설치·운영하는 경우에는 보건복지부령으로 정하는 바에 따라 진료에 필요한 시설·장비를 갖추어야 한다.

⑤ 제1항부터 제3항까지의 규정에 따라 추가로 설치한 진료과목을 포함한 의료기관의 진료과목은 보건복지부령으로 정하는 바에 따라 표시하여야 한다. 다만, 치과의 진료과목은 종합병원과 제77조 제2항에 따라 보건복지부령으로 정하는 치과병원에 한하여 표시할 수 있다.

§의료법 시행규칙 제41조(진료과목의 표시)

① 법 제43조에 따라 의료기관이 표시할 수 있는 진료과목은 다음 각 호와 같다.

1. 종합병원: 제2호 및 제3호의 진료과목

2. 병원이나 의원: 내과, 신경과, 정신건강의학과, 외과, 정형외과, 신경외과, 흉부외과, 성형외과, 마취통증의학과, 산부인과, 소아청소년과, 안과, 이비인후과, 피부과, 비뇨의학과, 영상의학과, 방사선종양학과, 병리과, 진단검사의학과, 재활의학과, 결핵과, 가정의학과, 핵의학과, 직업환경의학과 및 응급의학과

3. 치과병원이나 치과의원: 구강악안면외과, 치과보철과, 치과교정과, 소아치과, 치주과, 치과보존과, 구강내과, 영상치의학과, 구강병리과, 예방치과 및 통합치의학과

4. 한방병원이나 한의원: 한방내과, 한방부인과, 한방소아과, 한방안·이비인후과·피부과, 한방신경정신과, 한방재활의학과, 사상체질과 및 침구과

5. 요양병원: 제2호 및 제4호의 진료과목

§의료법 제63조(시정 명령 등) ① 보건복지부장관 또는 시장·군수·구청장은 의료기관이 제15조 제1항, 제16조 제2항, 제21조 제1항 후단 및 같은 조 제2항·제3항, 제23조 제2항, 제34조 제2항, 제35조 제2항, 제36조, 제36조의2, 제37조 제1항·제2항, 제38조 제1항·제2항, 제41조부터 제43조까지, 제45조, 제46조, 제47조 제1항, 제58조의4 제2항 및 제3항, 제62조 제2항을 위반한 때, 종합병원·상급종합병원·전문병원이 각각 제3조의3 제1항·제3조의4 제1항·제3조의5 제2항에 따른 요건에 해당하지 아니하게 된 때, 의료기관의 장이 제4조 제5항을 위반한 때 또는 자율심의기구가 제57조 제11항을 위반한 때에는 일정한 기간을 정하여 그 시설·장비 등의 전부 또는 일부의 사용을 제한 또는 금지하거나 위반한 사항을 시정하도록 명할 수 있다.

② 보건복지부장관 또는 시장·군수·구청장은 의료인 등이 제56조 제2항·제3항을 위반한 때에는 다음 각 호의 조치를 명할 수 있다.

1. 위반행위의 중지

2. 위반사실의 공표

3. 정정광고

※ 의료법 제43조를 위반하여 진료과목의 표시를 잘못한 경우에는 보건복지부장관 또는 시장·군수·구청장은 일정한 기간을 정하여 그 시설·장비 등의 전부 또는 일부의 사용을 제한 또는 금지하거나 위반한 사항을 시정하도록 명할 수 있다.

42 내과의원을 개설하여 운영하는 의사 A는 진료기록부 사본, 진단서 등 환자로부터 징수하는 제증명수수료의 비용을 환자나 환자의 보호자가 볼 수 있게 게시하지 않았다. 이때 의사 A가 받게 되는 조치로 옳은 것은?

① 시정명령　　　　　② 과태료 부과　　　　　③ 면허정지

④ 면허취소　　　　　⑤ 지도와 명령

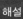
해설

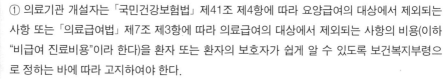

§의료법 제45조(비급여 진료비용 등의 고지)

① 의료기관 개설자는 「국민건강보험법」 제41조 제4항에 따라 요양급여의 대상에서 제외되는 사항 또는 「의료급여법」 제7조 제3항에 따라 의료급여의 대상에서 제외되는 사항의 비용(이하 "비급여 진료비용"이라 한다)을 환자 또는 환자의 보호자가 쉽게 알 수 있도록 보건복지부령으로 정하는 바에 따라 고지하여야 한다.

② 의료기관 개설자는 보건복지부령으로 정하는 바에 따라 의료기관이 환자로부터 징수하는 제증명수수료의 비용을 게시하여야 한다.

③ 의료기관 개설자는 제1항 및 제2항에서 고지·게시한 금액을 초과하여 징수할 수 없다.

§의료법 제63조(시정 명령 등) ① 보건복지부장관 또는 시장·군수·구청장은 의료기관이 제15조 제1항, 제16조 제2항, 제21조 제1항 후단 및 같은 조 제2항·제3항, 제23조 제2항, 제34

조 제2항, 제35조 제2항, 제36조, 제36조의2, 제37조 제1항·제2항, 제38조 제1항·제2항, 제41조부터 제43조까지, 제45조, 제46조, 제47조 제1항, 제58조의4 제2항 및 제3항, 제62조 제2항을 위반한 때, 종합병원·상급종합병원·전문병원이 각각 제3조의3 제1항·제3조의4 제1항·제3조의5 제2항에 따른 요건에 해당하지 아니하게 된 때, 의료기관의 장이 제4조 제5항을 위반한 때 또는 자율심의기구가 제57조 제11항을 위반한 때에는 일정한 기간을 정하여 그 시설·장비 등의 전부 또는 일부의 사용을 제한 또는 금지하거나 위반한 사항을 시정하도록 명할 수 있다.

② 보건복지부장관 또는 시장·군수·구청장은 의료인 등이 제56조 제2항·제3항을 위반한 때에는 다음 각 호의 조치를 명할 수 있다.

1. 위반행위의 중지
2. 위반사실의 공표
3. 정정광고

※ 의료법 제45조를 위반하여 비급여 진료비용 등을 고지하지 않은 경우에는 **보건복지부장관** 또는 시장·군수·구청장은 위반한 때에는 일정한 기간을 정하여 그 시설·장비 등의 전부 또는 는 일부의 사용을 제한 또는 금지하거나 위반한 사항을 시정하도록 명할 수 있다.

의료법인

43

의료법에 대한 설명으로 옳지 않은 것은?

① 의료법인이 의료업무 외에 부대사업을 하더라도 의료법인의 다른 회계와 구분하여 계산해야 한다.

② 인터넷 홈페이지를 운영하는 의료기관은 비급여 진료비용을 인터넷 홈페이지에 따로 표시해야 한다.

③ 선택진료의 경우 의료기관의 장은 환자로부터 추가비용을 받을 수 있다.

④ 의료법인이 재산을 처분하거나 정관을 변경하려면 시·도지사의 허가를 받아야 한다.

⑤ 의료기관의 장은 감염병이 유행하는 경우 환자, 의료인, 의료기관 종사자뿐만 아니라 의료기관에 종사하는 경비원에게도 감염병예방교육을 실시해야 한다.

해설 §의료법 제49조(부대사업)

① 의료법인은 그 법인이 개설하는 의료기관에서 의료업무 외에 다음의 부대사업을 할 수 있다. 이 경우 부대사업으로 얻은 수익에 관한 회계는 의료법인의 다른 회계와 구분하여 계산하여야 한다.

§의료법 시행규칙 제42조의2(비급여 진료비용 등의 고지)

① 법 제45조 제1항에 따라 의료기관 개설자는 비급여 대상의 항목과 그 가격을 적은 책자 등을

접수창구 등 환자 또는 환자의 보호자가 쉽게 볼 수 있는 장소에 갖추어 두어야 한다. 이 경우 비급여 대상의 항목을 묶어 1회 비용으로 정하여 총액을 표기할 수 있다.

② 법 제45조 제2항에 따라 의료기관 개설자는 진료기록부 사본·진단서 등 제증명수수료의 비용을 접수창구 등 환자 및 환자의 보호자가 쉽게 볼 수 있는 장소에 게시하여야 한다.

③ 인터넷 홈페이지를 운영하는 의료기관은 제1항 및 제2항의 사항을 제1항 및 제2항의 방법 외에 이용자가 알아보기 쉽도록 인터넷 홈페이지에 따로 표시하여야 한다.

④ 제1항부터 제3항까지에서 규정한 사항 외에 비급여 진료비용 등의 고지방법의 세부적인 사항은 보건복지부장관이 정하여 고시한다.

§의료법 제46조(환자의 진료의사 선택 등)

① 환자나 환자의 보호자는 종합병원·병원·치과병원·한방병원 또는 요양병원의 특정한 의사·치과의사 또는 한의사를 선택하여 진료를 요청할 수 있다. 이 경우 의료기관의 장은 특별한 사유가 없으면 환자나 환자의 보호자가 요청한 의사·치과의사 또는 한의사가 진료하도록 하여야 한다.

② 제1항에 따라 진료의사를 선택하여 진료를 받는 환자나 환자의 보호자는 진료의사의 변경을 요청할 수 있다. 이 경우 의료기관의 장은 정당한 사유가 없으면 이에 응하여야 한다.

③ 의료기관의 장은 환자 또는 환자의 보호자에게 진료의사 선택을 위한 정보를 제공하여야 한다.

④ 의료기관의 장은 제1항에 따라 진료하게 한 경우에도 환자나 환자의 보호자로부터 추가비용을 받을 수 없다.

§의료법 제48조(설립 허가 등)

③ 의료법인이 재산을 처분하거나 정관을 변경하려면 시·도지사의 허가를 받아야 한다.

§의료법 제47조(의료관련감염 예방)

① 보건복지부령으로 정하는 일정 규모 이상의 병원급 의료기관의 장은 의료관련감염 예방을 위하여 감염관리위원회와 감염관리실을 설치·운영하고 보건복지부령으로 정하는 바에 따라 감염관리 업무를 수행하는 전담 인력을 두는 등 필요한 조치를 하여야 한다. 〈개정 2020. 3. 4.〉

② 의료기관의 장은 「감염병의 예방 및 관리에 관한 법률」 제2조 제1호에 따른 감염병의 예방을 위하여 해당 의료기관에 소속된 의료인 및 의료기관 종사자에게 정기적으로 교육을 실시하여야 한다. 〈신설 2019. 4. 23.〉

③ 의료기관의 장은 「감염병의 예방 및 관리에 관한 법률」 제2조 제1호에 따른 감염병이 유행하는 경우 환자, 환자의 보호자, 의료인, 의료기관 종사자 및 「경비업법」 제2조 제3호에 따른 경비원 등 해당 의료기관 내에서 업무를 수행하는 사람에게 감염병의 확산 방지를 위하여 필요한 정보를 제공하여야 한다. 〈신설 2015. 12. 29., 2019. 4. 23.〉

④ 보건복지부장관은 의료관련감염의 발생·원인 등에 대한 의과학적인 감시를 위하여 의료관련감염 감시 시스템을 구축·운영할 수 있다. 〈신설 2020. 3. 4.〉

⑤ 의료기관은 제4항에 따른 시스템을 통하여 매월 의료관련감염 발생 사실을 등록할 수 있다. 〈신설 2020. 3. 4.〉

⑥ 보건복지부장관은 제4항에 따른 시스템의 구축·운영 업무를 대통령령으로 정하는 바에 따라 관계 전문기관에 위탁할 수 있다. 〈신설 2020. 3. 4.〉

⑦ 보건복지부장관은 제6항에 따라 업무를 위탁한 전문기관에 대하여 그 업무에 관한 보고 또는 자료의 제출을 명할 수 있다. 〈신설 2020. 3. 4.〉

⑧ 의료관련감염이 발생한 사실을 알게 된 의료기관의 장, 의료인, 의료기관 종사자 또는 환자 등은 보건복지부령으로 정하는 바에 따라 보건복지부장관에게 그 사실을 보고(이하 이 조에서 "자율보고"라 한다)할 수 있다. 이 경우 보건복지부장관은 자율보고한 사람의 의사에 반하여 그 신분을 공개하여서는 아니 된다. 〈신설 2020. 3. 4.〉

⑨ 자율보고한 사람이 해당 의료관련감염과 관련하여 관계 법령을 위반한 사실이 있는 경우에는 그에 따른 행정처분을 감경하거나 면제할 수 있다. 〈신설 2020. 3. 4.〉

⑩ 자율보고가 된 의료관련감염에 관한 정보는 보건복지부령으로 정하는 검증을 한 후에는 개인식별이 가능한 부분을 삭제하여야 한다. 〈신설 2020. 3. 4.〉

⑪ 자율보고의 접수 및 분석 등의 업무에 종사하거나 종사하였던 사람은 직무상 알게 된 비밀을 다른 사람에게 누설하거나 직무 외의 목적으로 사용하여서는 아니 된다. 〈신설 2020. 3. 4.〉

⑫ 의료기관의 장은 해당 의료기관에 속한 자율보고를 한 보고자에게 그 보고를 이유로 해고 또는 전보나 그 밖에 신분 또는 처우와 관련하여 불리한 조치를 할 수 없다. 〈신설 2020. 3. 4.〉

⑬ 보건복지부장관은 제4항 또는 제8항에 따라 수집한 의료관련감염 관련 정보를 감염 예방·관리에 필요한 조치, 계획 수립, 조사·연구, 교육 등에 활용할 수 있다. 〈신설 2020. 3. 4.〉

⑭ 제1항에 따른 감염관리위원회의 구성과 운영, 감염관리실 운영, 제2항에 따른 교육, 제3항에 따른 정보 제공, 제5항에 따라 등록하는 의료관련감염의 종류와 그 등록의 절차·방법 등에 필요한 사항은 보건복지부령으로 정한다. 〈개정 2020. 3. 4.〉 [시행일: 2020. 9. 5.]

44 다음 중 보건복지부장관이 의료 기관의 의료업을 정지하거나 그 개설 허가의 취소를 명할 수 있는 사례는?

> 가. 개설 신고 또는 개설 허가를 한 날로부터 3개월 이내에 정당한 사유 없이 그 업무를 개시하지 아니한 때
> 나. 무자격자로 하여금 의료행위를 하게 한 때
> 다. 의료 기관을 개설한 의료 법인이 그 설립허가가 취소되거나 해산된 때
> 라. 의료 기관의 개설자가 의료업을 휴업하고도 지체 없이 관할 도지사 또는 시장, 군수, 구청장에게 신고하지 아니한 때

① 가, 나, 다   ② 가, 다   ③ 나, 라
④ 라   ⑤ 가, 나, 다, 라

§의료법 제64조(개설 허가 취소 등) ① 보건복지부장관 또는 시장·군수·구청장은 의료기관이 다음 각 호의 어느 하나에 해당하면 그 의료업을 1년의 범위에서 정지시키거나 개설 허가의 취소 또는 의료기관 폐쇄를 명할 수 있다. 다만, 제8호에 해당하는 경우에는 의료기관 개설 허가의 취소 또는 의료기관 폐쇄를 명하여야 하며, 의료기관 폐쇄는 제33조 제3항과 제35조 제1항 본문에 따라 신고한 의료기관에만 명할 수 있다.

1. 개설 신고나 개설 허가를 한 날부터 3개월 이내에 정당한 사유 없이 업무를 시작하지 아니한 때

2. 제27조 제5항을 위반하여 무자격자에게 의료행위를 하게 하거나 의료인에게 면허 사항 외의 의료행위를 하게 한 때

3. 제61조에 따른 관계 공무원의 직무 수행을 기피 또는 방해하거나 제59조 또는 제63조에 따른 명령을 위반한 때

4. 제33조 제2항 제3호부터 제5호까지의 규정에 따른 의료법인·비영리법인, 준정부기관·지방의료원 또는 한국보훈복지의료공단의 설립허가가 취소되거나 해산된 때

4의2. 제33조 제2항을 위반하여 의료기관을 개설한 때

5. 제33조 제5항·제9항·제10항, 제40조(폐업·휴업 신고와 진료기록부 등의 이관) 또는 제56조(의료광고의 금지 등)를 위반한 때

6. 제63조에 따른 시정명령(제4조 제5항 위반에 따른 시정명령을 제외한다)을 이행하지 아니한 때

7. 「약사법」 제24조 제2항을 위반하여 담합행위를 한 때

8. 의료기관 개설자가 거짓으로 진료비를 청구하여 금고 이상의 형을 선고받고 그 형이 확정된 때

9. 제36조에 따른 준수사항을 위반하여 사람의 생명 또는 신체에 중대한 위해를 발생하게 한 때

② 제1항에 따라 개설 허가를 취소당하거나 폐쇄 명령을 받은 자는 그 취소된 날이나 폐쇄 명령을 받은 날부터 6개월 이내에, 의료업 정지처분을 받은 자는 그 업무 정지 기간 중에 각각 의료기관을 개설·운영하지 못한다. 다만, 제1항 제8호에 따라 의료기관 개설 허가를 취소당하거나 폐쇄 명령을 받은 자는 취소당한 날이나 폐쇄 명령을 받은 날부터 3년 안에는 의료기관을 개설·운영하지 못한다.

45

의료기관의 개설허가 취소에 관한 설명으로 옳지 않은 것은?

① 의사가 무자격자에게 의료행위를 하게 한 경우에 개설허가가 취소될 수 있다.

② 의료법인의 설립허가가 취소되면 의료기관 개설허가가 취소될 수 있다.

③ 개설허가를 취소당한 경우 취소된 날로부터 6개월 이내에 의료기관을 개설하지 못한다.

④ 무자격자가 의료기관을 개설한 경우 개설허가가 취소될 수 있다.

⑤ 의료기관 개설자가 거짓으로 진료비를 청구하여 금고 이상의 형을 선고받고 그 형이 확정된 때에도 1년 범위 내에서 의료업을 정지시킬 수 있다.

※ Q42 해설 참조.

46 의료기관 취소 명령 이후 다시 의료기관 영업을 할 수 없을 때까지의 기간은?

① 1개월 ② 2개월 ③ 3개월

④ 6개월 ⑤ 1년

해설 §의료법 제64조(개설 허가 취소 등) ② 제1항에 따라 개설 허가를 취소당하거나 폐쇄 명령을 받은 자는 그 취소된 날이나 폐쇄 명령을 받은 날부터 6개월 이내에, 의료업 정지처분을 받은 자는 그 업무 정지기간 중에 각각 의료기관을 개설·운영하지 못한다. 다만, 제1항 제8호에 따라 의료기관 개설 허가를 취소당하거나 폐쇄 명령을 받은 자는 취소당한 날이나 폐쇄 명령을 받은 날부터 3년 안에는 의료기관을 개설·운영하지 못한다.

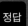

정답

1. ④	2. ④	3. ⑤	4. ①	5. ③	6. ③	7. ①	8. ①	9. ⑤	10. ③
11. ③	12. ②	13. ④	14. ②	15. ④	16. ①	17. ③	18. ③	19. ③	20. ⑤
21. ①	22. ③	23. ③	24. ②	25. ①	26. ④	27. ①	28. ③	29. ④	30. ⑤
31. ①	32. ①	33. ③	34. ⑤	35. ①	36. ①	37. ②	38. ①	39. ④	40. ①
41. ④	42. ①	43. ③	44. ⑤	45. ⑤	46. ④				

 04. 의료광고

01 다음 중 의료광고가 가능한 사항은?

① 시술 장면의 직접적인 노출

② 주위 병원과의 비교

③ 신의료기술 평가를 받지 아니한 신의료기술에 관한 것

④ 6개월 이상의 임상경력을 광고하는 것

⑤ 기사 또는 전문가 의견형태로 표현

§의료법 제56조(의료광고의 금지 등)

① 의료기관 개설자, 의료기관의 장 또는 의료인(이하 "의료인 등"이라 한다)이 아닌 자는 의료에 관한 광고(의료인 등이 신문·잡지·음성·음향·영상·인터넷·인쇄물·간판, 그 밖의 방법에 의하여 의료행위, 의료기관 및 의료인 등에 대한 정보를 소비자에게 나타내거나 알리는 행위를 말한다. 이하 "의료광고"라 한다)를 하지 못한다.

② 의료인 등은 다음 각 호의 어느 하나에 해당하는 의료광고를 하지 못한다.

1. 제53조에 따른 평가를 받지 아니한 신의료기술에 관한 광고

2. 환자에 관한 치료경험담 등 소비자로 하여금 치료 효과를 오인하게 할 우려가 있는 내용의 광고

3. 거짓된 내용을 표시하는 광고

4. 다른 의료인 등의 기능 또는 진료 방법과 비교하는 내용의 광고

5. 다른 의료인 등을 비방하는 내용의 광고

6. 수술 장면 등 직접적인 시술행위를 노출하는 내용의 광고

7. 의료인 등의 기능, 진료 방법과 관련하여 심각한 부작용 등 중요한 정보를 누락하는 광고

8. 객관적인 사실을 과장하는 내용의 광고

9. 법적 근거가 없는 자격이나 명칭을 표방하는 내용의 광고

10. 신문, 방송, 잡지 등을 이용하여 기사(記事) 또는 전문가의 의견 형태로 표현되는 광고

11. 제57조에 따른 심의를 받지 아니하거나 심의 받은 내용과 다른 내용의 광고

12. 제27조 제3항에 따라 외국인환자를 유치하기 위한 국내광고

13. 소비자를 속이거나 소비자로 하여금 잘못 알게 할 우려가 있는 방법으로 제45조에 따른 비급여 진료비용을 할인하거나 면제하는 내용의 광고

14. 각종 상장·감사장 등을 이용하는 광고 또는 인증·보증·추천을 받았다는 내용을 사용하거나 이와 유사한 내용을 표현하는 광고. 다만, 다음 각 목의 어느 하나에 해당하는 경우는 제외한다.

    가. 제58조에 따른 의료기관 인증을 표시한 광고

    나. 「정부조직법」 제2조부터 제4조까지의 규정에 따른 중앙행정기관·특별지방행정기관 및 그 부속기관, 「지방자치법」 제2조에 따른 지방자치단체 또는 「공공기관의 운영에 관한 법률」 제4조에 따른 공공기관으로부터 받은 인증·보증을 표시한 광고

    다. 다른 법령에 따라 받은 인증·보증을 표시한 광고

    라. 세계보건기구와 협력을 맺은 국제평가기구로부터 받은 인증을 표시한 광고 등 대통령령으로 정하는 광고

15. 그 밖에 의료광고의 방법 또는 내용이 국민의 보건과 건전한 의료경쟁의 질서를 해치거나 소비자에게 피해를 줄 우려가 있는 것으로서 대통령령으로 정하는 내용의 광고

③ 의료광고는 다음 각 호의 방법으로는 하지 못한다.

1. 「방송법」 제2조 제1호의 방송

이 법에서 사용하는 용어의 정의는 다음과 같다.

1. "방송"이라 함은 방송프로그램을 기획·편성 또는 제작하여 이를 공중(개별계약에 의한 수신자를 포함하며, 이하 "시청자"라 한다)에게 전기통신설비에 의하여 송신하는 것으로서 다음 각목의 것을 말한다.

　가. 텔레비전방송: 정지 또는 이동하는 사물의 순간적 영상과 이에 따르는 음성·음향 등으로 이루어진 방송프로그램을 송신하는 방송

　나. 라디오방송: 음성·음향 등으로 이루어진 방송프로그램을 송신하는 방송

　다. 데이터방송: 방송사업자의 채널을 이용하여 데이터(문자·숫자·도형·도표·이미지 그 밖의 정보체계를 말한다)를 위주로 하여 이에 따르는 영상·음성·음향 및 이들의 조합으로 이루어진 방송프로그램을 송신하는 방송(인터넷 등 통신망을 통하여 제공하거나 매개하는 경우를 제외한다. 이하 같다)

　라. 이동멀티미디어방송: 이동 중 수신을 주목적으로 다채널을 이용하여 텔레비전방송·라디오방송 및 데이터방송을 복합적으로 송신하는 방송

2. 그 밖에 국민의 보건과 건전한 의료경쟁의 질서를 유지하기 위하여 제한할 필요가 있는 경우로서 대통령령으로 정하는 방법

④ 제2항에 따라 금지되는 의료광고의 구체적인 내용 등 의료광고에 관하여 필요한 사항은 대통령령으로 정한다.

⑤ 보건복지부장관, 시장·군수·구청장은 제2항 제2호부터 제5호까지 및 제7호부터 제9호까지를 위반한 의료인 등에 대하여 제63조, 제64조 및 제67조에 따른 처분을 하려는 경우에는 지체 없이 그 내용을 공정거래위원회에 통보하여야 한다.

[2018. 3. 27. 법률 제15540호에 의하여 2015. 12. 23. 헌법재판소에서 위헌 결정된 이 조를 개정함.]

§의료법 시행령 제23조(의료광고의 금지 기준)

① 법 제56조 제2항에 따라 금지되는 의료광고의 구체적인 기준은 다음 각 호와 같다.

1. 법 제53조에 따른 신의료기술평가를 받지 아니한 신의료기술에 관하여 광고하는 것

2. 특정 의료기관·의료인의 기능 또는 진료 방법이 질병 치료에 반드시 효과가 있다고 표현하거나 환자의 치료경험담이나 6개월 이하의 임상경력을 광고하는 것

※ 6개월 이상의 임상경력은 광고가능하다.

3. 의료인, 의료기관, 의료서비스 및 의료 관련 각종 사항에 대하여 객관적인 사실과 다른 내용 등 거짓된 내용을 광고하는 것

4. 특정 의료기관 개설자, 의료기관의 장 또는 의료인(이하 "의료인 등"이라 한다)이 수행하거나 광고하는 기능 또는 진료 방법이 다른 의료인 등의 것과 비교하여 우수하거나 효과가 있다는 내용으로 광고하는 것

5. 다른 의료인 등을 비방할 목적으로 해당 의료인 등이 수행하거나 광고하는 기능 또는 진료방법에 관하여 불리한 사실을 광고하는 것

6. 의료인이 환자를 수술하는 장면이나 환자의 환부(患部) 등을 촬영한 동영상·사진으로서 일반인에게 혐오감을 일으키는 것을 게재하여 광고하는 것

7. 의료인 등의 의료행위나 진료 방법 등을 광고하면서 예견할 수 있는 환자의 안전에 심각한 위해(危害)를 끼칠 우려가 있는 부작용 등 중요 정보를 빠뜨리거나 글씨 크기를 작게 하는 등의 방법으로 눈에 잘 띄지 않게 광고하는 것

8. 의료인, 의료기관, 의료서비스 및 의료 관련 각종 사항에 대하여 객관적인 사실을 과장하는 내용으로 광고하는 것

9. 법적 근거가 없는 자격이나 명칭을 표방하는 내용을 광고하는 것

10. 특정 의료기관·의료인의 기능 또는 진료 방법에 관한 기사나 전문가의 의견을 「신문 등의 진흥에 관한 법률」 제2조에 따른 신문·인터넷신문 또는 「잡지 등 정기간행물의 진흥에 관한 법률」에 따른 정기간행물이나 「방송법」 제2조 제1호에 따른 방송에 싣거나 방송하면서 특정 의료기관·의료인의 연락처나 약도 등의 정보도 함께 싣거나 방송하여 광고하는 것

11. 법 제57조 제1항에 따라 심의 대상이 되는 의료광고를 심의를 받지 아니하고 광고하거나 심의 받은 내용과 다르게 광고하는 것

12. 외국인환자를 유치할 목적으로 법 제27조 제3항에 따른 행위를 하기 위하여 국내광고 하는 것

13. 법 제45조에 따른 비급여 진료비용의 할인·면제 금액, 대상, 기간이나 범위 또는 할인·면제 이전의 비급여 진료비용에 대하여 허위 또는 불명확한 내용이나 정보 등을 게재하여 광고하는 것

14. 각종 상장·감사장 등을 이용하여 광고하는 것 또는 인증·보증·추천을 받았다는 내용을 사용하거나 이와 유사한 내용을 표현하여 광고하는 것. 다만, 법 제56조 제2항 제14호 각목의 어느 하나에 해당하는 경우는 제외한다.

02 산부인과 전문의 홍길동은 신도시에 '홍길동 산부인과의원'을 개원하면서 주변 아파트에 전단지 광고를 준비 중이다. 의료광고 심의를 받기 위한 내용으로 옳은 것은?

① "홍길동 산부인과의원은 방광염을 완치시켜 드립니다."

② "홍길동 산부인과의원은 다른 산부인과의원보다 치료기간이 매우 짧습니다."

③ "홍길동 원장은 ○○대학병원에서 산부인과를 전공하였습니다."

④ "홍길동 원장은 유명 연예인 ○○ 등을 치료하였습니다."

⑤ "홍길동 원장은 5개월간 미국의 유명 ○○대학병원에서 연수하였습니다."

※ Q1 해설 참조.

03 경기도 수원시에서 요양병원을 개설 운영하고 있는 의사 갑은 의료기관 인증평가를 받은 후 의료기관 인증서를 교부받았다. 의사 갑이 요양병원 진료내용과 인증 결과를 시

내버스 차량의 외부 옆면에 광고하기 위해 미리 심의를 받으려 할 때 의료광고 심의신청서를 제출해야 하는 기관은?

① 대한의사협회
② 국민건강보험공단
③ 의료기관인증평가원
④ 수원시장
⑤ 경기도지사

해설 §의료법 제57조(의료광고의 심의)　② 다음 각 호의 기관 또는 단체는 대통령령으로 정하는 바에 따라 자율심의를 위한 조직 등을 갖추어 보건복지부장관에게 신고한 후 의료광고 심의 업무를 수행할 수 있다.
1. 제28조 제1항에 따른 의사회 · 치과의사회 · 한의사회
2. 「소비자기본법」 제29조에 따라 등록한 소비자단체로서 대통령령으로 정하는 기준을 충족하는 단체

04

의료광고의 심의에 관한 설명으로 옳지 않은 것은?

① 버스 등 교통수단에 표시하는 광고는 허용된다.
② 신문 · 인터넷신문 또는 정기간행물에 의한 광고도 허용된다.
③ 의사회는 보건복지부 장관에게 신고한 후 의료광고 심의업무를 수행할 수 있다.
④ 의료인이 TV, 라디오방송, 데이터방송, 이동멀티미디어방송 등을 통해 광고를 하려는 경우 미리 광고의 내용 등에 관해 보건복지부 장관의 심의를 받아야 한다.
⑤ 대통령령으로 정하는 기준을 충족한 소비자단체도 의료광고 심의업무를 수행할 수 있다.

해설 §의료법 제57조(의료광고의 심의)
① 의료인 등이 다음 각 호의 어느 하나에 해당하는 매체를 이용하여 의료광고를 하려는 경우 미리 의료광고가 제56조 제1항부터 제3항까지의 규정에 위반되는지 여부에 관하여 제2항에 따른 기관 또는 단체의 심의를 받아야 한다.
1. 「신문 등의 진흥에 관한 법률」 제2조에 따른 신문 · 인터넷신문 또는 「잡지 등 정기간행물의 진흥에 관한 법률」 제2조에 따른 정기간행물
2. 「옥외광고물 등의 관리와 옥외광고산업 진흥에 관한 법률」 제2조 제1호에 따른 옥외광고물 중 현수막(懸垂幕), 벽보, 전단(傳單) 및 교통시설 · 교통수단에 표시(교통수단 내부에 표시되거나 영상 · 음성 · 음향 및 이들의 조합으로 이루어지는 광고를 포함한다)되는 것

3. 전광판

4. 대통령령으로 정하는 인터넷 매체[이동통신단말장치에서 사용되는 애플리케이션(Application)을 포함한다]

5. 그 밖에 매체의 성질, 영향력 등을 고려하여 대통령령으로 정하는 광고매체

② 다음 각 호의 기관 또는 단체는 대통령령으로 정하는 바에 따라 자율심의를 위한 조직 등을 갖추어 보건복지부장관에게 신고한 후 의료광고 심의 업무를 수행할 수 있다.

1. 제28조 제1항에 따른 의사회·치과의사회·한의사회

2. 「소비자기본법」제29조에 따라 등록한 소비자단체로서 대통령령으로 정하는 기준을 충족하는 단체

③ 의료인 등은 제1항에도 불구하고 다음 각 호의 사항으로만 구성된 의료광고에 대해서는 제2항에 따라 보건복지부장관에게 신고한 기관 또는 단체(이하 "자율심의기구"라 한다)의 심의를 받지 아니할 수 있다.

1. 의료기관의 명칭·소재지·전화번호

2. 의료기관이 설치·운영하는 진료과목(제43조 제5항에 따른 진료과목을 말한다)

3. 의료기관에 소속된 의료인의 성명·성별 및 면허의 종류

4. 그 밖에 대통령령으로 정하는 사항

④ 자율심의기구는 제1항에 따른 심의를 할 때 적용하는 심의 기준을 상호 협의하여 마련하여야 한다.

※ 의료법 제56조(의료광고의 금지 등) ③ 의료인이 미리 심의를 받더라도 의료광고는 다음 각 호의 방법으로는 하지 못한다.

1. 「방송법」제2조 제1호의 방송: 텔레비전방송, 라디오방송, 데이터방송, 이동멀티미디어방송

2. 그 밖에 국민의 보건과 건전한 의료경쟁의 질서를 유지하기 위하여 제한할 필요가 있는 경우로서 대통령령으로 정하는 방법

05 의료기관이 할 수 없는 광고의 범위는?

① 응급 진료가 가능함을 안내

② 타 병원보다 진료방법이 우수하다고 광고

③ 소속된 의료인의 성명·성별 및 면허의 종류

④ 의료 시설과 장비에 대한 소개

⑤ 전문 과목 및 진료 과목을 소개

해설

Q1. 해설 참조

§의료법 제57조(의료광고의 심의) ③ 의료인 등은 다음 각 호의 사항으로만 구성된 의료광고에 대해서는 제2항에 따라 보건복지부장관에게 신고한 기관 또는 단체(이하 "자율심의기구"라

한다)의 심의를 받지 아니할 수 있다.

1. 의료기관의 명칭 · 소재지 · 전화번호

2. 의료기관이 설치 · 운영하는 진료과목(제43조 제5항에 따른 진료과목을 말한다)

3. 의료기관에 소속된 의료인의 성명 · 성별 및 면허의 종류

4. 그 밖에 대통령령으로 정하는 사항

§의료법 시행령 제24조(의료광고의 심의)

⑦ 의료법 제57조 제3항 제4호에서 "대통령령으로 정하는 사항"이란 다음 각 호의 사항을 말한다.

1. 의료기관 개설자 및 개설연도

2. 의료기관의 인터넷 홈페이지 주소

3. 의료기관의 진료일 및 진료시간

4. 의료기관이 법 제3조의5 제1항에 따라 전문병원으로 지정받은 사실

5. 의료기관이 법 제58조 제1항에 따라 의료기관 인증을 받은 사실

6. 의료기관 개설자 또는 소속 의료인이 법 제77조 제1항에 따라 전문의 자격을 인정받은 사실 및 그 전문과목

정답   1. ④   2. ③   3. ①   4. ④   5. ②

05. 감 독

의료의 질과 환자 안전의 수준을 높이기 위하여 병원급 의료기관의 장이 보건복지부장관에게 신청하여 의료기관이 평가를 받는 제도로 옳은 것은?

① 의료기관 평가제

② 의료기관 인증제

③ 의료기관 의료질평가제

④ 의료기관 서비스평가제

⑤ 의료기관 임상질지표평가제

§의료법 제58조(의료기관 인증)　① 보건복지부장관은 의료의 질과 환자 안전의 수준을 높이기 위하여 병원급 의료기관에 대한 인증(이하 "의료기관 인증"이라 한다)을 할 수 있다.

02

병원급 의료기관이 의료의 질과 환자 안전의 수준을 높이기 위하여 의료기관의 장이 보건복지부장관에게 신청하여 의료기관 인증을 받았을 경우 의료법에서 정한 의료기간 인증의 유효기간은 몇 년인가?

① 1년　　　　　　　　② 2년　　　　　　　　③ 3년
④ 4년　　　　　　　　⑤ 5년

§의료법 제58조의3(의료기관 인증기준 및 방법 등)　⑤ 인증의 유효기간은 4년으로 한다. 다만, 조건부인증의 경우에는 유효기간을 1년으로 한다.

면허의 취소와 재교부

03

의사 '갑'은 ㅇㅇ의원 운영 중 2년간 비급여 진료를 하고도 허위로 요양급여 1억 9천만 원을 청구하여 징역 1년 6개월을 선고받아 형이 확정되어, ㅇㅇ의원 폐쇄명령을 받았다. 이후 상황은?

① 다른 의사가 ㅇㅇ의원에서 진료한다.
② 형 집행 종료 후 '갑'이 계속 ㅇㅇ의원에서 진료한다.
③ '갑'은 6개월 내에 의료기관을 개설·운영하지 못한다.
④ '갑'은 1년 이내에 의료기관을 개설·운영하지 못한다.
⑤ '갑'은 3년 이내에 의료기관을 개설·운영하지 못한다.

§의료법 제64조(개설 허가 취소 등)　① 보건복지부장관 또는 시장·군수·구청장은 의료기관이 다음 각 호의 어느 하나에 해당하면 그 의료업을 1년의 범위에서 정지시키거나 개설 허가의 취소 또는 의료기관 폐쇄를 명할 수 있다. 다만, 제8호에 해당하는 경우에는 의료기관 개설 허가의 취소 또는 의료기관 폐쇄를 명하여야 하며, 의료기관 폐쇄는 제33조 제3항과 제35조 제1항 본문에 따라 신고한 의료기관에만 명할 수 있다.
1. 개설 신고나 개설 허가를 한 날부터 3개월 이내에 정당한 사유 없이 업무를 시작하지 아니한 때
2. 제27조 제5항을 위반하여 무자격자에게 의료행위를 하게 하거나 의료인에게 면허 사항 외의 의료행위를 하게 한 때

3. 제61조에 따른 관계 공무원의 직무 수행을 기피 또는 방해하거나 제59조 또는 제63조에 따른 명령을 위반한 때

4. 제33조 제2항 제3호부터 제5호까지의 규정에 따른 의료법인·비영리법인, 준정부기관·지방의료원 또는 한국보훈복지의료공단의 설립허가가 취소되거나 해산된 때

4의2. 제33조 제2항을 위반하여 의료기관을 개설한 때

5. 제33조 제5항·제9항·제10항, 제40조 또는 제56조를 위반한 때

6. 제63조에 따른 시정명령(제4조 제5항 위반에 따른 시정명령을 제외한다)을 이행하지 아니한 때

7. 「약사법」 제24조 제2항을 위반하여 담합행위를 한 때

8. 의료기관 개설자가 거짓으로 진료비를 청구하여 금고 이상의 형을 선고받고 그 형이 확정된 때

9. 제36조에 따른 준수사항을 위반하여 사람의 생명 또는 신체에 중대한 위해를 발생하게 한 때

② 제1항에 따라 개설 허가를 취소당하거나 폐쇄 명령을 받은 자는 그 취소된 날이나 폐쇄 명령을 받은 날부터 6개월 이내에, 의료업 정지처분을 받은 자는 그 업무 정지기간 중에 각각 의료기관을 개설·운영하지 못한다. 다만, 제1항 제8호에 따라 의료기관 개설 허가를 취소당하거나 폐쇄 명령을 받은 자는 취소당한 날이나 폐쇄 명령을 받은 날부터 3년 안에는 의료기관을 개설·운영하지 못한다.

04 의사 '갑'은 자신이 보관 중이던 암페타민을 상습적으로 남용하여 중독으로 판명되어 의사 면허가 취소되었다. 이후 '갑'은 치료보호를 받고 중독 증상이 소멸되었다. 이때 '갑'의 면허는?

① 향정신성의약품 중독자였던 자는 중독 증상이 없어졌다하더라고 면허는 회복할 수 없다.

② 치유 판정을 받은 후 3년 이후에 면허 재발급 신청을 할 수 있다.

③ 대한의사협회 윤리심의위원회의 심의 결정에 따라 면허가 재교부된다.

④ 관할 치료보호심사위원회의 심의 결정에 따라 보건복지부장관이 면허를 재교부한다.

⑤ 중독 증상이 소멸되었다고 인정할 수 있는 서류를 첨부하여 면허 재발급 신청을 할 수 있다.

해설

§의료법 제65조(면허 취소와 재교부) ① 보건복지부장관은 의료인이 다음 각 호의 어느 하나에 해당할 경우에는 그 면허를 취소할 수 있다. 다만, 제1호의 경우에는 면허를 취소하여야 한다.

1. 제8조 각 호의 어느 하나에 해당하게 된 경우

제8조(결격사유 등) 다음 각 호의 어느 하나에 해당하는 자는 의료인이 될 수 없다.

1. 「정신건강증진 및 정신질환자 복지서비스 지원에 관한 법률」 제3조 제1호에 따른 정신질환자. 다만, 전문의가 의료인으로서 적합하다고 인정하는 사람은 그러하지 아니하다.

2. 마약·대마·향정신성의약품 중독자

3. 피성년후견인 · 피한정후견인

4. 이 법 또는 「형법」 제233조, 제234조, 제269조, 제270조, 제317조 제1항 및 제347조 (허위로 진료비를 청구하여 환자나 진료비를 지급하는 기관이나 단체를 속인 경우만을 말한다), 「보건범죄단속에 관한 특별조치법」, 「지역보건법」, 「후천성면역결핍증 예방법」, 「응급의료에 관한 법률」, 「농어촌 등 보건의료를 위한 특별 조치법」, 「시체해부 및 보존에 관한 법률」, 「혈액관리법」, 「마약류관리에 관한 법률」, 「약사법」, 「모자보건법」, 그 밖에 대통령령으로 정하는 의료 관련 법령을 위반하여 금고 이상의 형을 선고받고 그 형의 집행이 종료되지 아니하였거나 집행을 받지 아니하기로 확정되지 아니한 자 → 3년 이내 재교부 금지

※ 의료관련 법령 위반일 것: 비록 의료인이 금고 이상의 형을 선고받더라도 그것이 의료관련범죄가 아닌 다른 범죄로 인한 경우에는 위 조항 소정의 면허취소사유에는 해당하지 아니한다고 보아야 할 것이다 따라서 아무리 중대한 범죄를 범하였다 하더라도 의료관련법 이외의 경우에는 의사면허에 영향을 미치지 않는다.
② 금고 이상의 형: 금고 이상의 형이란 형법 제41조에 규정된 사형, 징역, 금고가 있다. 의료관련 법령의 위반으로 자격상실, 자격정지, 벌금형, 구류, 과료, 몰수 등을 선고받더라도 결격사유에 해당하는 것은 아니다.
③ 형을 선고받고 그 형의 집행이 종료되지 아니하였거나 집행을 받지 아니하기로 확정되지 아니한 자: 금고 이상의 형을 선고받은 자이어야 한다. 선고받은 그 형이 집행 중이거나 집행유예를 선고받은 경우도 포함된다. 그러나 선고유예와 기소유예는 포함되지 않는다.

2. 제66조에 따른 자격 정지 처분 기간 중에 의료행위를 하거나 3회 이상 자격 정지 처분을 받은 경우 → 2년 이내 재교부 금지
3. 제11조 제1항에 따른 면허 조건을 이행하지 아니한 경우 → 1년 이내 재교부 금지

§의료법 제11조(면허 조건과 등록)
① 보건복지부장관은 보건의료 시책에 필요하다고 인정하면 제5조에서 제7조까지의 규정에 따른 면허를 내줄 때 3년 이내의 기간을 정하여 특정 지역이나 특정 업무에 종사할 것을 면허의 조건으로 붙일 수 있다.

4. 제4조의3 제1항을 위반하여 면허를 대여한 경우 → 3년 이내 재교부 금지

§의료법 제4조의3(의료인의 면허 대여 금지 등)
① 의료인은 제5조(의사 · 치과의사 및 한의사를 말한다), 제6조(조산사를 말한다) 및 제7조(간호사를 말한다)에 따라 받은 면허를 다른 사람에게 대여하여서는 아니 된다.
② 누구든지 제5조부터 제7조까지에 따라 받은 면허를 대여받아서는 아니 되며, 면허 대여를 알선하여서도 아니 된다.

5. 삭제 〈2016. 12. 20.〉
6. 제4조 제6항을 위반하여 사람의 생명 또는 신체에 중대한 위해를 발생하게 한 경우 → 3년 이내 재교부 금지

> §의료법 제4조(의료인과 의료기관의 장의 의무)
>
> ⑥ 의료인은 일회용 의료기기(한 번 사용할 목적으로 제작되거나 한 번의 의료행위에서 한 환자에게 사용하여야 하는 의료기기로서 보건복지부령으로 정하는 의료기기를 말한다. 이하 같다)를 한 번 사용한 후 다시 사용하여서는 아니 된다.

7. 제27조 제5항을 위반하여 사람의 생명 또는 신체에 중대한 위해를 발생하게 할 우려가 있는 수술, 수혈, 전신마취를 의료인 아닌 자에게 하게 하거나 의료인에게 면허 사항 외로 하게 한 경우 → 3년 이내 재교부 금지

> §의료법 제27조 제5항   누구든지 의료인이 아닌 자에게 의료행위를 하게 하거나 의료인에게 면허 사항 외의 의료행위를 하게 하여서는 아니 된다. 〈신설 2019. 4. 23., 2020. 12. 29.〉

② 보건복지부장관은 제1항에 따라 면허가 취소된 자라도 취소의 원인이 된 사유가 없어지거나 개전(改悛)의 정이 뚜렷하다고 인정되면 면허를 재교부할 수 있다. 다만, 제1항 제3호에 따라 면허가 취소된 경우에는 취소된 날부터 1년 이내, 제1항 제2호에 따라 면허가 취소된 경우에는 취소된 날부터 2년 이내, 제1항 제4호 · 제6호 · 제7호 또는 제8조 제4호에 따른 사유로 면허가 취소된 경우에는 취소된 날부터 3년 이내에는 재교부하지 못한다.

05

의사 A는 진료비를 비급여를 요양급여로 허위로 청구하여 법원에 의해 사기죄로 징역1년 6개월 선고받고 형을 집행하기로 선고받았다. 의사 A가 향후 받을 조치로 옳은 것은?

① 면허취소, 1년 이내 재교부 금지   ② 면허취소, 2년 이내 재교부 금지

③ 면허취소, 3년 이내 재교부 금지   ④ 자격정지, 1년

⑤ 자격정지, 2년

해설

※ Q4 해설 참조.

§의료법 제65조(면허 취소와 재교부)

① 보건복지부장관은 의료인이 다음 각 호의 어느 하나에 해당할 경우에는 그 면허를 취소할 수 있다. 다만, 제1호의 경우에는 면허를 취소하여야 한다.

1. 제8조 각 호의 어느 하나에 해당하게 된 경우

> 4. 이 법 또는 「형법」 제233조, 제234조, 제269조, 제270조, 제317조 제1항 및 제347조(허위로 진료비를 청구하여 환자나 진료비를 지급하는 기관이나 단체를 속인 경우만을 말한다), 「보건범죄단속에 관한 특별조치법」, 「지역보건법」, 「후천성면역결핍증 예방법」, 「응급의료에 관한 법률」, 「농어촌 등 보건의료를 위한 특별 조치법」, 「시체해부 및 보존에 관한 법률」, 「혈액관리법」, 「마약류관리에 관한 법률」, 「약사법」, 「모자보건법」, 그 밖에 대통령령으로 정하는 의료 관련 법령을 위반하여 금고 이상의 형을 선고받고 그 형의 집행이 종료

되지 아니하였거나 집행을 받지 아니하기로 확정되지 아니한 자

※ **의료관련 법령 위반일 것:** 비록 의료인이 금고 이상의 형을 선고받더라도 그것이 의료관련범죄가 아닌 다른 범죄로 인한 경우에는 위 조항 소정의 면허취소사유에는 해당하지 아니한다고 보아야 할 것이다. 따라서 아무리 중대한 범죄를 범하였다 하더라도 의료관련법 이외의 경우에는 의사면허에 영향을 미치지 않는다.

② 보건복지부장관은 제1항에 따라 면허가 취소된 자라도 취소의 원인이 된 사유가 없어지거나 개전(改悛)의 정이 뚜렷하다고 인정되면 면허를 재교부할 수 있다. 다만, 제1항 제3호에 따라 면허가 취소된 경우에는 **취소된 날부터 1년 이내**, 제1항 제2호에 따라 면허가 취소된 경우에는 취소된 날부터 2년 이내, 제1항 제4호·제6호·제7호 또는 제8조 제4호에 따른 사유로 면허가 취소된 경우에는 취소된 날부터 3년 이내에는 재교부하지 못한다.

06

의사 A는 학업을 이유로 의료업을 할 수 없게 되자 자신의 의사면허증을 다른 사람에게 빌려주어 면허가 취소되었다. 이 경우에 의사 A의 면허는?
① 취소된 날부터 1년 이내에는 재교부받을 수 있음
② 취소된 날부터 3년 이내에는 재교부받지 못함
③ 취소된 날부터 5년 이내에는 재교부받지 못함
④ 개전의 정이 뚜렷하다고 인정되면 즉시 재교부받을 수 있음
⑤ 취소의 원인이 된 사유가 없어지면 즉시 재교부받을 수 있음

해설

※ **Q4 해설 참조.**
§의료법 제65조(면허 취소와 재교부)
① 보건복지부장관은 의료인이 다음 각 호의 어느 하나에 해당할 경우에는 그 면허를 취소할 수 있다. 다만, 제1호의 경우에는 면허를 취소하여야 한다.
4. 제4조의3 제1항을 위반하여 면허를 대여한 경우

§제4조의3(의료인의 면허 대여 금지 등) ① 의료인은 제5조(의사·치과의사 및 한의사를 말한다), 제6조(조산사를 말한다) 및 제7조(간호사를 말한다)에 따라 받은 면허를 다른 사람에게 대여하여서는 아니 된다.

② 보건복지부장관은 제1항에 따라 면허가 취소된 자라도 취소의 원인이 된 사유가 없어지거나 개전(改悛)의 정이 뚜렷하다고 인정되면 면허를 재교부할 수 있다. 다만, 제1항 제3호에 따라 면허가 취소된 경우에는 취소된 날부터 1년 이내, 제1항 제2호에 따라 면허가 취소된 경우에는 취소된 날부터 2년 이내, 제1항 제4호·제6호·제7호 또는 제8조 제4호에 따른 사유로 면허가 취소된 경우에는 취소된 날부터 3년 이내에는 재교부하지 못한다.

07 의사 'A'가 일회용 주사기를 재사용하여 환자들에게서 B형 간염이 집단 발생하였고, 이 중 한 명이 급성 간부전으로 사망하여 'A'의 의사면허가 취소되었다. 'A'의 의사면허는 취소된 날부터 최소 얼마가 경과되어야 재교부될 수 있는가?

① 1년

② 2년

③ 3년

④ 4년

⑤ 5년

해설

※ Q4 해설 참조.

§의료법 제65조(면허 취소와 재교부)

① 보건복지부장관은 의료인이 다음 각 호의 어느 하나에 해당할 경우에는 그 면허를 취소할 수 있다. 다만, 제1호의 경우에는 면허를 취소하여야 한다.

6. 제4조 제6항을 위반하여 사람의 생명 또는 신체에 중대한 위해를 발생하게 한 경우

> §의료법 제4조 제6항
> 의료인은 일회용 의료기기(한 번 사용할 목적으로 제작되거나 한 번의 의료행위에서 한 환자에게 사용하여야 하는 의료기기로서 보건복지부령으로 정하는 의료기기를 말한다. 이하 같다)를 한 번 사용한 후 다시 사용하여서는 아니 된다. 〈신설 2016. 5. 29., 2020. 3. 4.〉

② 보건복지부장관은 제1항에 따라 면허가 취소된 자라도 취소의 원인이 된 사유가 없어지거나 개전(改悛)의 정이 뚜렷하다고 인정되면 면허를 재교부할 수 있다. 다만, 제1항 제3호에 따라 면허가 취소된 경우에는 취소된 날부터 1년 이내, 제1항 제2호에 따라 면허가 취소된 경우에는 취소된 날부터 2년 이내, 제1항 제4호·제6호·제7호 또는 제8조 제4호에 따른 사유로 면허가 취소된 경우에는 취소된 날부터 3년 이내에는 재교부하지 못한다.

---

08 산부인과전문의 '갑'은 12주차 임부의 낙태 요청에 따라 자궁긁어냄 수술을 하여 징역 4개월의 형을 선고받고 확정되었다. '갑'의 면허는?

① 6개월간 면허가 정지된다.

② 12개월간 면허가 정지된다.

③ 면허가 취소되고, 취소된 날부터 3년 이내에 재교부받지 못한다.

④ 면허가 취소되고, 형의 집행이 종료된 후 바로 재교부받을 수 있다.

⑤ 면허가 취소되고, 형의 집행이 종료된 날부터 3년 이내에 재교부받지 못한다.

※ Q4 해설 참조.

§의료법 제65조(면허 취소와 재교부)

① 보건복지부장관은 의료인이 다음 각 호의 어느 하나에 해당할 경우에는 그 면허를 취소할 수 있다. 다만, 제1호의 경우에는 면허를 취소하여야 한다.

1. 제8조 각 호의 어느 하나에 해당하게 된 경우

> 4. 이 법 또는 「형법」 제233조, 제234조, 제269조, 제270조, 제317조 제1항 및 제347조 (허위로 진료비를 청구하여 환자나 진료비를 지급하는 기관이나 단체를 속인 경우만을 말한다), 「보건범죄단속에 관한 특별조치법」, 「지역보건법」, 「후천성면역결핍증 예방법」, 「응급의료에 관한 법률」, 「농어촌 등 보건의료를 위한 특별 조치법」, 「시체해부 및 보존에 관한 법률」, 「혈액관리법」, 「마약류관리에 관한 법률」, 「약사법」, 「모자보건법」, 그 밖에 대통령령으로 정하는 의료 관련 법령을 위반하여 금고 이상의 형을 선고받고 그 형의 집행이 종료되지 아니하였거나 집행을 받지 아니하기로 확정되지 아니한 자
>
> ※ 의료관련 법령 위반일 것: 비록 의료인이 금고 이상의 형을 선고받더라도 그것이 의료관련범죄가 아닌 다른 범죄로 인한 경우에는 위 조항 소정의 면허취소사유에는 해당하지 아니한다고 보아야 할 것이다 따라서 아무리 중대한 범죄를 범하였다 하더라도 의료관련법 이외의 경우에는 의사면허에 영향을 미치지 않는다.

② 보건복지부장관은 제1항에 따라 면허가 취소된 자라도 취소의 원인이 된 사유가 없어지거나 개전(改悛)의 정이 뚜렷하다고 인정되면 면허를 재교부할 수 있다. 다만, 제1항 제3호에 따라 면허가 취소된 경우에는 취소된 날부터 1년 이내, 제1항 제2호에 따라 면허가 취소된 경우에는 취소된 날부터 2년 이내, 제1항 제4호·제6호·제7호 또는 제8조 제4호에 따른 사유로 면허가 취소된 경우에는 취소된 날부터 3년 이내에는 재교부하지 못한다.

09

의료인의 면허취소와 관련된 설명으로 옳지 않은 것은? (다툼이 있는 경우 판례에 의함)

① 치과의사가 보톡스시술을 한 경우 무면허의료행위에 해당하고, 이 경우 치과의사의 면허가 취소된다.

② 면허가 취소되더라도 개전의 정이 뚜렷하다고 인정되면 면허를 재교부할 수 있다.

③ 마약이나 향정신성의약품 중독자의 경우 의료인의 면허가 당연히 취소된다.

④ 일회용 주사용품을 3번 사용하여 생명에 중대한 위해를 발생하게 한 경우에도 면허가 취소될 수 있다.

⑤ 타인에게 면허증을 빌려준 경우 면허가 취소될 수 있다.

§의료법 제64조(개설 허가 취소 등) ① 보건복지부장관 또는 시장·군수·구청장은 의료기관이 다음 각 호의 어느 하나에 해당하면 그 의료업을 1년의 범위에서 정지시키거나 개설 허가의

취소 또는 의료기관 폐쇄를 명할 수 있다. 다만, 제8호에 해당하는 경우에는 의료기관 개설 허가의 취소 또는 의료기관 폐쇄를 명하여야 하며, 의료기관 폐쇄는 제33조 제3항과 제35조 제1항 본문에 따라 신고한 의료기관에만 명할 수 있다.

1. 개설 신고나 개설 허가를 한 날부터 3개월 이내에 정당한 사유 없이 업무를 시작하지 아니한 때

2. 제27조 제5항을 위반하여 무자격자에게 의료행위를 하게 하거나 의료인에게 면허 사항 외의 의료행위를 하게 한 때

3. 제61조에 따른 관계 공무원의 직무 수행을 기피 또는 방해하거나 제59조 또는 제63조에 따른 명령을 위반한 때

4. 제33조 제2항 제3호부터 제5호까지의 규정에 따른 의료법인·비영리법인, 준정부기관·지방의료원 또는 한국보훈복지의료공단의 설립허가가 취소되거나 해산된 때

4의2. 제33조 제2항을 위반하여 의료기관을 개설한 때

5. 제33조 제5항·제9항·제10항, 제40조 또는 제56조를 위반한 때

6. 제63조에 따른 시정명령(제4조 제5항 위반에 따른 시정명령을 제외한다)을 이행하지 아니한 때

7. 「약사법」제24조 제2항을 위반하여 담합행위를 한 때

8. 의료기관 개설자가 거짓으로 진료비를 청구하여 금고 이상의 형을 선고받고 그 형이 확정된 때

9. 제36조에 따른 준수사항을 위반하여 사람의 생명 또는 신체에 중대한 위해를 발생하게 한 때

② 제1항에 따라 개설 허가를 취소당하거나 폐쇄 명령을 받은 자는 그 취소된 날이나 폐쇄 명령을 받은 날부터 6개월 이내에, 의료업 정지처분을 받은 자는 그 업무 정지기간 중에 각각 의료기관을 개설·운영하지 못한다. 다만, 제1항 제8호에 따라 의료기관 개설 허가를 취소당하거나 폐쇄 명령을 받은 자는 취소당한 날이나 폐쇄 명령을 받은 날부터 3년 안에는 의료기관을 개설·운영하지 못한다.

※ 대법원 2016. 7. 21. 선고, 2013도850; 치과의사인 피고인이 보톡스 시술법을 이용하여 환자의 눈가와 미간의 주름 치료를 함으로써 면허된 것 이외의 의료행위를 하였다고 하여 의료법 위반으로 기소된 사안에서, 환자의 안면부인 눈가와 미간에 보톡스를 시술한 피고인의 행위가 치과의사에게 면허된 것 이외의 의료행위라고 볼 수 없고, 시술이 미용 목적이라 하여 달리 볼 것은 아니라고 한 사례이다.

10

다음 중 의사면허 취소 사유가 아닌 사항은?

① 면허증을 대여한 경우
② 향정신성 의약품에 중독된 경우
③ 3회 이상 자격 정지 처분
④ 무자격자에게 의료행위를 시킨 경우
⑤ 자격정지 기간 중 의료행위를 한 경우

§의료법 제65조(면허 취소와 재교부) ① 보건복지부장관은 의료인이 다음 각 호의 어느 하나에 해당할 경우에는 그 면허를 취소할 수 있다. 다만, 제1호의 경우에는 면허를 취소하여야 한다. 〈개정 2008. 2. 29., 2009. 1. 30., 2009. 12. 31., 2010. 1. 18., 2015. 12. 29., 2016. 5. 29., 2020. 3. 4., 2020. 12. 29.〉

1. 제8조 각 호의 어느 하나에 해당하게 된 경우

제8조(결격사유 등) 다음 각 호의 어느 하나에 해당하는 자는 의료인이 될 수 없다.

1. 「정신건강증진 및 정신질환자 복지서비스 지원에 관한 법률」 제3조 제1호에 따른 정신질환자. 다만, 전문의가 의료인으로서 적합하다고 인정하는 사람은 그러하지 아니하다.

2. 마약 · 대마 · 향정신성의약품 중독자

3. 피성년후견인 · 피한정후견인

4. 이 법 또는 「형법」 제233조, 제234조, 제269조, 제270조, 제317조 제1항 및 제347조(허위로 진료비를 청구하여 환자나 진료비를 지급하는 기관이나 단체를 속인 경우만을 말한다), 「보건범죄단속에 관한 특별조치법」, 「지역보건법」, 「후천성면역결핍증 예방법」, 「응급의료에 관한 법률」, 「농어촌 등 보건의료를 위한 특별 조치법」, 「시체해부 및 보존에 관한 법률」, 「혈액관리법」, 「마약류관리에 관한 법률」, 「약사법」, 「모자보건법」, 그 밖에 대통령령으로 정하는 의료 관련 법령을 위반하여 금고 이상의 형을 선고받고 그 형의 집행이 종료되지 아니하였거나 집행을 받지 아니하기로 확정되지 아니한 자→3년이내 재교부 금지

※ 의료관련 법령 위반일 것: 비록 의료인이 금고 이상의 형을 선고받더라도 그것이 의료관련범죄가 아닌 다른 범죄로 인한 경우에는 위 조항 소정의 면허취소사유에는 해당하지 아니한다고 보아야 할 것이다 따라서 아무리 중대한 범죄를 범하였다 하더라도 의료관련법 이외의 경우에는 의사면허에 영향을 미치지 않는다.

② 금고 이상의 형: 금고 이상의 형이란 형법 제41조에 규정된 사형, 징역, 금고가 있다. 의료관련 법령의 위반으로 자격상실, 자격정지, 벌금형, 구류, 과료, 몰수 등을 선고받더라도 결격사유에 해당하는 것은 아니다.

③ 형을 선고받고 그 형의 집행이 종료되지 아니하였거나 집행을 받지 아니하기로 확정되지 아니한 자: 금고 이상의 형을 선고받은 자이어야 한다. 선고받은 그 형이 집행 중이거나 집행유예를 선고받은 경우도 포함된다. 그러나 선고유예와 기소유예는 포함되지 않는다.

2. 제66조에 따른 자격 정지 처분 기간 중에 의료행위를 하거나 3회 이상 자격 정지 처분을 받은 경우 → 2년 이내 재교부 금지

3. 제11조 제1항에 따른 면허 조건을 이행하지 아니한 경우 → 1년 이내 재교부 금지

§의료법 제11조(면허 조건과 등록)

① 보건복지부장관은 보건의료 시책에 필요하다고 인정하면 제5조에서 제7조까지의 규정에 따른 면허를 내줄 때 3년 이내의 기간을 정하여 특정 지역이나 특정 업무에 종사할 것을 면허의 조건으로 붙일 수 있다.

4. 제4조의3 제1항을 위반하여 면허를 대여한 경우 → 3년 이내 재교부 금지

> **§의료법 제4조의3(의료인의 면허 대여 금지 등)**
> ① 의료인은 제5조(의사·치과의사 및 한의사를 말한다), 제6조(조산사를 말한다) 및 제7조(간호사를 말한다)에 따라 받은 면허를 다른 사람에게 대여하여서는 아니 된다.
> ② 누구든지 제5조부터 제7조까지에 따라 받은 면허를 대여받아서는 아니 되며, 면허 대여를 알선하여서도 아니 된다.

5. 삭제 〈2016. 12. 20.〉
6. 제4조 제6항을 위반하여 사람의 생명 또는 신체에 중대한 위해를 발생하게 한 경우 → 3년 이내 재교부 금지

> **§의료법 제4조(의료인과 의료기관의 장의 의무)**
> ⑥ 의료인은 일회용 의료기기(한 번 사용할 목적으로 제작되거나 한 번의 의료행위에서 한 환자에게 사용하여야 하는 의료기기로서 보건복지부령으로 정하는 의료기기를 말한다. 이하 같다)를 한 번 사용한 후 다시 사용하여서는 아니 된다.

7. 제27조 제5항을 위반하여 사람의 생명 또는 신체에 중대한 위해를 발생하게 할 우려가 있는 수술, 수혈, 전신마취를 의료인 아닌 자에게 하게 하거나 의료인에게 면허 사항 외로 하게 한 경우 → 3년 이내 재교부 금지
② 보건복지부장관은 제1항에 따라 면허가 취소된 자라도 취소의 원인이 된 사유가 없어지거나 개전(改悛)의 정이 뚜렷하다고 인정되면 면허를 재교부할 수 있다. 다만, 제1항 제3호에 따라 면허가 취소된 경우에는 취소된 날부터 1년 이내, 제1항 제2호에 따라 면허가 취소된 경우에는 취소된 날부터 2년 이내, 제1항 제4호·제6호·제7호 또는 제8조 제4호에 따른 사유로 면허가 취소된 경우에는 취소된 날부터 3년 이내에는 재교부하지 못한다.

§의료법 제66조(자격정지 등) ① 보건복지부장관은 의료인이 다음 각 호의 어느 하나에 해당하면 1년의 범위에서 면허자격을 정지시킬 수 있다. 이 경우 의료기술과 관련한 판단이 필요한 사항에 관하여는 관계 전문가의 의견을 들어 결정할 수 있다.
1. 의료인의 품위를 심하게 손상시키는 행위를 한 때
2. 의료기관 개설자가 될 수 없는 자에게 고용되어 의료행위를 한 때
2의2. 제4조 제6항을 위반한 때

> **§의료법 제4조(의료인과 의료기관의 장의 의무)**
> ⑥ 의료인은 일회용 의료기기(한 번 사용할 목적으로 제작되거나 한 번의 의료행위에서 한 환자에게 사용하여야 하는 의료기기로서 보건복지부령으로 정하는 의료기기를 말한다. 이하 같다)를 한 번 사용한 후 다시 사용하여서는 아니 된다.

3. 제17조 제1항 및 제2항에 따른 진단서·검안서 또는 증명서를 거짓으로 작성하여 내주거나 제22조 제1항에 따른 진료기록부 등을 거짓으로 작성하거나 고의로 사실과 다르게 추가기재·수정한 때
4. 제20조를 위반한 경우

5. 제27조 제5항을 위반하여 의료인이 아닌 자로 하여금 의료행위를 하게 한 때

6. 의료기사가 아닌 자에게 의료기사의 업무를 하게 하거나 의료기사에게 그 업무 범위를 벗어나게 한 때

> §의료기사 등에 관한 법률 제2조(의료기사의 종류 및 업무)   ① 의료기사의 종류는 임상병리사, 방사선사, 물리치료사, 작업치료사, 치과기공사 및 치과위생사로 한다.

7. 관련 서류를 위조·변조하거나 속임수 등 부정한 방법으로 진료비를 거짓 청구한 때

8. 삭제

9. 제23조의5을 위반하여 경제적 이익 등을 제공받은 때

> §의료법 제23조의5(부당한 경제적 이익 등의 취득 금지)   ① 의료인, 의료기관 개설자(법인의 대표자, 이사, 그 밖에 이에 종사하는 자를 포함한다. 이하 이 조에서 같다) 및 의료기관 종사자는 「약사법」 제47조 제2항에 따른 의약품공급자로부터 의약품 채택·처방유도·거래유지 등 판매촉진을 목적으로 제공되는 금전, 물품, 편익, 노무, 향응, 그 밖의 경제적 이익(이하 "경제적 이익 등"이라 한다)을 받거나 의료기관으로 하여금 받게 하여서는 아니 된다. 다만, 견본품 제공, 학술대회 지원, 임상시험 지원, 제품설명회, 대금결제조건에 따른 비용할인, 시판 후 조사 등의 행위(이하 "견본품 제공 등의 행위"라 한다)로서 보건복지부령으로 정하는 범위 안의 경제적 이익 등인 경우에는 그러하지 아니하다.
> ② 의료인, 의료기관 개설자 및 의료기관 종사자는 「의료기기법」 제6조에 따른 제조업자, 같은 법 제15조에 따른 의료기기 수입업자, 같은 법 제17조에 따른 의료기기 판매업자 또는 임대업자로부터 의료기기 채택·사용유도·거래유지 등 판매촉진을 목적으로 제공되는 경제적 이익 등을 받거나 의료기관으로 하여금 받게 하여서는 아니 된다. 다만, 견본품 제공 등의 행위로서 보건복지부령으로 정하는 범위 안의 경제적 이익 등인 경우에는 그러하지 아니하다.

10. 그 밖에 이 법 또는 이 법에 따른 명령을 위반한 때

11

의료인의 면허취소 사유로 옳은 것은?

① 의료인으로서 품위손상행위를 한 때

② 진단서 등을 허위로 작성하여 교부하거나 진료기록부 등을 허위로 작성한 때

③ 전공의의 선발 등 직무와 관련하여 부당하게 금품을 수수하는 행위

④ 자격정지 처분기간 중에 의료행위를 한 경우

⑤ 32주 이전 태아의 성을 가족에게 알려준 경우

※ Q10 해설 참조

12

의사 '갑'은 비만을 치료하기 위해 방문한 환자의 배에 지방분해주사를 시술하도록 임상병리사 '을'에게 지시하고 '을'은 이를 시행하였다. '갑'은 형사재판 결과 법원으로부터 벌금형을 선고받아 확정되었다. 보건복지부장관이 의사 '갑'에게 내릴 수 있는 행정처분은?

① 면허 취소
② 면허 정지
③ 과태료 부과처분
④ 과징금 부과처분
⑤ 의료업 정지처분

해설

§의료법 제66조(자격정지 등) ① 보건복지부장관은 의료인이 다음 각 호의 어느 하나에 해당하면 1년의 범위에서 면허자격을 정지시킬 수 있다. 이 경우 의료기술과 관련한 판단이 필요한 사항에 관하여는 관계 전문가의 의견을 들어 결정할 수 있다.

1. 의료인의 품위를 심하게 손상시키는 행위를 한 때
2. 의료기관 개설자가 될 수 없는 자에게 고용되어 의료행위를 한 때
2의2. 제4조 제6항을 위반한 때

> §의료법 제4조(의료인과 의료기관의 장의 의무)
> ⑥ 의료인은 일회용 의료기기(한 번 사용할 목적으로 제작되거나 한 번의 의료행위에서 한 환자에게 사용하여야 하는 의료기기로서 보건복지부령으로 정하는 의료기기를 말한다. 이하 같다)를 한 번 사용한 후 다시 사용하여서는 아니 된다.

3. 제17조 제1항 및 제2항에 따른 진단서·검안서 또는 증명서를 거짓으로 작성하여 내주거나 제22조 제1항에 따른 진료기록부등을 거짓으로 작성하거나 고의로 사실과 다르게 추가기재·수정한 때
4. 제20조(태아 성 감별 행위 등 금지)를 위반한 경우
5. 삭제 〈2020. 12. 29.〉
6. 의료기사가 아닌 자에게 의료기사의 업무를 하게 하거나 의료기사에게 그 업무 범위를 벗어나게 한 때

> §의료기사 등에 관한 법률 제2조(의료기사의 종류 및 업무)
> ① 의료기사의 종류는 임상병리사, 방사선사, 물리치료사, 작업치료사, 치과기공사 및 치과위생사로 한다.

7. 관련 서류를 위조·변조하거나 속임수 등 부정한 방법으로 진료비를 거짓 청구한 때
8. 삭제 〈2011. 8. 4.〉
9. 제23조의5를 위반하여 경제적 이익 등을 제공받은 때
10. 그 밖에 이 법 또는 이 법에 따른 명령을 위반한 때

13

의원을 운영 중인 원장 'A'는 허리통증에 대한 최신 치료법을 광고하고 있다. 'A'는 의원의 홈페이지와 사회 관계망 서비스에 자신의 방법이 허리통증 치료에 반드시 효과가 있다는 내용을 지속적으로 광고하였다. 의원이 받을 수 있는 조치는?

① 조치 없음　　　　② 경고　　　　③ 벌금 부과
④ 과태료 부과　　　⑤ 1년의 범위에서 의료업 정지

해설

§의료법 제66조(자격정지 등)　① 보건복지부장관은 의료인이 다음 각 호의 어느 하나에 해당하면 1년의 범위에서 면허자격을 정지시킬 수 있다. 이 경우 의료기술과 관련한 판단이 필요한 사항에 관하여는 관계 전문가의 의견을 들어 결정할 수 있다.

1. 의료인의 품위를 심하게 손상시키는 행위를 한 때

§의료법 시행령 제32조(의료인의 품위 손상 행위의 범위)　① 법 제66조 제2항에 따른 의료인의 품위 손상 행위의 범위는 다음 각 호와 같다.

1. 학문적으로 인정되지 아니하는 진료행위(조산 업무와 간호 업무를 포함한다. 이하 같다)
2. 비도덕적 진료행위
3. 거짓 또는 과대 광고행위

3의2. 「방송법」 제2조 제1호에 따른 방송, 「신문 등의 진흥에 관한 법률」 제2조 제1호 · 제2호에 따른 신문 · 인터넷신문, 「잡지 등 정기간행물의 진흥에 관한 법률」 제2조 제1호에 따른 정기간행물 또는 제24조 제1항 각 호의 인터넷 매체[이동통신단말장치에서 사용되는 애플리케이션(Application)을 포함한다]에서 다음 각 목의 건강 · 의학정보(의학, 치의학, 한의학, 조산학 및 간호학의 정보를 말한다. 이하 같다)에 대하여 거짓 또는 과장하여 제공하는 행위

가. 「식품위생법」 제2조 제1호에 따른 식품에 대한 건강 · 의학정보
나. 「건강기능식품에 관한 법률」 제3조 제1호에 따른 건강기능식품에 대한 건강 · 의학정보
다. 「약사법」 제2조 제4호부터 제7호까지의 규정에 따른 의약품, 한약, 한약제제 또는 의약외품에 대한 건강 · 의학정보
라. 「의료기기법」 제2조 제1항에 따른 의료기기에 대한 건강 · 의학정보
마. 「화장품법」 제2조 제1호부터 제3호까지의 규정에 따른 화장품, 기능성화장품 또는 유기농화장품에 대한 건강 · 의학정보

4. 불필요한 검사 · 투약(投藥) · 수술 등 지나친 진료행위를 하거나 부당하게 많은 진료비를 요구하는 행위
5. 전공의(專攻醫)의 선발 등 직무와 관련하여 부당하게 금품을 수수하는 행위
6. 다른 의료기관을 이용하려는 환자를 영리를 목적으로 자신이 종사하거나 개설한 의료기관으로 유인하거나 유인하게 하는 행위
7. 자신이 처방전을 발급하여 준 환자를 영리를 목적으로 특정 약국에 유치하기 위하여 약국개설자나 약국에 종사하는 자와 담합하는 행위

14 의료인의 품위손상행위에 해당하는 것은?

① 시설기준에 미치지 못하는 곳에서 진료를 한 경우
② 간호조무사에게 CT촬영을 시행하게 한 경우
③ 전공의 선발을 약속하고 금품을 수수한 경우
④ 사무장병원에 고용되어 근무한 경우
⑤ 진단서를 허위로 작성한 경우

해설

§의료법 제66조(자격정지 등) ① 보건복지부장관은 의료인이 다음 각 호의 어느 하나에 해당하면 1년의 범위에서 면허자격을 정지시킬 수 있다. 이 경우 의료기술과 관련한 판단이 필요한 사항에 관하여는 관계 전문가의 의견을 들어 결정할 수 있다.

1. 의료인의 품위를 심하게 손상시키는 행위를 한 때

↓

§의료법 시행령 제32조(의료인의 품위 손상 행위의 범위) ① 법 제66조 제2항에 따른 의료인의 품위 손상 행위의 범위는 다음 각 호와 같다.

1. 학문적으로 인정되지 아니하는 진료행위(조산 업무와 간호 업무를 포함한다. 이하 같다)
2. 비도덕적 진료행위
3. 거짓 또는 과대 광고행위

3의2. 「방송법」 제2조 제1호에 따른 방송, 「신문 등의 진흥에 관한 법률」 제2조 제1호 · 제2호에 따른 신문 · 인터넷신문 또는 「잡지 등 정기간행물의 진흥에 관한 법률」 제2조 제1호에 따른 정기간행물의 매체에서 다음 각 목의 건강 · 의학정보(의학, 치의학, 한의학, 조산학 및 간호학의 정보를 말한다. 이하 같다)에 대하여 거짓 또는 과장하여 제공하는 행위

　가. 「식품위생법」 제2조 제1호에 따른 식품에 대한 건강 · 의학정보
　나. 「건강기능식품에 관한 법률」 제3조 제1호에 따른 건강기능식품에 대한 건강 · 의학정보
　다. 「약사법」 제2조 제4호부터 제7호까지의 규정에 따른 의약품, 한약, 한약제제 또는 의약외품에 대한 건강 · 의학정보
　라. 「의료기기법」 제2조 제1항에 따른 의료기기에 대한 건강 · 의학정보
　마. 「화장품법」 제2조 제1호부터 제3호까지의 규정에 따른 화장품, 기능성화장품 또는 유기농화장품에 대한 건강 · 의학정보

4. 불필요한 검사 · 투약(投藥) · 수술 등 지나친 진료행위를 하거나 부당하게 많은 진료비를 요구하는 행위
5. 전공의(專攻醫)의 선발 등 직무와 관련하여 부당하게 금품을 수수하는 행위
6. 다른 의료기관을 이용하려는 환자를 영리를 목적으로 자신이 종사하거나 개설한 의료기관으로 유인하거나 유인하게 하는 행위
7. 자신이 처방전을 발급하여 준 환자를 영리를 목적으로 특정 약국에 유치하기 위하여 약국개설자나 약국에 종사하는 자와 담합하는 행위

15 다음 중 의료인의 품위손상행위가 아닌 것은?

① 비도덕적인 진료행위

② 부당하게 많은 진료비를 요구하는 행위

③ 진료기록부를 허위로 작성한 행위

④ 영리를 목적으로 자신이 종사하는 의료기관으로 유인하는 행위

⑤ 영리를 목적으로 특정 약국 종사자와 담합하는 행위

※ Q14 해설 참조.

16 다음 중 의료법상 의료인의 품위손상행위는?

① 거짓으로 진단서를 작성함

② 방사선사 아닌 자에게 X-ray촬영을 하게 함

③ 불필요한 투약 검사·수술 등 과잉 진료행위를 함

④ 의료인 아닌 자에게 의료행위를 하게 함

⑤ 개설자가 될 수 없는 자에게 고용되어 의료행위를 함

※ Q14 해설 참조

17 의사 '갑'은 의료기관 개설자가 될 수 없는 자에게 고용되어 의료행위를 하였다. 의사 '갑'이 받을 수 있는 행정처분은?

① 과태료

② 과징금

③ 시정명령

④ 면허정지

⑤ 면허취소

해설　§의료법 제66조(자격정지 등)　① 보건복지부장관은 의료인이 다음 각 호의 어느 하나에 해당하면 1년의 범위에서 면허자격을 정지시킬 수 있다. 이 경우 의료기술과 관련한 판단이 필요한 사항에 관하여는 관계 전문가의 의견을 들어 결정할 수 있다.

2. 의료기관 개설자가 될 수 없는 자에게 고용되어 의료행위를 한 때

18 간호기록부를 허위로 작성하였을 때 간호사에게 내려지는 처분은?

① 면허취소

② 면허정지

③ 1년 이하의 징역 또는 500만원 이하의 벌금

④ 과징금 부과

⑤ 시정명령

해설

§의료법 제66조(자격정지 등)   ① 보건복지부장관은 의료인이 다음 각 호의 어느 하나에 해당하면 1년의 범위에서 면허자격을 정지시킬 수 있다. 이 경우 의료기술과 관련한 판단이 필요한 사항에 관하여는 관계 전문가의 의견을 들어 결정할 수 있다.

1. 의료인의 품위를 심하게 손상시키는 행위를 한 때

2. 의료기관 개설자가 될 수 없는 자에게 고용되어 의료행위를 한 때

2의2. 제4조 제6항을 위반한 때

> §의료법 제4조(의료인과 의료기관의 장의 의무)
>
> ⑥ 의료인은 일회용 의료기기(한 번 사용할 목적으로 제작되거나 한 번의 의료행위에서 한 환자에게 사용하여야 하는 의료기기로서 보건복지부령으로 정하는 의료기기를 말한다. 이하 같다)를 한 번 사용한 후 다시 사용하여서는 아니 된다.

3. 제17조 제1항 및 제2항에 따른 진단서·검안서 또는 증명서를 거짓으로 작성하여 내주거나 제22조 제1항에 따른 진료기록부 등을 거짓으로 작성하거나 고의로 사실과 다르게 추가기재·수정한 때

4. 제20조를 위반한 경우

5. 제27조 제5항을 위반하여 의료인이 아닌 자로 하여금 의료행위를 하게 한 때

6. 의료기사가 아닌 자에게 의료기사의 업무를 하게 하거나 의료기사에게 그 업무 범위를 벗어나게 한 때

7. 관련 서류를 위조·변조하거나 속임수 등 부정한 방법으로 진료비를 거짓 청구한 때

8. 삭제

9. 제23조의5을 위반하여 경제적 이익 등을 제공받은 때

10. 그 밖에 이 법 또는 이 법에 따른 명령을 위반한 때

19 개인의원을 개설 운영하고 있는 의사 '갑'은 간호조무사 '을'에게 자신이 진료한 환자의 가슴 X선 촬영을 하게 하였다. 이때 의사 '갑'이 받을 수 있는 조치는?

① 면허 취소

② 과태료 부과

③ 의료기관 폐업 처분

④ 의료기관 개설신고 취소

⑤ 1년의 범위에서 자격정지

20

제약회사 직원 A는 종합병원 의사 B를 만나, 자사에서 생산하는 모르핀의 처방량을 늘리는 조건으로 천만 원 상당의 상품권을 줄 테니 앞으로 잘 봐달라는 취지의 부탁을 했다. B는 이를 수락하여 상품권을 받았고, 후에 기소되어 법원으로부터 벌금형을 선고받아 확정되었다. 보건복지부장관이 B에게 할 수 있는 처분은?

① 면허취소

② 개설허가 취소

③ 면허자격 정지

④ 의료기관 폐쇄

⑤ 의료업 업무정지

(이하 "경제적 이익 등"이라 한다)을 받거나 의료기관으로 하여금 받게 하여서는 아니 된다. 다만, 견본품 제공, 학술대회 지원, 임상시험 지원, 제품설명회, 대금결제조건에 따른 비용할인, 시판 후 조사 등의 행위(이하 "견본품 제공 등의 행위"라 한다)로서 보건복지부령으로 정하는 범위 안의 경제적 이익 등인 경우에는 그러하지 아니하다.

② 의료인, 의료기관 개설자 및 의료기관 종사자는 「의료기기법」 제6조에 따른 제조업자, 같은 법 제15조에 따른 의료기기 수입업자, 같은 법 제17조에 따른 의료기기 판매업자 또는 임대업자로부터 의료기기 채택·사용유도·거래유지 등 판매촉진을 목적으로 제공되는 경제적 이익 등을 받거나 의료기관으로 하여금 받게 하여서는 아니 된다. 다만, 견본품 제공 등의 행위로서 보건복지부령으로 정하는 범위 안의 경제적 이익 등인 경우에는 그러하지 아니하다.

21

다음 중 의료인에 대한 자격정지 사유가 아닌 것은?

① 32주 전에 태아성감별을 하여 임부에게 알려 준 때

② 면허조건을 이행하지 않은 경우

③ 의료기사가 아닌 자에게 의료기사의 업무를 하게 한 경우

④ 의료기관 개설자가 될 수 없는 자에게 고용되어 의료행위를 한 때

⑤ 진료기록부 등을 거짓으로 작성한 때

해설 §의료법 제65조(면허 취소와 재교부) ① 보건복지부장관은 의료인이 다음 각 호의 어느 하나에 해당할 경우에는 그 면허를 취소할 수 있다. 다만, 제1호의 경우에는 면허를 취소하여야 한다.

1. 제8조 각 호의 어느 하나에 해당하게 된 경우

제8조(결격사유 등) 다음 각 호의 어느 하나에 해당하는 자는 의료인이 될 수 없다.

1. 「정신건강증진 및 정신질환자 복지서비스 지원에 관한 법률」 제3조 제1호에 따른 정신질환자. 다만, 전문의가 의료인으로서 적합하다고 인정하는 사람은 그러하지 아니하다.

2. 마약·대마·향정신성의약품 중독자

3. 피성년후견인·피한정후견인

4. 이 법 또는 「형법」 제233조, 제234조, 제269조, 제270조, 제317조 제1항 및 제347조(허위로 진료비를 청구하여 환자나 진료비를 지급하는 기관이나 단체를 속인 경우만을 말한다), 「보건범죄단속에 관한 특별조치법」, 「지역보건법」, 「후천성면역결핍증 예방법」, 「응급의료에 관한 법률」, 「농어촌 등 보건의료를 위한 특별 조치법」, 「시체해부 및 보존에 관한 법률」, 「혈액관리법」, 「마약류관리에 관한 법률」, 「약사법」, 「모자보건법」, 그 밖에 대통령령으로 정하는 의료 관련 법령을 위반하여 금고 이상의 형을 선고받고 그 형의 집행이 종료되지 아니하였거나 집행을 받지 아니하기로 확정되지 아니한 자 → 3년 이내 재교부 금지

※ **의료관련 법령 위반일 것**: 비록 의료인이 금고 이상의 형을 선고받더라도 그것이 의료관련범죄가 아닌 다른 범죄로 인한 경우에는 위 조항 소정의 면허취소사유에는 해당하지 아니한다고 보아야 할 것이다 따라서 아무리 중대한 범죄를 범하였다 하더라도 의료관련법 이외의 경우에는 의사면허에 영향을 미치지 않는다.

② 금고 이상의 형: 금고 이상의 형이란 형법 제41조에 규정 된 사형, 징역, 금고가 있다. 의료관련 법령의 위반으로 자격상실, 자격정지, 벌금형, 구류, 과료, 몰수 등을 선고받더라도 결격사유에 해당하는 것은 아니다.

③ 형을 선고받고 그 형의 집행이 종료되지 아니하였거나 집행을 받지 아니하기로 확정되지 아니한 자: 금고 이상의 형을 선고받은 자이어야 한다. 선고받은 그 형이 집행 중이거나 집행유예를 선고받은 경우도 포함된다. 그러나 선고유예와 기소유예는 포함되지 않는다.

2. 제66조에 따른 자격 정지 처분 기간 중에 의료행위를 하거나 3회 이상 자격 정지 처분을 받은 경우 → 2년 이내 재교부 금지

3. 제11조 제1항에 따른 면허 조건을 이행하지 아니한 경우 → 1년 이내 재교부 금지

§**의료법 제11조(면허 조건과 등록)**
① 보건복지부장관은 보건의료 시책에 필요하다고 인정하면 제5조에서 제7조까지의 규정에 따른 면허를 내줄 때 3년 이내의 기간을 정하여 특정 지역이나 특정 업무에 종사할 것을 면허의 조건으로 붙일 수 있다.

4. 제4조의3 제1항을 위반하여 면허를 대여한 경우 → 3년 이내 재교부 금지

§**의료법 제4조의3(의료인의 면허 대여 금지 등)**
① 의료인은 제5조(의사 · 치과의사 및 한의사를 말한다), 제6조(조산사를 말한다) 및 제7조(간호사를 말한다)에 따라 받은 면허를 다른 사람에게 대여하여서는 아니 된다.
② 누구든지 제5조부터 제7조까지에 따라 받은 면허를 대여받아서는 아니 되며, 면허 대여를 알선하여서도 아니 된다.

5. 삭제 〈2016. 12. 20.〉

6. 제4조 제6항을 위반하여 사람의 생명 또는 신체에 중대한 위해를 발생하게 한 경우→3년이내 재교부 금지

§**의료법 제4조(의료인과 의료기관의 장의 의무)**
⑥ 의료인은 일회용 의료기기(한 번 사용할 목적으로 제작되거나 한 번의 의료행위에서 한 환자에게 사용하여야 하는 의료기기로서 보건복지부령으로 정하는 의료기기를 말한다. 이하 같다)를 한 번 사용한 후 다시 사용하여서는 아니 된다.

7. 제27조 제5항을 위반하여 사람의 생명 또는 신체에 중대한 위해를 발생하게 할 우려가 있는 수술, 수혈, 전신마취를 의료인 아닌 자에게 하게 하거나 의료인에게 면허 사항 외로 하게 한 경우 → 3년 이내 재교부 금지

② 보건복지부장관은 제1항에 따라 면허가 취소된 자라도 취소의 원인이 된 사유가 없어지거나

개전(改悛)의 정이 뚜렷하다고 인정되면 면허를 재교부할 수 있다. 다만, 제1항 제3호에 따라 면허가 취소된 경우에는 취소된 날부터 1년 이내, 제1항 제2호에 따라 면허가 취소된 경우에는 취소된 날부터 2년 이내, 제1항 제4호·제6호·제7호 또는 제8조 제4호에 따른 사유로 면허가 취소된 경우에는 취소된 날부터 3년 이내에는 재교부하지 못한다.

§의료법 제66조(자격정지 등)   ① 보건복지부장관은 의료인이 다음 각 호의 어느 하나에 해당하면 1년의 범위에서 면허자격을 정지시킬 수 있다. 이 경우 의료기술과 관련한 판단이 필요한 사항에 관하여는 관계 전문가의 의견을 들어 결정할 수 있다.

1. 의료인의 품위를 심하게 손상시키는 행위를 한 때

2. 의료기관 개설자가 될 수 없는 자에게 고용되어 의료행위를 한 때

2의2. 제4조 제6항을 위반한 때

> §의료법 제4조(의료인과 의료기관의 장의 의무)
> ⑥ 의료인은 일회용 의료기기(한 번 사용할 목적으로 제작되거나 한 번의 의료행위에서 한 환자에게 사용하여야 하는 의료기기로서 보건복지부령으로 정하는 의료기기를 말한다. 이하 같다)를 한 번 사용한 후 다시 사용하여서는 아니 된다.

3. 제17조 제1항 및 제2항에 따른 진단서·검안서 또는 증명서를 거짓으로 작성하여 내주거나 제22조 제1항에 따른 진료기록부 등을 거짓으로 작성하거나 고의로 사실과 다르게 추가기재·수정한 때

4. 제20조를 위반한 경우

5. 삭제

6. 의료기사가 아닌 자에게 의료기사의 업무를 하게 하거나 의료기사에게 그 업무 범위를 벗어나게 한 때

7. 관련 서류를 위조·변조하거나 속임수 등 부정한 방법으로 진료비를 거짓 청구한 때

8. 삭제

9. 제23조의5를 위반하여 경제적 이익 등을 제공받은 때

10. 그 밖에 이 법 또는 이 법에 따른 명령을 위반한 때

정답										
	1. ②	2. ④	3. ⑤	4. ⑤	5. ③	6. ②	7. ③	8. ③	9. ①	10. ④
	11. ④	12. ②	13. ⑤	14. ③	15. ③	16. ③	17. ④	18. ②	19. ⑤	20. ③
	21. ②									

01

보건복지부장관은 간호사에게 간호사 면허 외에 전문간호사 자격을 인정할 수 있다. 다음 중 전문간호사에 포함되지 않는 것은?

① 노인전문간호사

② 정신전문간호사

③ 내과전문간호사

④ 마취전문간호사

⑤ 가정전문간호사

해설

§의료법 제78조(전문간호사)

§전문간호사 자격인정 등에 관한 규칙 제2조(자격구분)　전문간호사 자격은 보건·마취·정신·가정·감염관리·산업·응급·노인·중환자·호스피스·종양·임상 및 아동분야로 구분한다.

정답　1. ③

Chapter 03
응급의료에 관한 법률

01. 총 칙

01

응급의료에 관한 법률에서 응급의료에 해당하는 사항은?

가. 응급환자의 구조 행위	나. 응급환자의 진료
다. 응급환자의 이송	라. 응급의료 기관에 대한 상담

① 가   ② 가, 나   ③ 가, 나, 다

④ 나, 다   ⑤ 가, 나, 다, 라

해설

§응급의료법 제2조(정의) 이 법에서 사용하는 용어의 뜻은 다음과 같다.

1. "응급환자"란 질병, 분만, 각종 사고 및 재해로 인한 부상이나 그 밖의 위급한 상태로 인하여 즉시 필요한 응급처치를 받지 아니하면 생명을 보존할 수 없거나 심신에 중대한 위해(危害)가 발생할 가능성이 있는 환자 또는 이에 준하는 사람으로서 보건복지부령으로 정하는 사람을 말한다.

2. "응급의료"란 응급환자가 발생한 때부터 생명의 위험에서 회복되거나 심신상의 중대한 위해가 제거되기까지의 과정에서 응급환자를 위하여 하는 상담·구조(救助)·이송·응급처치 및 진료 등의 조치를 말한다.

3. "응급처치"란 응급의료행위의 하나로서 응급환자의 기도를 확보하고 심장박동의 회복, 그 밖에 생명의 위험이나 증상의 현저한 악화를 방지하기 위하여 긴급히 필요로 하는 처치를 말한다.

4. "응급의료종사자"란 관계 법령에서 정하는 바에 따라 취득한 면허 또는 자격의 범위에서 응급환자에 대한 응급의료를 제공하는 의료인과 응급구조사를 말한다.

5. "응급의료기관"이란 「의료법」 제3조에 따른 의료기관 중에서 이 법에 따라 지정된 중앙응급의료센터, 권역응급의료센터, 전문응급의료센터, 지역응급의료센터 및 지역응급의료기관을 말한다.

6. "구급차 등"이란 응급환자의 이송 등 응급의료의 목적에 이용되는 자동차, 선박 및 항공기 등의 이송수단을 말한다.

7. "응급의료기관 등"이란 응급의료기관, 구급차 등의 운용자 및 응급의료지원센터를 말한다.

8. "응급환자이송업"이란 구급차 등을 이용하여 응급환자 등을 이송하는 업(業)을 말한다.

응급 의료에 관한 법률에서 응급처치에 해당하는 것은?

① 구강 내 이물질 제거
② 의료 기구를 이용한 기도 확보
③ 심폐 소생술
④ 출혈 환자의 체온, 맥박, 호흡과 혈압을 총칭하는 활력징후 유지
⑤ 모두 다 응급처지에 해당

 해설 응급의료법 제2조(정의) 3. 응급처치란 응급의료행위의 하나로서 응급환자의 기도를 확보하고 심장박동의 회복, 그 밖에 생명의 위험이나 증상의 현저한 악화를 방지하기 위하여 긴급히 필요로 하는 처치를 말한다.

정답 1. ③ 2. ⑤

02. 응급의료종사자의 권리와 의무

01

60세 남자가 혼수상태로 지역응급의료센터에 실려 왔다. 의사결정 능력이 없는 이 환자에게 기도확보 등의 응급처치가 반드시 필요하다고 의사 '갑'은 판단하였으나 동행한 환자의 법정대리인으로부터 응급처치에 대한 동의를 얻지 못하였다. 이때 의사 '갑'이 취하여야 할 조치는?

① 법정대리인이 동의할 때까지 기다림

② 의료인 1명 이상의 동의를 얻어 응급의료를 행함

③ 자신의 의학적 판단에 따라 응급의료를 행함

④ 권역외상센터장에게 이 사실을 보고하고 응급의료를 행함

⑤ 지역응급의료센터장에게 이 사실을 보고하고 응급의료를 행함

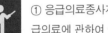

§응급의료법 제9조(응급의료의 설명·동의)

① 응급의료종사자는 다음 각 호의 어느 하나에 해당하는 경우를 제외하고는 응급환자에게 응급의료에 관하여 설명하고 그 동의를 받아야 한다.

1. 응급환자가 의사결정능력이 없는 경우

2. 설명 및 동의 절차로 인하여 응급의료가 지체되면 환자의 생명이 위험하여지거나 심신상의 중대한 장애를 가져오는 경우

② 응급의료종사자는 응급환자가 의사결정능력이 없는 경우 **법정대리인이 동행**하였을 때에는 그 법정대리인에게 응급의료에 관하여 설명하고 그 동의를 받아야 하며, 법정대리인이 동행하지 아니한 경우에는 동행한 사람에게 설명한 후 응급처치를 하고 의사의 의학적 판단에 따라 응급진료를 할 수 있다.

③ 응급의료에 관한 설명·동의의 내용 및 절차 등에 관하여 필요한 사항은 보건복지부령으로 정한다.

§응급의료법 시행규칙 제3조(응급의료에 관한 설명·동의의 내용 및 절차) ① 법 제9조에 따라 응급환자 또는 그 법정대리인에게 응급의료에 관하여 설명하고 동의를 얻어야 할 내용은 다음 각 호와 같다.

1. 환자에게 발생하거나 발생가능한 증상의 진단명

2. 응급검사의 내용

3. 응급처치의 내용

4. 응급의료를 받지 아니하는 경우의 예상결과 또는 예후

5. 그 밖에 응급환자가 설명을 요구하는 사항

② 제1항의 규정에 의한 설명·동의는 별지 제1호 서식의 응급의료에 관한 설명·동의서에 의한다.

③ 응급의료종사자가 의사결정능력이 없는 응급환자의 법정대리인으로부터 제1항에 따른 동의를 얻지 못하였으나 응급환자에게 반드시 응급의료가 필요하다고 판단되는 때에는 의료인 1명 이상의 동의를 얻어 응급의료를 할 수 있다.

02 응급 환자의 처치에 대한 설명 중 옳은 것은?

① 응급의료종사자가 응급의료를 위해 필요한 협조를 요청하면 누구든지 적극 협조한다.

② 응급의료종사자가 생명이 위급한 응급환자에게 제공한 응급의료로 발생한 사망사건에 대해 중대한 과실이 없는 경우 형사상 책임을 면책한다.

③ 응급환자가 2인 이상일 경우 사용 가능한 의료 자원의 정도에 따라 응급 의료를 실시한다.

④ 보건복지부 장관은 지역 내 병원 및 의원 중에서 지역응급의료기관을 지정할 수 있다.

⑤ 설명 및 동의 절차로 응급의료가 지체되는 경우라도 환자의 의사결정을 존중하여 응급의료의 수행에 관한 동의를 받아야 한다.

해설

§응급의료법 제5조(응급환자에 대한 신고 및 협조 의무)

① 누구든지 응급환자를 발견하면 즉시 응급의료기관 등에 신고하여야 한다.

② 응급의료종사자가 응급의료를 위하여 필요한 협조를 요청하면 누구든지 적극 협조하여야 한다.

§응급의료법 제5조의2 본문(선의의 응급의료에 대한 면책)

생명이 위급한 응급환자에게 다음 각 호의 어느 하나에 해당하는 응급의료 또는 응급처치를 제공하여 발생한 재산상 손해와 사상(死傷)에 대하여 고의 또는 중대한 과실이 없는 경우 그 행위자는 민사책임과 상해(傷害)에 대한 형사책임을지지 아니하며 사망에 대한 형사책임은 감면한다.

§응급의료법 제8조(응급환자에 대한 우선 응급의료 등)

① 응급의료종사자는 응급환자에 대하여는 다른 환자보다 우선하여 상담·구조 및 응급처치를 하고 진료를 위하여 필요한 최선의 조치를 하여야 한다.

② 응급의료종사자는 응급환자가 2명 이상이면 의학적 판단에 따라 더 위급한 환자부터 응급의료를 실시하여야 한다.

§응급의료법 제31조(지역응급의료기관의 지정)

① 시장·군수·구청장은 응급의료에 관한 다음 각 호의 업무를 수행하게 하기 위하여 종합병원 중에서 지역응급의료기관을 지정할 수 있다. 다만, 시·군의 경우에는 「의료법」 제3조 제2항 제3호 가목의 병원 중에서 지정할 수 있다.

§응급의료법 제9조(응급의료의 설명·동의)

① 응급의료종사자는 다음 각 호의 어느 하나에 해당하는 경우를 제외하고는 응급환자에게 응급의료에 관하여 설명하고 그 동의를 받아야 한다.

1. 응급환자가 의사결정능력이 없는 경우

2. 설명 및 동의 절차로 인하여 응급의료가 지체되면 환자의 생명이 위험하여지거나 심신상의 중대한 장애를 가져오는 경우

03 다음은 응급의료 종사자의 의무에 대한 설명이다. 옳은 것은?

① 응급 환자가 아니지만 응급실로 내원한 환자를 치료하느라 응급환자를 진료하지 못했다.

② 과다출혈로 쇼크 상태에 있는 환자보다 어깨 관절 이탈 환자를 우선적으로 진료하였다.

③ 당직 근무시간이 끝났으므로 응급의료 요청을 거부하였다.

④ 자동차 보험 지정 요양병원이 아니라서 교통사고 환자를 타 병원으로 이송하였다.

⑤ 환자 동의를 받아 급성 중이염 환자를 근처 의원으로 전원하였다.

해설

§응급의료법 제8조(응급환자에 대한 우선 응급의료 등)

① 응급의료종사자는 응급환자에 대하여는 다른 환자보다 우선하여 상담·구조 및 응급처치를 하고 진료를 위하여 필요한 최선의 조치를 하여야 한다.

② 응급의료종사자는 응급환자가 2명 이상이면 의학적 판단에 따라 더 위급한 환자부터 응급의료를 실시하여야 한다.

§응급의료법 제10조(응급의료 중단의 금지)

응급의료종사자는 정당한 사유가 없으면 응급환자에 대한 응급의료를 중단하여서는 아니 된다.

§응급의료법 제11조(응급환자의 이송)

① 의료인은 해당 의료기관의 능력으로는 응급환자에 대하여 적절한 응급의료를 할 수 없다고 판단한 경우에는 지체 없이 그 환자를 적절한 응급의료가 가능한 다른 의료기관으로 이송하여야 한다.

※ 4번 문항은 이에 해당한다고 보기 어려움.

§응급의료법 제7조(응급환자가 아닌 사람에 대한 조치)

① 의료인은 응급환자가 아닌 사람을 응급실이 아닌 의료시설에 진료를 의뢰하거나 다른 의료기관에 이송할 수 있다.

② 진료의뢰·환자이송의 기준 및 절차 등에 관하여 필요한 사항은 대통령령으로 정한다.

§응급의료법 시행령 제2조(응급환자가 아닌 자에 대한 이송기준 및 절차)

① 의료인은 응급의료기관에 내원한 환자가 응급환자에 해당하지 아니하나 진료가 필요하다고 인정되는 경우에는 「응급의료에 관한 법률」(이하 "법"이라 한다) 제7조의 규정에 따라 본인 또는 법정대리인의 동의를 얻어 응급실이 아닌 의료시설에 진료를 의뢰하거나 다른 의료기관에 이송할 수 있다.

② 의료인은 제1항의 규정에 따라 응급환자에 해당하지 아니하는 환자를 응급실이 아닌 의료시설에 진료를 의뢰하거나 다른 의료기관에 이송하는 경우에는 당해 환자가 응급환자에 해당하지 아니하는 이유를 설명하고, 그에 필요한 진료내용 및 진료과목 등을 추천하여야 한다.

③ 의료기관의 장은 제1항의 규정에 따라 응급환자에 해당하지 아니하는 환자를 다른 의료기관으로 이송한 경우 그 이송 받은 의료기관, 환자 또는 그 법정대리인이 진료에 필요한 의무기록을 요구하는 경우에는 이를 즉시 제공하여야 한다.

04 응급환자가 다수일 경우 우선 처치해야 할 환자는?

① 과다출혈로 쇼크 상태인 환자

② 심한 복통을 호소하는 급성 막창자 꼬리 염(acute appenclicitis)의 환자

③ 의식 있는 머리뼈 골절의 환자

④ 가장 먼저 온 고열의 환자

⑤ 난동을 피우는 머리 피부 열상의 환자

해설 §응급의료법 제8조(응급환자에 대한 우선 응급의료 등)

① 응급의료종사자는 응급환자에 대하여는 다른 환자보다 우선하여 상담·구조 및 응급처치를 하고 진료를 위하여 필요한 최선의 조치를 하여야 한다.

② 응급의료종사자는 응급환자가 2명 이상이면 의학적 판단에 따라 더 위급한 환자부터 응급의료를 실시하여야 한다.

05 응급환자 5명이 비슷한 시각에 차례로 응급실로 실려 왔다. 응급실 의사 A는 5명 모두에게 응급의료를 실시해야 한다. 응급의료를 행하면서 A는 누구에게 우선순위를 두어야 하는가?

① 위급한 환자

② 나이 많은 환자

③ 먼저 도착한 환자

④ 먼저 동의를 받은 환자

⑤ 생존가능성이 높은 환자

※ Q4 해설 참조.

06 권역외상센터에 내원한 환자가 응급환자에 해당하지 않았으나 진료가 필요하다고 인정되었다. 의사가 이 환자를 본인의 동의를 얻어 응급실이 아닌 의료시설에 진료를 의뢰하는 경우 이 환자에게 해야 할 조치로 옳은 것은?

① 응급처치 교육

② 진료내용과 진료과목 추천

③ 이송수단 알선

④ 진료소견서 제공

⑤ 진료의뢰 동의서 작성 요구

해설

§응급의료법 제7조(응급환자가 아닌 사람에 대한 조치)

① 의료인은 응급환자가 아닌 사람을 응급실이 아닌 의료시설에 진료를 의뢰하거나 다른 의료기관에 이송할 수 있다.

② 진료의뢰 · 환자이송의 기준 및 절차 등에 관하여 필요한 사항은 대통령령으로 정한다.

§응급의료법 시행령 제2조(응급환자가 아닌 자에 대한 이송기준 및 절차)

① 의료인은 응급의료기관에 내원한 환자가 응급환자에 해당하지 아니하나 진료가 필요하다고 인정되는 경우에는 「응급의료에 관한 법률」(이하 "법"이라 한다) 제7조의 규정에 따라 본인 또는 법정대리인의 동의를 얻어 응급실이 아닌 의료시설에 진료를 의뢰하거나 다른 의료기관에 이송할 수 있다.

② 의료인은 제1항의 규정에 따라 응급환자에 해당하지 아니하는 환자를 응급실이 아닌 의료시설에 진료를 의뢰하거나 다른 의료기관에 이송하는 경우에는 당해 환자가 응급환자에 해당하지 아니하는 이유를 설명하고, 그에 필요한 진료내용 및 진료과목 등을 추천하여야 한다.

③ 의료기관의 장은 제1항의 규정에 따라 응급환자에 해당하지 아니하는 환자를 다른 의료기관으로 이송한 경우 그 이송 받은 의료기관, 환자 또는 그 법정대리인이 진료에 필요한 의무기록을 요구하는 경우에는 이를 즉시 제공하여야 한다.

07

초등학생이 교통사고가 나서 응급실에 실려 왔다. 보호자는 없고 경찰관이 따라왔을 때 응급 의료사가 할 수 있는 방법은?

① 의사의 의학적 판단에 따라 응급진료를 시행한다.

② 응급시에 의료인 2인에 합의에 따라 진료한다.

③ 아이의 부모님이 오실 때까지 기다린다.

④ 경찰관에게 설명하고 동의를 구한다.

⑤ 경찰관에게 설명한 후 응급처치를 하고 의사의 의학적 판단에 따라 응급진료를 한다.

해설

§응급의료법 제9조(응급의료의 설명 · 동의) ① 응급의료종사자는 다음 각 호의 어느 하나에 해당하는 경우를 제외하고는 응급환자에게 응급의료에 관하여 설명하고 그 동의를 받아야 한다.

1. 응급환자가 의사결정능력이 없는 경우

2. 설명 및 동의 절차로 인하여 응급의료가 지체되면 환자의 생명이 위험하여지거나 심신상의 중대한 장애를 가져오는 경우

② 응급의료종사자는 응급환자가 의사결정능력이 없는 경우 법정대리인이 동행하였을 때에는 그 법정대리인에게 응급의료에 관하여 설명하고 그 동의를 받아야 하며, 법정대리인이 동행하지 아니한 경우에는 동행한 사람에게 설명한 후 응급처치를 하고 의사의 의학적 판단에 따라 응급진료를 할 수 있다.

③ 응급의료에 관한 설명·동의의 내용 및 절차 등에 관하여 필요한 사항은 보건복지부령으로 정한다.

§응급의료법 시행규칙 제3조(응급의료에 관한 설명·동의의 내용 및 절차) ① 법 제9조에 따라 응급환자 또는 그 법정대리인에게 응급의료에 관하여 설명하고 동의를 얻어야 할 내용은 다음 각 호와 같다.

1. 환자에게 발생하거나 발생가능한 증상의 진단명

2. 응급검사의 내용

3. 응급처치의 내용

4. 응급의료를 받지 아니하는 경우의 예상결과 또는 예후

5. 그 밖에 응급환자가 설명을 요구하는 사항

② 제1항의 규정에 의한 설명·동의는 별지 제1호서식의 응급의료에 관한 설명·동의서에 의한다.

③ 응급의료종사자가 의사결정능력이 없는 응급환자의 법정대리인으로부터 제1항에 따른 동의를 얻지 못하였으나 응급환자에게 반드시 응급의료가 필요하다고 판단되는 때에는 의료인 1명 이상의 동의를 얻어 응급의료를 할 수 있다.

08

A병원의 의사 '갑'은 내원한 응급환자에 대해 적절한 응급의료를 행할 수 없다고 판단하여 응급의료정보센터의 협조하에 A병원의 구급차를 사용하여 인접지역의 지역응급의료센터로 이송하였다. 이 경우 A병원은 구급차에 의한 이송처치료를 누구에게 청구하는가?

① 환자

② 건강보험심사평가원장

③ 이송한 지역응급의료센터장

④ 응급의료정보센터장

⑤ 국민건강보험관리공단 이사장

§응급의료법 제11조(응급환자의 이송)

③ 의료기관의 장은 이송에 든 비용을 환자에게 청구할 수 있다.

§응급의료법 시행규칙 제5조(이송비용의 청구)

의료기관의 장이 법 제11조 제3항의 규정에 따라 환자에게 청구할 수 있는 이송에 소요되는 비용은 당해 의료기관의 구급차를 사용한 경우에 그 구급차에 의한 이송처치료를 말한다.

09

응급실에 도착한 환자 진찰 후 중환자실 입원이 필요하다고 판단하였으나 병원 사정으로 이송해야 할 경우 취할 조치 중 옳지 않은 것은?

① 적절한 이송수단을 알선한다.

② 응급환자 진료의뢰서를 같이 보낸다.

③ 이송시 소요되는 구급차에 의한 이송처치료는 응급의료센터장에게 청구한다.

④ 응급실에서 진료한 검사기록이나 X-선 필름사본을 같이 보낸다.

⑤ 이송 받을 수 있는 의료기관을 확인한다.

§응급의료법 제11조(응급환자의 이송)

① 의료인은 해당 의료기관의 능력으로는 응급환자에 대하여 적절한 응급의료를 할 수 없다고 판단한 경우에는 지체 없이 그 환자를 적절한 응급의료가 가능한 다른 의료기관으로 이송하여야 한다.

② 의료기관의 장은 제1항에 따라 응급환자를 이송할 때에는 응급환자의 안전한 이송에 필요한 의료기구와 인력을 제공하여야 하며, 응급환자를 이송받는 의료기관에 진료에 필요한 의무기록(醫務記錄)을 제공하여야 한다.

③ 의료기관의 장은 이송에 든 비용을 환자에게 청구할 수 있다.

④ 응급환자의 이송절차, 의무기록의 이송 및 비용의 청구 등에 필요한 사항은 보건복지부령으로 정한다.

§응급의료법 시행규칙 제4조(응급환자의 이송절차 및 의무기록의 이송)

① 의료인은 법 제11조에 따라 응급환자를 다른 의료기관으로 이송하는 경우에는 이송 받는 의료기관에 연락하고, 적절한 이송수단을 알선하거나 제공하여야 한다.

② 의료인은 제1항에 따라 이송 받는 의료기관에 대한 연락이나 준비를 할 수 없는 경우에는 법 제27조 제1항에 따른 응급의료지원센터(이하 "응급의료지원센터"라 한다)나 「119구조·구급에 관한 법률」 제10조의2에 따른 119구급상황관리센터를 통하여 이송 받을 수 있는 의료기관을 확인하고 적절한 이송수단을 알선하거나 제공하여야 한다.

③ 제1항과 제2항에 따라 응급환자를 이송하는 경우에 제공하여야 하는 의무기록은 다음 각 호

와 같다.

1. 별지 제2호 서식의 응급환자진료의뢰서

2. 검사기록 등 의무기록과 방사선 필름의 사본 그 밖에 응급환자의 진료에 필요하다고 판단되는 자료

정답   1. ②   2. ①   3. ⑤   4. ①   5. ①   6. ②   7. ⑤   8. ①   9. ③

03. 재 정

01

응급의료기금 사용용도에 관한 다음 설명 중 올바른 것은?

① 재해발생지역 구급식량지원

② 응급의료 통신망 구축 및 운용

③ 응급 환자나 진료비 중 미수금의 대지급(代支給)

④ 응급 의료기관이 없는 지역에 지역응급의료센터 개설

⑤ 권역응급의료센터로 지정된 종합병원의 병동 증축지원

해설

§응급의료법 제21조(기금의 사용)   기금은 다음 각 호의 용도로 사용한다.

1. 응급환자의 진료비 중 제22조에 따른 미수금의 대지급(代支給)

2. 응급의료기관 등의 육성·발전과 의료기관의 응급환자 진료를 위한 시설 등의 설치에 필요한 자금의 융자 또는 지원

3. 응급의료 제공체계의 원활한 운영을 위한 보조사업

4. 대통령령으로 정하는 재해 등이 발생하였을 때의 의료 지원

5. 구조 및 응급처치 요령 등 응급의료에 관한 교육·홍보 사업

6. 응급의료의 원활한 제공을 위한 자동심장충격기 등 응급장비의 구비 지원

7. 응급의료를 위한 조사·연구 사업

8. 기본계획 및 지역응급의료시행계획의 시행 지원

9. 응급의료종사자의 양성 등 지원

02

응급의료기관이 응급환자 A에게 응급의료를 제공하였으나 그 비용을 받지 못하였다. 그 비용 가운데 본인이 부담하여야 하는 금액에 대해 대지급(代支給)을 받고자 할 때 이를 청구하는 기관은?

① 권역응급의료센터
② 응급의료정보센터
③ 건강보험심사평가원
④ 지역응급의료위원회
⑤ 중앙응급의료위원회

해설

§응급의료법 제22조(미수금의 대지급) ① 의료기관과 구급차 등을 운용하는 자는 응급환자에게 응급의료를 제공하고 그 비용을 받지 못하였을 때에는 그 비용 중 응급환자 본인이 부담하여야 하는 금액(이하 "미수금"이라 한다)에 대하여는 기금관리기관의 장(기금의 관리·운용에 관한 업무가 위탁되지 아니한 경우에는 보건복지부장관을 말한다. 이하 이 조 및 제22조의2에서 같다)에게 대신 지급하여 줄 것을 청구할 수 있다.

② 기금관리기관의 장은 제1항에 따라 의료기관 등이 미수금에 대한 대지급을 청구하면 보건복지부령으로 정하는 기준에 따라 심사하여 그 미수금을 기금에서 대신 지급하여야 한다.

③ 국가나 지방자치단체는 제2항에 따른 대지급에 필요한 비용을 기금관리기관의 장에게 보조할 수 있다.

④ 기금관리기관의 장은 제2항에 따라 미수금을 대신 지급한 경우에는 응급환자 본인과 그 배우자, 응급환자의 1촌의 직계혈족 및 그 배우자 또는 다른 법령에 따른 진료비 부담 의무자에게 그 대지급금(代支給金)을 구상(求償)할 수 있다.

⑤ 제4항에 따른 대지급금의 상환 청구를 받은 자가 해당 대지급금을 정하여진 기간 내에 상환하지 아니하면 기금관리기관의 장은 기한을 정하여 독촉할 수 있다.

⑥ 제5항에 따른 독촉을 받은 자가 그 기한 내에 대지급금을 상환하지 아니하면 기금관리기관의 장은 보건복지부장관의 승인을 받아 국세 체납처분의 예에 따라 이를 징수할 수 있다.

⑦ 기금관리기관의 장은 제4항에 따라 대지급금을 구상하였으나 상환받기가 불가능하거나 제22조의3에 따른 소멸시효가 완성된 대지급금을 결손으로 처리할 수 있다.

§응급의료법 시행령 제19조(미수금 대지급의 범위) 법 제22조에 따른 미수금 대지급의 범위는 다음 각 호의 비용 중 응급환자 본인이 부담하여야 하는 비용으로 한다.
1. 의료기관의 응급의료비용
2. 구급차 등을 운용하는 자의 법 제24조에 따른 이송처치료(의료기관이 구급차 등을 운용하는 경우는 제외한다)

§응급의료법 시행령 제20조(미수금 대지급의 청구 및 심사 절차)
① 의료기관과 구급차 등을 운용하는 자가 법 제22조 제1항에 따라 미수금의 대지급을 받으려는 경우에는 보건복지부령으로 정하는 바에 따라 심사평가원장에게 미수금의 대지급 청구를 하여야 한다.

② 제1항에 따른 미수금의 대지급 청구는 진료종료일 또는 이송종료일부터 3년 이내에 하여야 한다.

③ 심사평가원장은 제1항에 따른 의료기관 등의 미수금 대지급 청구에 대하여 그 내용을 심사한 후 대지급금을 지급하여야 한다.

④ 미수금 대지급 청구의 심사에 관하여 필요한 사항은 보건복지부령으로 정한다.

03

50세 남자가 군지역의 지역응급의료기관에서 단순골절로 응급진료를 받았다. 환자는 무연고자이고 진료비를 내지 않고 도주하였다. 이때 의료기관을 운용하는 자가 받지 못한 진료비 본인부담금을 대신 지급하여 줄 것을 청구할 수 있는 대상은?

① 도지사   ② 대한적십자사 회장
③ 중앙응급의료센터장   ④ 건강보험심사평가원장
⑤ 국민건강보험공단 이사장

※ Q2 해설 참조.

정답   1. ③   2. ③   3. ④

04. 응급의료기관 등

01

'군' 지역에 위치한 종합병원이 법령에서 정한 응급의료 시설·인력 및 장비 등을 갖추어 지역응급의료기관 지정을 받고자 한다. 필요한 조치는?

① 군수에게 지역응급의료기관 지정신청서 제출
② 도지사에게 지역응급의료기관 지정신청서 제출
③ 별도의 조치 없이 지역응급의료기관 설치 운영
④ 지역 내 권역응급의료센터의 장에게 지역응급의료기관 지정 신청서 제출

⑤ 지역 내 응급의료지원센터의 장에게 지역응급의료기관 지정 신청서 제출

> **해설**
>
> §응급의료법 제30조(지역응급의료센터의 지정)
> ① 시·도지사는 응급의료에 관한 다음 각 호의 업무를 수행하게 하기 위하여 종합병원 중에서 지역응급의료센터를 지정할 수 있다.
> 1. 응급환자의 진료
> 2. 제11조에 따라 응급환자에 대하여 적절한 응급의료를 할 수 없다고 판단한 경우 신속한 이송
> ② 지역응급의료센터의 지정 기준·방법·절차와 업무 등에 필요한 사항은 시·도의 응급의료 수요와 공급 등을 고려하여 보건복지부령으로 정한다.
>
> §응급의료법 제31조(지역응급의료기관의 지정)
> ① 시장·군수·구청장은 응급의료에 관한 다음 각 호의 업무를 수행하게 하기 위하여 종합병원 중에서 지역응급의료기관을 지정할 수 있다. 다만, 시·군의 경우에는 「의료법」 제3조 제2항 제3호 가목의 병원 중에서 지정할 수 있다.
>
> > §의료법 제3조 제2항 제3호 가목
> > 3. 병원급 의료기관: 의사, 치과의사 또는 한의사가 주로 입원환자를 대상으로 의료행위를 하는 의료기관으로서 그 종류는 다음 각 목과 같다.
> >   가. 병원
>
> 1. 응급환자의 진료
> 2. 제11조에 따라 응급환자에 대하여 적절한 응급의료를 할 수 없다고 판단한 경우 신속한 이송
> ② 지역응급의료기관의 지정 기준·방법·절차와 업무 등에 필요한 사항은 시·군·구의 응급의료 수요와 공급 등을 고려하여 보건복지부령으로 정한다.
>
> §응급의료 시행규칙 제18조(지역응급의료기관의 지정기준·방법 및 절차)
> ② 지역응급의료기관으로 지정을 받고자 하는 종합병원, 병원 또는 의원의 장은 별지 제6호 서식의 지역응급의료기관 지정신청서에 다음 각 호의 서류를 첨부하여 관할 시장·군수·구청장(자치구의 구청장을 말한다. 이하 같다)에게 제출하여야 한다.
> 1. 응급의료시설의 도면 1부
> 2. 응급의료 시설·인력 및 장비 등의 현황 및 운영계획서 1부

02

응급의료기관으로 지정받지 아니한 A 병원이 응급의료시설을 설치·운영하려고 할 때 법령에 정한 시설, 인력 등을 갖춘 후 A병원은 누구에게 신고해야 하는가?

① 관할 보건소장
② 시장·군수·구청장
③ 권역응급의료센터장
④ 응급의료지원센터장
⑤ 중앙응급의료센터장

§응급의료법 제35조의2(응급의료기관 외의 의료기관) ① 이 법에 따른 응급의료기관으로 지정받지 아니한 의료기관이 응급의료시설을 설치 · 운영하려면 보건복지부령으로 정하는 시설 · 인력 등을 갖추어 시장 · 군수 · 구청장에게 신고하여야 한다. 다만, 종합병원의 경우에는 신고를 생략할 수 있다. 〈개정 2020. 12. 29, 2021. 12. 21.〉
② 시장 · 군수 · 구청장은 제1항에 따른 신고를 받은 경우 그 내용을 검토하여 이 법에 적합하면 신고를 수리하여야 한다.
〈신설 2020. 12. 29.〉[시행일: 2022. 12. 22.]

03 응급의료기관이 준수해야 하는 예비병상 확보 및 유지에 관한 내용으로 옳은 것은?

① 예비병상수는 허가받은 병상은 100분의 5이상이다.

② 예비병상은 종합병원의 경우 필수 이며 각 진료과별로 있어야 한다.

③ 종합병원을 제외한 병 · 의원은 예비병상을 확보할 필요가 없다

④ 응급실을 전담하는 의사가 입원을 의뢰한 응급환자에 한하여 예비병상을 사용하게 한다.

⑤ 예비병상은 매일 오후 10시 이후 먼저 도착한 순서대로 사용한다.

§응급의료법 제33조(예비병상의 확보) ① 응급의료기관은 응급환자를 위한 예비병상을 확보하여야 하며 예비병상을 응급환자가 아닌 사람이 사용하게 하여서는 아니 된다.
② 예비병상의 확보 및 유지에 필요한 사항은 보건복지부령으로 정한다.

§응급의료에 관한 법률 시행규칙 제20조(예비병상의 확보 및 유지) ① 응급의료기관이 법 제33조의 규정에 따라 확보하여야 하는 예비병상의 수는 「의료법」 제33조 제4항에 따라 허가받은 병상 수의 100분의 1 이상(병 · 의원의 경우에는 1병상 이상)으로 한다.
② 응급의료기관은 응급실을 전담하는 의사(이하 "전담의사"라 한다)가 입원을 의뢰한 응급환자에 한하여 제1항에 따른 예비병상을 사용하게 해야 한다. 다만, 최근의 응급환자발생상황과 다음 날의 예비병상 확보가능성 등을 고려하여 매일 오후 10시 이후에는 응급실에 있는 응급환자 중 입원 등의 필요성이 더 많이 요구되는 환자의 순으로 예비병상을 사용하도록 할 수 있다. 〈개정 2021. 7. 7.〉

정답 1. ①   2. ②   3. ④

01 다음 중 응급의료법상 구급차를 사용할 수 있는 경우로 옳지 않은 것은?

① 응급 환자의 이송

② 응급의료를 위한 혈액, 진단용 검사대상물 및 진료용 장비 등의 운반

③ 응급의료를 위한 응급의료종사자의 운송

④ 진료를 받다가 사망한 환자의 의료기관으로의 이송

⑤ 사고에 의해 현장에서 사망한 환자의 화장지로의 운구

해설 §응급의료법 제45조(다른 용도에의 사용 금지)

① 구급차 등은 다음 각 호의 용도 외에는 사용할 수 없다.

1. 응급환자 이송

2. 응급의료를 위한 혈액, 진단용 검사대상물 및 진료용 장비 등의 운반

3. 응급의료를 위한 응급의료종사자의 운송

4. 사고 등으로 현장에서 사망하거나 진료를 받다가 사망한 사람을 의료기관 등에 이송

5. 그 밖에 보건복지부령으로 정하는 용도

② 시·도지사 또는 시장·군수·구청장은 제1항 또는 제44조의2 제2항을 위반한 구급차 등의 운용자에 대하여는 그 운용의 정지를 명하거나 구급차 등의 등록기관의 장에게 해당 구급차 등의 말소등록을 요청할 수 있다. 이 경우 말소등록을 요청받은 등록기관의 장은 해당 구급차 등에 대한 등록을 말소하여야 한다.

③ 시·도지사 또는 시장·군수·구청장은 관할 구역에서 운용되는 구급차의 제1항에 따른 용도 외의 사용 여부를 확인하기 위하여 필요한 경우 지방경찰청장 또는 경찰서장에게 구급차의 교통법규 위반사항 확인을 요청할 수 있다. 이 경우 요청을 받은 지방경찰청장 또는 경찰서장은 정당한 사유가 없으면 이에 따라야 한다.

---

02 다음 응급구조사의 응급처치 활동에 대한 설명 중 맞는 것은?

① 응급구조사가 출동하여 응급처치를 행한 때에는 출동사항과 처치내용을 기록하고 이를 응급환자 또는 그 보호자에게도 1부 교부하여야 한다.

② 응급구조사가 행한 출동사항과 처치내용의 기록은 출동 후 1주일 내에 작성한다.

③ 응급구조사가 출동하여 응급처치를 행한 때에는 출동사항과 처치 내용을 기록하고 응급구조사가 속한 기관과 응급환자를 진료한 의료기관은 그 기록을 5년간 보관하

여야 한다.

④ 응급구조사가 출동할 때에는 어떤 복장을 착용하여도 무방하다

⑤ 응급구조사는 어떠한 경우에도 의사의 지시를 받지 아니하고는 응급처치를 할 수 없다.

해설

§응급의료법 제41조(응급구조사의 업무)　① 응급구조사는 응급환자가 발생한 현장에서 응급환자에 대하여 상담·구조 및 이송 업무를 수행하며, 「의료법」 제27조의 무면허 의료행위 금지 규정에도 불구하고 보건복지부령으로 정하는 범위에서 현장에 있거나 이송 중이거나 의료기관 안에 있을 때에는 응급처치의 업무에 종사할 수 있다.

② 보건복지부장관은 5년마다 제1항에 따른 응급구조사 업무범위의 적절성에 대한 조사를 실시하고, 중앙위원회의 심의를 거쳐 응급구조사 업무범위 조정을 위하여 필요한 조치를 할 수 있다.

§응급의료법 제39조(응급구조사의 준수 사항)　응급구조사는 응급환자의 안전을 위하여 그 업무를 수행할 때 응급처치에 필요한 의료장비, 무선통신장비 및 구급의약품의 관리·운용과 응급구조사의 복장·표시 등 응급환자 이송·처치에 필요한 사항에 대하여 보건복지부령으로 정하는 사항을 지켜야 한다.

■응급의료에 관한 법률 시행규칙 [별표 13] 응급구조사의 준수사항(제32조 관련)

1. 구급차내의 장비는 항상 사용할 수 있도록 점검하여야 하며, 장비에 이상이 있을 때에는 지체없이 정비하거나 교체하여야 한다.

2. 환자의 응급처치에 사용한 의료용 소모품이나 비품은 소속기관으로 귀환하는 즉시 보충하여야 하며, 유효기간이 지난 의약품 등이 보관되지 아니하도록 하여야 한다.

3. 구급차의 무선장비는 매일 점검하여 통화가 가능한 상태로 유지하여야 하며, 출동할 때부터 귀환할 때까지 무선을 개방하여야 한다.

4. 응급환자를 구급차에 탑승시킨 이후에는 가급적 경보기를 울리지 아니하고 이동하여야 한다.

5. 응급구조사는 구급차 탑승시 응급구조사의 신분을 알 수 있도록 소속, 성명, 해당자격 등을 기재한 아래 표식을 상의 가슴에 부착하여야 한다.

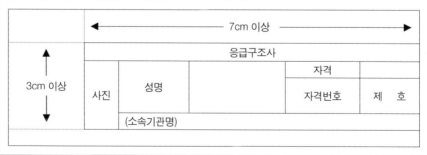

§응급의료법 제49조(출동 및 처치 기록 등) ① 응급구조사가 출동한 때에는 보건복지부령으로 정하는 바에 따라 지체 없이 출동 사항, 제31조의4에 따른 응급환자의 중증도 분류 결과, 처치 내용 등을 기록하고 이를 소속 구급차 등의 운용자와 해당 응급환자의 진료의사에게 제출하여야 한다. 다만, 응급구조사를 갈음하여 의사나 간호사가 탑승한 경우에는 탑승한 의사(간호사만 탑승한 경우에는 탑승 간호사)가 출동 및 처치 기록과 관련한 응급구조사의 임무를 수행하여야 한다.

§응급의료법 시행규칙 제40조(출동 및 처치기록의 내용 및 방법) ① 의사, 간호사 또는 응급구조사(이하 "응급구조사 등"이라 한다)는 법 제49조 제1항에 따라 출동사항과 응급처치의 내용을 별지 제16호 서식의 출동 및 처치 기록지에 기록해야 한다.
② 응급구조사 등은 제1항에 따라 출동사항 및 응급처치의 내용에 관한 기록을 3부 작성하여 그 응급환자를 인수한 의사의 서명을 얻은 뒤 1부는 보관하고, 1부는 해당 응급환자의 진료의사에게 제출하며, 1부는 이송처치료징수용으로 환자 또는 그 보호자에게 발급한다. 〈개정 2019. 12. 31.〉
③구급차 등의 운용자와 의료기관의 장은 제2항에 따라 응급구조사 등이 작성하여 제출한 출동사항과 처치내용에 관한 기록을 3년간 보존해야 한다.
④ 구급차 등의 운용자는 법 제49조 제3항에 따라 출동 및 처치 기록(전자문서를 포함한다)을 응급의료지원센터로 다음달 10일까지 매월 제출해야 한다.
⑤ 구급차 등의 운용자는 별지 제16호의2 서식의 구급차 등 운행기록대장을 작성하여 3년간 보존해야 한다.

② 구급차 등의 운용자는 구급차 등의 운행과 관련하여 보건복지부령으로 정하는 바에 따라 운행기록대장을 작성하여야 한다.
③ 제1항에 따른 기록을 제출받은 구급차 등의 운용자는 그 기록을 보건복지부령으로 정하는 바에 따라 그 소재지를 관할하는 응급의료지원센터에 제출하여야 한다.
④ 구급차 등의 운용자는 제1항에 따라 제출받은 기록 및 제2항에 따라 작성한 운행기록대장을, 응급환자의 진료의사가 소속된 의료기관의 장은 제1항에 따라 제출받은 기록을 각각 보건복지부령으로 정하는 기간 동안 보존하여야 한다.
⑤ 출동 및 처치 기록의 내용 및 방법 등에 관하여 필요한 사항은 보건복지부령으로 정한다.

정답 1. ⑤   2. ①

06. 벌 칙

응급의료종사자가 응급의료를 거부하거나 기피 시에 해당하는 벌칙은?

① 1년 이하 징역 또는 1천만 원 이하의 벌금
② 2년 이하 징역 또는 2천만 원 이하의 벌금
③ 3년 이하 징역 또는 3천만 원 이하의 벌금
④ 5년 이하 징역 또는 5천만 원 이하의 벌금
⑤ 10년 이하 징역 또는 1억 원 이하의 벌금

해설

§응급의료법 제6조(응급의료의 거부금지 등) ① 응급의료기관 등에서 근무하는 응급의료종사자는 응급환자를 항상 진료할 수 있도록 응급의료업무에 성실히 종사하여야 한다.
② 응급의료종사자는 업무 중에 응급의료를 요청받거나 응급환자를 발견하면 즉시 응급의료를 하여야 하며 정당한 사유 없이 이를 거부하거나 기피하지 못한다.

§응급의료법 제60조(벌칙)
③ 다음 각 호의 어느 하나에 해당하는 사람은 3년 이하의 징역 또는 3천만 원 이하의 벌금에 처한다.
1. 제6조 제2항을 위반하여 응급의료를 거부 또는 기피한 응급의료종사자
1의2. 제36조의2 제3항을 위반하여 다른 사람에게 자기의 성명을 사용하여 제41조에 따른 응급구조사의 업무를 수행하게 한 자
1의3. 제36조의2 제5항을 위반하여 다른 사람에게 자격증을 빌려주거나 빌린 자
1의4. 제36조의2 제6항을 위반하여 자격증을 빌려주거나 빌리는 것을 알선한 자
2. 제40조의 비밀 준수 의무를 위반한 사람. 다만, 고소가 있어야 공소를 제기할 수 있다.
3. 제42조를 위반하여 의사로부터 구체적인 지시를 받지 아니하고 응급처치를 한 응급구조사

정답   1. ③

Chapter 04
감염병의 예방 및 관리에 관한 법률

01. 총 칙

01

감염병의 분류가 모두 옳게 연결된 것은?

① 제1급 감염병 — 콜레라, 두창, 페스트
② 제2급 감염병 — 디프테리아, 파라티푸스, 장티푸스
③ 제3급 감염병 — 중증열성혈소판감소증후군(SFTS), 파상풍, B형간염
④ 제4급 감염병 — A형간염, 폴리오, 한센병
⑤ 제5급 감염병 — 인플루엔자, 매독, 신종인플루엔자

해설

§**감염병예방법 제2조(정의) 제2호**　"제1급감염병"이란 생물테러감염병 또는 치명률이 높거나 집단 발생의 우려가 커서 발생 또는 유행 즉시 신고하여야 하고, 음압격리와 같은 높은 수준의 격리가 필요한 감염병으로서 다음 각 목의 감염병을 말한다. 다만, 갑작스러운 국내 유입 또는 유행이 예견되어 긴급한 예방·관리가 필요하여 질병관리청장이 보건복지부장관과 협의하여 지정하는 감염병을 포함한다.

　　가. 에볼라바이러스병, 나. 마버그열, 다. 라싸열, 라. 크리미안콩고출혈열, 마. 남아메리카출혈열, 바. 리프트밸리열, 사. 두창, 아. 페스트, 자. 탄저, 차. 보툴리눔독소증, 카. 야토병, 타. 신종감염병증후군, 파. 중증급성호흡기증후군(SARS), 하. 중동호흡기증후군(MERS), 거. 동물인플루엔자 인체감염증, 너. 신종인플루엔자, 더. 디프테리아

※ 제1급 감염병은 즉시 신고, 응압격리 필요

§**감염병예방법 제2조(정의) 제3호**　"제2급감염병"이란 전파가능성을 고려하여 발생 또는 유행 시 24시간 이내에 신고하여야 하고, 격리가 필요한 다음 각 목의 감염병을 말한다. 다만, 갑작스러운 국내 유입 또는 유행이 예견되어 긴급한 예방·관리가 필요하여 질병관리청장이 보건복지

부장관과 협의하여 지정하는 감염병을 포함한다.

    가. 결핵(結核), 나. 수두(水痘), 다. 홍역(紅疫), 라. 콜레라, 마. 장티푸스, 바. 파라티푸스, 사. 세균성이질, 아. 장출혈성대장균감염증, 자. A형간염, 차. 백일해(百日咳), 카. 유행성이하선염(流行性耳下腺炎), 타. 풍진(風疹), 파. 폴리오, 하. 수막구균 감염증, 거. b형헤모필루스인플루엔자, 너. 폐렴구균 감염증, 더. 한센병, 러. 성홍열, 머. 반코마이신내성황색포도알균(VRSA) 감염증, 버. 카바페넴내성장내세균속균종(CRE) 감염증

※ 제2급 감염병은 24시간 이내 신고, 격리 필요

§감염병예방법 제2조(정의) 제4호   "제3급감염병"이란 그 발생을 계속 감시할 필요가 있어 발생 또는 유행 시 24시간 이내에 신고하여야 하는 다음 각 목의 감염병을 말한다. 다만, 갑작스러운 국내 유입 또는 유행이 예견되어 긴급한 예방·관리가 필요하여 질병관리청장이 보건복지부장관과 협의하여 지정하는 감염병을 포함한다.

    가. 파상풍(破傷風), 나. B형간염, 다. 일본뇌염, 라. C형간염, 마. 말라리아, 바. 레지오넬라증 사. 비브리오패혈, 증, 아. 발진티푸스, 자. 발진열(發疹熱), 차. 쯔쯔가무시증, 카. 렙토스피라증, 타. 브루셀라증, 파. 공수병(恐水病), 하. 신증후군출혈열(腎症侯群出血熱), 거. 후천성면역결핍증(AIDS), 너. 크로이츠펠트-야콥병(CJD) 및 변종크로이츠펠트-야콥병(vCJD), 더. 황열, 러. 뎅기열, 머. 큐열(Q熱), 버. 웨스트나일열, 서. 라임병, 어. 진드기매개뇌염, 저. 유비저(類鼻疽), 처. 치쿤구니야열, 커. 중증열성혈소판감소증후군(SFTS), 터. 지카바이러스 감염증

※ 제3급 감염병은 24시간 이내 신고, 격리는 불필요

§감염병예방법 제2조(정의) 제5호   "제4급감염병"이란 제1급감염병부터 제3급감염병까지의 감염병 외에 유행 여부를 조사하기 위하여 표본감시 활동이 필요한 다음 각 목의 감염병을 말한다.

    가. 인플루엔자, 나. 매독(梅毒), 다. 회충증, 라. 편충증, 마. 요충증, 바. 간흡충증 사. 폐흡충증, 아. 장흡충증, 자. 수족구병, 차. 임질, 카. 클라미디아감염증, 타. 연성하감, 파. 성기단순포진, 하. 첨규콘딜롬, 거. 반코마이신내성장알균(VRE) 감염증, 너. 메티실린내성황색포도알균(MRSA) 감염증, 더. 다제내성녹농균(MRPA) 감염증, 러. 다제내성아시네토박터바우마니균(MRAB) 감염증, 머. 장관감염증, 버. 급성호흡기감염증, 서. 해외유입기생충감염증, 어. 엔테로바이러스감염증, 저. 사람유두종바이러스 감염증

※ 제4급 감염병은 신고 및 격리는 불필요, 표본감시 활동이 필요

02 감염병 중 환자발생 즉시 신고해야 할 것은?

㉮ 페스트	㉯ 두창
㉰ 야토병	㉱ 동물인플루엔자 인체감염증

① ㉮, ㉯, ㉰ 　　② ㉮, ㉰ 　　③ ㉯, ㉱
④ ㉱ 　　⑤ ㉮, ㉯, ㉰, ㉱

해설

§감염병예방법 제2조(정의) 제2호   "제1급감염병"이란 생물테러감염병 또는 치명률이 높거나 집단 발생의 우려가 커서 발생 또는 유행 즉시 신고하여야 하고, 음압격리와 같은 높은 수준의 격리가 필요한 감염병으로서 다음 각 목의 감염병을 말한다. 다만, 갑작스러운 국내 유입 또는 유행이 예견되어 긴급한 예방·관리가 필요하여 질병관리청장이 보건복지부장관과 협의하여 지정하는 감염병을 포함한다.

가. 에볼라바이러스병, 나. 마버그열, 다. 라싸열, 라. 크리미안콩고출혈열, 마. 남아메리카출혈열, 바. 리프트밸리열, 사. 두창, 아. 페스트, 자. 탄저, 차. 보툴리눔독소증, 카. 야토병, 타. 신종감염병증후군, 파. 중증급성호흡기증후군(SARS), 하. 중동호흡기증후군(MERS), 거. 동물인플루엔자 인체감염증, 너. 신종인플루엔자, 더. 디프테리아

※ 제1급 감염병은 즉시 신고, 음압격리 필요

03 전파가능성을 고려하여 발생 또는 유행 시 24시간 이내에 신고하여야 하고 격리가 필요한 감염병은?

① 황열 　　② 콜레라 　　③ B형간염
④ 일본뇌염 　　⑤ 인플루엔자

해설

§감염병예방법 제2조(정의) 제3호   "제2급감염병"이란 전파가능성을 고려하여 발생 또는 유행시 24시간 이내에 신고하여야 하고, 격리가 필요한 다음 각 목의 감염병을 말한다. 다만, 갑작스러운 국내 유입 또는 유행이 예견되어 긴급한 예방·관리가 필요하여 질병관리청장이 보건복지부장관과 협의하여 지정하는 감염병을 포함한다.

가. 결핵(結核), 나. 수두(水痘), 다. 홍역(紅疫), 라. 콜레라, 마. 장티푸스, 바. 파라티푸스, 사. 세균성이질, 아. 장출혈성대장균감염증, 자. A형간염, 차. 백일해(百日咳), 카. 유행성이하선염(流行性耳下腺炎), 타. 풍진(風疹), 파. 폴리오, 하. 수막구균 감염증, 거. b형헤모필루스인플루엔자, 너. 폐렴구균 감염증, 더. 한센병, 러. 성홍열, 머. 반코마이신내성황색포도알균(VRSA) 감염증, 버. 카바페넴내성장내세균속균종(CRE) 감염증

04 제1급감염병부터 제3급감염병까지의 감염병 외에 유행여부를 조사하기 위하여 표본감시활동이 필요한 감염병으로 옳은 것은?

① 에볼라바이러스병　　　　　　　　② 페스트
③ 중증급성호흡기증후군(SARS)　　④ 중동호흡기증후군(MERS)
⑤ 편충증

> **해설**
> §감염병예방법 제2조(정의) 제5호　"제4급감염병"이란 제1급감염병부터 제3급감염병까지의 감염병 외에 유행 여부를 조사하기 위하여 표본감시 활동이 필요한 다음 각 목의 감염병을 말한다.
> 가. 인플루엔자, 나. 매독(梅毒), 다. 회충증, 라. 편충증, 마. 요충증, 바. 간흡충증 사. 폐흡충증, 아. 장흡충증, 자. 수족구병, 차. 임질, 카. 클라미디아감염증, 타. 연성하감, 파. 성기단순포진, 하. 첨규콘딜롬, 거. 반코마이신내성장알균(VRE) 감염증, 너. 메티실린내성황색포도알균(MRSA) 감염증, 더. 다제내성녹농균(MRPA) 감염증, 러. 다제내성아시네토박터바우마니균(MRAB) 감염증, 머. 장관감염증, 버. 급성호흡기감염증, 서. 해외유입기생충감염증, 어. 엔테로바이러스감염증, 저. 사람유두종바이러스 감염증
>
> ※ 제4급 감염병은 신고 및 격리는 불필요, 표본감시 활동이 필요

05 표본감시 대상이 되는 감염병은?

① 황열　　　　　　　　　　　　② 인플루엔자
③ 유행성이하선염　　　　　　　④ b형헤모필루스인플루엔자
⑤ 중증열성혈소판감소증후군(SFTS)

※ Q4 해설 참조.

06 A는 제1급 감염병으로 진단을 받았다. B는 마스크를 착용하지 않은 채 A와 밀접하게 접촉했다. B는 증상이 없다. 역학조사관은 이 단계에서 B를 무엇으로 분류하는가?

① 감염병 환자　　　　② 병원체 보유자　　　　③ 감염병 의심자
④ 감염병 확진자　　　⑤ 감염병 의사환자

>
> **해설**
> §감염병예방법 제2조(정의)
> 13. "감염병환자"란 감염병의 병원체가 인체에 침입하여 증상을 나타내는 사람으로서 제11조제6항의 진단 기준에 따른 의사, 치과의사 또는 한의사의 진단이나 제16조의2에 따른 감염병

원체 확인기관의 실험실 검사를 통하여 확인된 사람을 말한다.

14. "감염병의사환자"란 감염병병원체가 인체에 침입한 것으로 의심이 되나 감염병환자로 확인되기 전 단계에 있는 사람을 말한다.

15. "병원체보유자"란 임상적인 증상은 없으나 감염병병원체를 보유하고 있는 사람을 말한다.

15의2. "감염병의심자"란 다음 각 목의 어느 하나에 해당하는 사람을 말한다.

　가. 감염병환자, 감염병의사환자 및 병원체보유자(이하 "감염병환자등"이라 한다)와 접촉하거나 접촉이 의심되는 사람(이하 "접촉자"라 한다)

　나. 「검역법」 제2조 제7호 및 제8호에 따른 검역관리지역 또는 중점검역관리지역에 체류하거나 그 지역을 경유한 사람으로서 감염이 우려되는 사람

　다. 감염병병원체 등 위험요인에 노출되어 감염이 우려되는 사람

정답   1. ③   2. ⑤   3. ②   4. ⑤   5. ②   6. ③

02. 신고 및 보고

01
○○종합병원에 근무하는 내과의사 '갑'은 발열로 의원에 온 30세 환자를 A형 간염으로 진단하고 입원시켜 치료하였다. 치료를 받던 이 환자가 사망하였을 때 내과의사 '갑'이 취하여야 할 조치는?

① 관할 보건소장에게 신고
② 관할 경찰서장에게 신고
③ 관할 지역 역학조사반장에게 신고
④ 관할 지역 내 감염병전문병원장에게 신고
⑤ 소속 기관의 장에게 보고

해설　§감염병예방법 제2조 제3호(정의)　"제2급감염병"이란 전파가능성을 고려하여 발생 또는 유행 시 24시간 이내에 신고하여야 하고, 격리가 필요한 다음 각 목의 감염병을 말한다. 다만, 갑작스러운 국내 유입 또는 유행이 예견되어 긴급한 예방·관리가 필요하여 질병관리청장이 보건복지

부장관과 협의하여 지정하는 감염병을 포함한다.

　가. 결핵(結核), 나. 수두(水痘), 다. 홍역(紅疫), 라. 콜레라, 마. 장티푸스, 바. 파라티푸스, 사. 세균성이질, 아. 장출혈성대장균감염증, 자. A형간염, 차. 백일해(百日咳), 카. 유행성이하선염(流行性耳下腺炎), 타. 풍진(風疹), 파. 폴리오, 하. 수막구균 감염증, 거. b형헤모필루스인플루엔자, 너. 폐렴구균 감염증, 더. 한센병, 러. 성홍열, 머. 반코마이신내성황색포도알균(VRSA) 감염증, 버. 카바페넴내성장내세균속균종(CRE) 감염증

§감염병예방법 제11조(의사 등의 신고)

① 의사, 치과의사 또는 한의사는 다음 각 호의 어느 하나에 해당하는 사실(제16조 제6항에 따라 표본감시 대상이 되는 제4급감염병으로 인한 경우는 제외한다)이 있으면 소속 의료기관의 장에게 보고하여야 하고, 해당 환자와 그 동거인에게 보건복지부장관이 정하는 감염 방지 방법 등을 지도하여야 한다. 다만, 의료기관에 소속되지 아니한 의사, 치과의사 또는 한의사는 그 사실을 관할 보건소장에게 신고하여야 한다.

1. 감염병환자 등을 진단하거나 그 사체를 검안(檢案)한 경우

2. 예방접종 후 이상반응자를 진단하거나 그 사체를 검안한 경우

3. 감염병환자 등이 제1급감염병부터 제3급감염병까지에 해당하는 감염병으로 사망한 경우

4. 감염병환자로 의심되는 사람이 감염병병원체 검사를 거부하는 경우

② 제16조의2에 따른 감염병병원체 확인기관의 소속 직원은 실험실 검사 등을 통하여 보건복지부령으로 정하는 감염병환자 등을 발견한 경우 그 사실을 그 기관의 장에게 보고하여야 한다.

§감염병예방법 제16조의2(감염병병원체 확인기관)

① 다음 각 호의 기관(이하 "감염병병원체 확인기관"이라 한다)은 실험실 검사 등을 통하여 감염병병원체를 확인할 수 있다.

1. 질병관리청

2. 국립검역소

3. 「보건환경연구원법」 제2조에 따른 보건환경연구원

4. 「지역보건법」 제10조에 따른 보건소

5. 「의료법」 제3조에 따른 의료기관 중 진단검사의학과 전문의가 상근(常勤)하는 기관

6. 「고등교육법」 제4조에 따라 설립된 의과대학 중 진단검사의학과가 개설된 의과대학

7. 「결핵예방법」 제21조에 따라 설립된 대한결핵협회(결핵환자의 병원체를 확인하는 경우만 해당한다)

8. 「민법」 제32조에 따라 한센병환자 등의 치료·재활을 지원할 목적으로 설립된 기관(한센병환자의 병원체를 확인하는 경우만 해당한다)

9. 인체에서 채취한 검사물에 대한 검사를 국가, 지방자치단체, 의료기관 등으로부터 위탁받아 처리하는 기관 중 진단검사의학과 전문의가 상근하는 기관

② 질병관리청장은 감염병병원체 확인의 정확성·신뢰성을 확보하기 위하여 감염병병원체 확인기관의 실험실 검사능력을 평가하고 관리할 수 있다.

③ 제2항에 따른 감염병병원체 확인기관의 실험실 검사능력 평가 및 관리에 관한 방법, 절

차 등에 관하여 필요한 사항은 보건복지부령으로 정한다.

[본조신설 2020. 3. 4.]

[시행일 : 2020. 9. 12.] 제16조의2

③ 제1항 및 제2항에 따라 보고를 받은 의료기관의 장 및 제16조의2에 따른 감염병병원체 확인기관의 장은 제1급감염병의 경우에는 즉시, 제2급감염병 및 제3급감염병의 경우에는 24시간 이내에, 제4급감염병의 경우에는 7일 이내에 질병관리청장 또는 관할 보건소장에게 신고하여야 한다.

④ 육군, 해군, 공군 또는 국방부 직할 부대에 소속된 군의관은 제1항 각 호의 어느 하나에 해당하는 사실(제16조 제6항에 따라 표본감시 대상이 되는 제4급감염병으로 인한 경우는 제외한다)이 있으면 소속 부대장에게 보고하여야 하고, 보고를 받은 소속 부대장은 제1급감염병의 경우에는 즉시, 제2급감염병 및 제3급감염병의 경우에는 24시간 이내에 관할 보건소장에게 신고하여야 한다.

⑤ 제16조 제1항에 따른 감염병 표본감시기관은 제16조 제6항에 따라 표본감시 대상이 되는 제4급감염병으로 인하여 제1항 제1호 또는 제3호에 해당하는 사실이 있으면 보건복지부령으로 정하는 바에 따라 질병관리청장 또는 관할 보건소장에게 신고하여야 한다.

[시행일 : 2020. 9. 12.] 제11조

02 생활관에 거주하는 23세 대학생이 미열, 두통, 얼굴의 홍반 발진으로 내과의원에 왔다. 풍진으로 진단한 의사 '갑'이 취해야 할 조치는?

① 관할 보건소장에게 신고

② 질병관리청장에게 신고

③ 주소지 국가지정 감염병전문병원장에게 신고

④ 주소지 관할 보건소장에게 신고하라고 세대주에게 지도

⑤ 주소지 관할 보건소장에게 신고하라고 생활관장에게 통보

※ Q1 해설 참조.

03 다음 중 발견 즉시 관할 보건소장에게 신고하지 않아도 되는 감염병은?

① 에볼라바이러스병

② 중증급성호흡기증후군(SARS)

③ 중동호흡기증후군(MERS)

④ 신종인플루엔자

⑤ b형헤모필루스인플루엔자

§감염병예방법 제2조 제2호(정의) "제1급감염병"이란 생물테러감염병 또는 치명률이 높거나 집단 발생의 우려가 커서 발생 또는 유행 즉시 신고하여야 하고, 음압격리와 같은 높은 수준의 격리가 필요한 감염병으로서 다음 각 목의 감염병을 말한다. 다만, 갑작스러운 국내 유입 또는 유행이 예견되어 긴급한 예방·관리가 필요하여 **질병관리청장이 보건복지부장관과 협의하여 지정하는 감염병을 포함한다.**

가. 에볼라바이러스병, 나. 마버그열, 다. 라싸열, 라. 크리미안콩고출혈열, 마. 남아메리카출혈열, 바. 리프트밸리열, 사. 두창, 아. 페스트, 자. 탄저, 차. 보툴리눔독소증, 카. 야토병, 타. 신종감염병증후군, 파. 중증급성호흡기증후군(SARS), 하. 중동호흡기증후군(MERS), 거. 동물인플루엔자 인체감염증, 너. 신종인플루엔자, 더. 디프테리아

04 다음 중 진단 혹은 검안 후 24시간 이내 관할 보건소장에게 신고해야 하는 감염병이 아닌 것은?

① 결핵 ② 콜레라 ③ 파상풍
④ 공수병 ⑤ 인플루엔자

§감염병예방법 제2조 제3호(정의)
"제2급감염병"이란 전파가능성을 고려하여 발생 또는 유행 시 24시간 이내에 신고하여야 하고, 격리가 필요한 다음 각 목의 감염병을 말한다. 다만, 갑작스러운 국내 유입 또는 유행이 예견되어 긴급한 예방·관리가 필요하여 질병관리청장이 보건복지부장관과 협의하여 지정하는 감염병을 포함한다.

가. 결핵(結核), 나. 수두(水痘), 다. 홍역(紅疫), 라. 콜레라, 마. 장티푸스, 바. 파라티푸스, 사. 세균성이질, 아. 장출혈성대장균감염증, 자. A형간염, 차. 백일해(百日咳), 카. 유행성이하선염(流行性耳下腺炎), 타. 풍진(風疹), 파. 폴리오, 하. 수막구균 감염증, 거. b형헤모필루스인플루엔자, 너. 폐렴구균 감염증, 더. 한센병, 러. 성홍열, 머. 반코마이신내성황색포도알균(VRSA) 감염증, 버. 카바페넴내성장내세균속균종(CRE) 감염증

§감염병예방법 제2조 제4호
"제3급감염병"이란 그 발생을 계속 감시할 필요가 있어 발생 또는 유행 시 24시간 이내에 신고하여야 하는 다음 각 목의 감염병을 말한다. 다만, 갑작스러운 국내 유입 또는 유행이 예견되어 긴급한 예방·관리가 필요하여 질병관리청장이 보건복지부장관과 협의하여 지정하는 감염병을 포함한다.

가. 파상풍(破傷風), 나. B형간염, 다. 일본뇌염, 라. C형간염, 마. 말라리아, 바. 레지오넬라증, 사. 비브리오패혈증, 아. 발진티푸스, 자. 발진열(發疹熱), 차. 쯔쯔가무시증, 카. 렙토스피라증, 타. 브루셀라증, 파. 공수병(恐水病), 하. 신증후군출혈열(腎症候群出血熱), 거. 후천성면역결핍증(AIDS), 너. 크로이츠펠트-야콥병(CJD) 및 변종크로이츠펠트-야콥병(vCJD), 더. 황열,

러. 뎅기열, 머. 큐열(Q熱), 버. 웨스트나일열, 서. 라임병, 어. 진드기매개뇌염, 저. 유비저(類鼻疽), 처. 치쿤구니야열, 커. 중증열성혈소판감소증후군(SFTS), 터. 지카바이러스 감염증

§감염병예방법 제2조 제5호
"제4급감염병"이란 제1급감염병부터 제3급감염병까지의 감염병 외에 유행 여부를 조사하기 위하여 표본감시 활동이 필요한 다음 각 목의 감염병을 말한다.
　　가. 인플루엔자, 나. 매독(梅毒), 다. 회충증, 라. 편충증, 마. 요충증, 바. 간흡충증 사. 폐흡충증, 아. 장흡충증, 자. 수족구병, 차. 임질, 카. 클라미디아감염증, 타. 연성하감, 파. 성기단순포진, 하. 첨규콘딜롬, 거. 반코마이신내성장알균(VRE) 감염증, 너. 메티실린내성황색포도알균(MRSA) 감염증, 더. 다제내성녹농균(MRPA) 감염증, 러. 다제내성아시네토박터바우마니균(MRAB) 감염증, 머. 장관감염증, 버. 급성호흡기감염증, 서. 해외유입기생충감염증, 어. 엔테로바이러스감염증, 저. 사람유두종바이러스 감염증

§감염병예방법 제11조(의사 등의 신고)
① 의사, 치과의사 또는 한의사는 다음 각 호의 어느 하나에 해당하는 사실(제16조 제6항에 따라 표본감시 대상이 되는 제4급감염병으로 인한 경우는 제외한다)이 있으면 소속 의료기관의 장에게 보고하여야 하고, 해당 환자와 그 동거인에게 보건복지부장관이 정하는 감염 방지 방법 등을 지도하여야 한다. 다만, 의료기관에 소속되지 아니한 의사, 치과의사 또는 한의사는 그 사실을 관할 보건소장에게 신고하여야 한다.
1. 감염병환자 등을 진단하거나 그 사체를 검안(檢案)한 경우
2. 예방접종 후 이상반응자를 진단하거나 그 사체를 검안한 경우
3. 감염병환자 등이 제1급감염병부터 제3급감염병까지에 해당하는 감염병으로 사망한 경우
4. 감염병환자로 의심되는 사람이 감염병병원체 검사를 거부하는 경우
② 제16조의2에 따른 감염병병원체 확인기관의 소속 직원은 실험실 검사 등을 통하여 보건복지부령으로 정하는 감염병환자 등을 발견한 경우 그 사실을 그 기관의 장에게 보고하여야 한다.

---

§감염병예방법 제16조의2(감염병병원체 확인기관)
① 다음 각 호의 기관(이하 "감염병병원체 확인기관"이라 한다)은 실험실 검사 등을 통하여 감염병병원체를 확인할 수 있다.
1. 질병관리청
2. 국립검역소
3. 「보건환경연구원법」 제2조에 따른 보건환경연구원
4. 「지역보건법」 제10조에 따른 보건소
5. 「의료법」 제3조에 따른 의료기관 중 진단검사의학과 전문의가 상근(常勤)하는 기관
6. 「고등교육법」 제4조에 따라 설립된 의과대학 중 진단검사의학과가 개설된 의과대학
7. 「결핵예방법」 제21조에 따라 설립된 대한결핵협회(결핵환자의 병원체를 확인하는 경우만 해당한다)
8. 「민법」 제32조에 따라 한센병환자 등의 치료·재활을 지원할 목적으로 설립된 기관(한센병환자의 병원체를 확인하는 경우만 해당한다)

9. 인체에서 채취한 검사물에 대한 검사를 국가, 지방자치단체, 의료기관 등으로부터 위탁받아 처리하는 기관 중 진단검사의학과 전문의가 상근하는 기관

② 질병관리청장은 감염병병원체 확인의 정확성·신뢰성을 확보하기 위하여 감염병병원체 확인기관의 실험실 검사능력을 평가하고 관리할 수 있다.

③ 제2항에 따른 감염병병원체 확인기관의 실험실 검사능력 평가 및 관리에 관한 방법, 절차 등에 관하여 필요한 사항은 보건복지부령으로 정한다.

[본조신설 2020. 3. 4.]

[시행일 : 2020. 9. 5.] 제16조의2

③ 제1항 및 제2항에 따라 보고를 받은 의료기관의 장 및 제16조의2에 따른 감염병병원체 확인기관의 장은 제1급감염병의 경우에는 즉시, 제2급감염병 및 제3급감염병의 경우에는 24시간 이내에, 제4급감염병의 경우에는 7일 이내에 질병관리청장 또는 관할 보건소장에게 신고하여야 한다.

[시행일 : 2020. 9. 12.] 제11조

§감염병예방법 제13조(보건소장 등의 보고 등)

① 제11조 및 제12조에 따라 신고를 받은 보건소장은 그 내용을 관할 특별자치도지사 또는 시장·군수·구청장에게 보고하여야 하며, 보고를 받은 특별자치도지사 또는 시장·군수·구청장은 이를 질병관리청장 및 시·도지사에게 각각 보고하여야 한다.

② 제1항에 따라 보고를 받은 질병관리청장, 시·도지사 또는 시장·군수·구청장은 제11조 제1항 제4호에 해당하는 사람(제1급감염병 환자로 의심되는 경우에 한정한다)에 대하여 감염병병원체 검사를 하게 할 수 있다.

③ 제1항에 따른 보고의 방법 및 절차 등에 관하여 필요한 사항은 보건복지부령으로 정한다.

[시행일 : 2020. 9. 12.] 제13조

05 다음 중 진단 혹은 검안 후 7일 이내 관할 보건소장에게 신고해야 하는 감염병으로 옳은 것은?

① 에볼라바이러스병　　　② 마버그열　　　③ 라싸열

④ 두창　　　⑤ 장관감염증

해설 §감염병예방법 제11조(의사 등의 신고)

① 의사, 치과의사 또는 한의사는 다음 각 호의 어느 하나에 해당하는 사실(제16조 제6항에 따라 표본감시 대상이 되는 제4급감염병으로 인한 경우는 제외한다)이 있으면 소속 의료기관의 장에게 보고하여야 하고, 해당 환자와 그 동거인에게 보건복지부장관이 정하는 감염 방지 방법 등을 지도하여야 한다. 다만, 의료기관에 소속되지 아니한 의사, 치과의사 또는 한의사는 그 사실을 관할 보건소장에게 신고하여야 한다.

1. 감염병환자 등을 진단하거나 그 사체를 검안(檢案)한 경우
2. 예방접종 후 이상반응자를 진단하거나 그 사체를 검안한 경우
3. 감염병환자 등이 제1급감염병부터 제3급감염병까지에 해당하는 감염병으로 사망한 경우
4. 감염병환자로 의심되는 사람이 감염병병원체 검사를 거부하는 경우

② 제16조의2에 따른 감염병병원체 확인기관의 소속 직원은 실험실 검사 등을 통하여 보건복지부령으로 정하는 감염병환자 등을 발견한 경우 그 사실을 그 기관의 장에게 보고하여야 한다.

③ 제1항 및 제2항에 따라 보고를 받은 의료기관의 장 및 제16조의2에 따른 감염병병원체 확인기관의 장은 제1급감염병의 경우에는 즉시, 제2급감염병 및 제3급감염병의 경우에는 24시간 이내에, 제4급감염병의 경우에는 7일 이내에 질병관리청장 또는 관할 보건소장에게 신고하여야 한다.

§감염병예방법 제2조 제5호

"제4급감염병"이란 제1급감염병부터 제3급감염병까지의 감염병 외에 유행 여부를 조사하기 위하여 표본감시 활동이 필요한 다음 각 목의 감염병을 말한다.

가. 인플루엔자, 나. 매독(梅毒), 다. 회충증, 라. 편충증, 마. 요충증, 바. 간흡충증, 사. 폐흡충증, 아. 장흡충증, 자. 수족구병, 차. 임질, 카. 클라미디아감염증, 타. 연성하감, 파. 성기단순포진, 하. 첨규콘딜롬, 거. 반코마이신내성장알균(VRE) 감염증, 너. 메티실린내성황색포도알균(MRSA) 감염증, 더. 다제내성녹농균(MRPA)감염증, 러. 다제내성아시네토박터바우마니균(MRAB) 감염증, 머. 장관감염증, 버. 급성호흡기감염증, 서. 해외유입기생충감염증, 어. 엔테로바이러스감염증, 저. 사람유두종바이러스 감염증

06

50세 환자가 아나필락시스 증상으로 ○○종합병원 응급실로 내원하였다. 특이한 질병력이나 약물 복용력은 없었고, 당일 오전 A내과에서 인플루엔자 예방접종을 받았다고 하였다. ○○종합병원에 근무하고 있는 의사 '갑'은 예방접종 후 이상반응으로 진단하였다. 의사 '갑'이 해야 할 옳은 조치는?

① 내과 원장에게 통보
② 소속 의료기관의 장에게 보고
③ 질병관리청장에게 신고
④ 국민건강보험공단 지방사무소에 신고
⑤ 환자 대신 A내과에 손해배상청구

해설

§감염병예방법 제11조(의사 등의 신고) ① 의사, 치과의사 또는 한의사는 다음 각 호의 어느 하나에 해당하는 사실(제16조 제6항에 따라 표본감시 대상이 되는 제4급감염병으로 인한 경우는 제외한다)이 있으면 소속 의료기관의 장에게 보고하여야 하고, 해당 환자와 그 동거인에게 보건복지부장관이 정하는 감염 방지 방법 등을 지도하여야 한다. 다만, 의료기관에 소속되지 아

니한 의사, 치과의사 또는 한의사는 그 사실을 관할 보건소장에게 신고하여야 한다.

1. 감염병환자 등을 진단하거나 그 사체를 검안(檢案)한 경우
2. 예방접종 후 이상반응자를 진단하거나 그 사체를 검안한 경우
3. 감염병환자 등이 제1급감염병부터 제3급감염병까지에 해당하는 감염병으로 사망한 경우

§감염병예방법 시행규칙 제7조(의사 등의 예방접종 후 이상반응 신고)
① 법 제11조 제1항 각 호 외의 부분 단서, 제3항 및 제4항에 따라 같은 조 제1항 제2호에 해당하는 사실을 신고하려는 의사, 한의사, 의료기관의 장 또는 소속 부대장은 별지 제2호 서식의 예방접종 후 이상반응 발생신고서(전자문서로 된 신고서를 포함한다)를 질병관리청장 또는 이상반응자의 소재지를 관할하는 보건소장에게 정보시스템을 이용하여 제출하여야 한다. 다만, 해당 보건소장에게는 팩스를 통하여 제출할 수 있다.

07

6개월 남아가 BCG예방접종 1개월 뒤 주사 부위에 이상반응이 생겨서 예방접종을 실시한 소아청소년과의원을 찾아왔다. 이때 「감염병의 예방 및 관리에 관한 법률」에 따라 예방접종 후 이상반응으로 진단한 원장이 이상반응 발생신고서를 제출해야 할 대상은?

① 대한의사협회장
② 보건복지부장관
③ 남아 소재지 관할 보건소장
④ 남아 소재지 관할 시장·군수·구청장
⑤ 남아 소재지 관할 시·도지사

※ Q6 해설 참조.

08

'군'지역에서 진료하고 있는 내과의원 원장 '갑'은 소아에게 디티에이피(DTaP) 예방접종을 하였다. 예방접종 후 2시간 만에 소아가 호흡곤란으로 아나필락시스 양성 반응을 보여 응급조치를 시행한 후 상급 종합병원으로 이송 조치하였다. '갑'은 예방접종 후 이상반응 발생신고서를 누구에게 제출해야 하는가?

① 권역감염병전문병원장
② 보건복지부 감염병관리위원회
③ 의료기관 소재지 관할 역학조사관
④ 의료기관 소재지 관할 보건소장
⑤ 질병관리청장 또는 이상반응자의 소재지 관할 보건소장

※ Q6 해설 참조.

09
50세 남자가 발열, 피로, 근육통으로 의원에 왔다. 원장인 의사 '갑'은 이 사람을 A형간염으로 최종 진단하였다. '갑'이 해야 할 조치는?

① 질병관리청장에게 신고함
② 환자 회사의 보건관리자에게 통지함
③ 발생원인 규명을 위한 역학조사를 실시함
④ 관할지역 내 감염병전문병원의 장에게 환자 발생을 보고함
⑤ 환자와 그 동거인에게 보건복지부장관이 정하는 감염 방지방법을 지도함

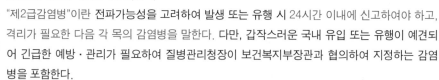

해설

§감염병예방법 제2조 제3호(정의)
"제2급감염병"이란 전파가능성을 고려하여 발생 또는 유행 시 24시간 이내에 신고하여야 하고, 격리가 필요한 다음 각 목의 감염병을 말한다. 다만, 갑작스러운 국내 유입 또는 유행이 예견되어 긴급한 예방·관리가 필요하여 질병관리청장이 보건복지부장관과 협의하여 지정하는 감염병을 포함한다.

가. 결핵(結核), 나. 수두(水痘), 다. 홍역(紅疫), 라. 콜레라, 마. 장티푸스, 바. 파라티푸스, 사. 세균성이질, 아. 장출혈성대장균감염증, 자. A형간염, 차. 백일해(百日咳), 카. 유행성이하선염(流行性耳下腺炎), 타. 풍진(風疹), 파. 폴리오, 하. 수막구균 감염증, 거. b형헤모필루스인플루엔자, 너. 폐렴구균 감염증, 더. 한센병, 러. 성홍열, 머. 반코마이신내성황색포도알균(VRSA) 감염증, 버. 카바페넴내성장내세균속균종(CRE) 감염증

10
광역시 소재 ○○병원에 소속된 내과 전문의 A가 콜레라 환자를 진단했다. A가 할 조치는?

① 병원장에게 보고   ② 광역시장에게 신고
③ 질병관리청장에게 신고   ④ 관할 보건소장에게 신고
⑤ 보건복지부장관에게 신고
※ Q9 해설 참조.

11
'군' 지역에서 내과의원을 개설하고 있는 의사 '갑'은 55세의 남자를 파상풍으로 진단하였다. 이때 감염병 발생 신고서는 누구에게 제출하는가?

① 도 방역관   ② 군 예방위원
③ 국민건강보험공단 지방사무소장   ④ 보건복지부 감염병관리위원회
⑤ 환자의 소재지 관할 보건소장

해설

§감염병예방법 제2조(정의) 제4호 "제3급감염병"이란 그 발생을 계속 감시할 필요가 있어 발생 또는 유행 시 24시간 이내에 신고하여야 하는 다음 각 목의 감염병을 말한다. 다만, 갑작스러운 국내 유입 또는 유행이 예견되어 긴급한 예방·관리가 필요하여 질병관리청장이 보건복지부장관과 협의하여 지정하는 감염병을 포함한다.

가. 파상풍(破傷風), 나. B형간염, 다. 일본뇌염, 라. C형간염, 마. 말라리아, 바. 레지오넬라증 사. 비브리오패혈, 증. 아. 발진티푸스, 자. 발진열(發疹熱), 차. 쯔쯔가무시증, 카. 렙토스피라증, 타. 브루셀라증, 파. 공수병(恐水病), 하. 신증후군출혈열(腎症候群出血熱), 거. 후천성면역결핍증(AIDS), 너. 크로이츠펠트-야콥병(CJD) 및 변종크로이츠펠트-야콥병(vCJD), 더. 황열, 러. 뎅기열, 머. 큐열(Q熱), 버. 웨스트나일열, 서. 라임병, 어. 진드기매개뇌염, 저. 유비저(類鼻疽), 처. 치쿤구니야열, 커. 중증열성혈소판감소증후군(SFTS), 터. 지카바이러스 감염증

§감염병예방법 제11조(의사 등의 신고) ① 의사, 치과의사 또는 한의사는 다음 각 호의 어느 하나에 해당하는 사실(제16조 제6항에 따라 표본감시 대상이 되는 제4급감염병으로 인한 경우는 제외한다)이 있으면 소속 의료기관의 장에게 보고하여야 하고, 해당 환자와 그 동거인에게 보건복지부장관이 정하는 감염 방지 방법 등을 지도하여야 한다. 다만, 의료기관에 소속되지 아니한 의사, 치과의사 또는 한의사는 그 사실을 관할 보건소장에게 신고하여야 한다.

1. 감염병환자 등을 진단하거나 그 사체를 검안(檢案)한 경우
2. 예방접종 후 이상반응자를 진단하거나 그 사체를 검안한 경우
3. 감염병환자 등이 제1급감염병부터 제3급감염병까지에 해당하는 감염병으로 사망한 경우
4. 감염병환자로 의심되는 사람이 감염병병원체 검사를 거부하는 경우

---

§감염병예방법 제16조의2(감염병병원체 확인기관)

① 다음 각 호의 기관(이하 "감염병병원체 확인기관"이라 한다)은 실험실 검사 등을 통하여 감염병병원체를 확인할 수 있다.

1. 질병관리청
2. 국립검역소
3. 「보건환경연구원법」 제2조에 따른 보건환경연구원
4. 「지역보건법」 제10조에 따른 보건소
5. 「의료법」 제3조에 따른 의료기관 중 진단검사의학과 전문의가 상근(常勤)하는 기관
6. 「고등교육법」 제4조에 따라 설립된 의과대학 중 진단검사의학과가 개설된 의과대학
7. 「결핵예방법」 제21조에 따라 설립된 대한결핵협회(결핵환자의 병원체를 확인하는 경우만 해당한다)
8. 「민법」 제32조에 따라 한센병환자 등의 치료·재활을 지원할 목적으로 설립된 기관(한센병환자의 병원체를 확인하는 경우만 해당한다)
9. 인체에서 채취한 검사물에 대한 검사를 국가, 지방자치단체, 의료기관 등으로부터 위탁받아 처리하는 기관 중 진단검사의학과 전문의가 상근하는 기관

② 질병관리청장은 감염병병원체 확인의 정확성·신뢰성을 확보하기 위하여 감염병병원체 확인기관의 실험실 검사능력을 평가하고 관리할 수 있다.

③ 제2항에 따른 감염병병원체 확인기관의 실험실 검사능력 평가 및 관리에 관한 방법, 절차 등에 관하여 필요한 사항은 보건복지부령으로 정한다.

[본조신설 2020. 3. 4.]

[시행일 : 2020. 9. 5.] 제16조의2

03. 예방접종

01

다음 중 특별자치도지사 또는 시장·군수·구청장이 관할 보건소를 통하여 필수예방접종을 실시하여야 하는 감염병으로 옳은 것은?

① 파라티푸스   ② 장티푸스   ③ 대상포진
④ C형간염   ⑤ A형간염

해설

§감염병예방법 제24조(필수예방접종)   ① 특별자치도지사 또는 시장·군수·구청장은 다음 각 호의 질병에 대하여 관할 보건소를 통하여 필수예방접종(이하 "필수예방접종"이라 한다)을 실시하여야 한다.

1. 디프테리아, 2. 폴리오, 3. 백일해, 4. 홍역, 5. 파상풍, 6. 결핵, 7. B형간염, 8. 유행성이하선염 9. 풍진, 10. 수두, 11. 일본뇌염, 12. b형헤모필루스인플루엔자, 13. 폐렴구균, 14. 인플루엔자, 15. A형간염, 16. 사람유두종바이러스 감염증, 17. 그 밖에 질병관리청장이 감염병의 예방을 위하여 필요하다고 인정하여 지정하는 감염병

② 특별자치도지사 또는 시장·군수·구청장은 제1항에 따른 필수예방접종업무를 대통령령으로 정하는 바에 따라 관할구역 안에 있는 「의료법」에 따른 의료기관에 위탁할 수 있다.

③ 특별자치도지사 또는 시장·군수·구청장은 필수예방접종 대상 아동 부모에게 보건복지부령으로 정하는 바에 따라 필수예방접종을 사전에 알려야 한다. 이 경우 「개인정보 보호법」 제24조에 따른 고유식별정보를 처리할 수 있다.

[시행일 : 2020. 9. 12.] 제24조

§감염병예방법 제25조(임시예방접종)
① 특별자치도지사 또는 시장·군수·구청장은 다음 각 호의 어느 하나에 해당하면 관할 보건소를 통하여 임시예방접종(이하 "임시예방접종"이라 한다)을 하여야 한다.
1. 질병관리청장이 감염병 예방을 위하여 특별자치도지사 또는 시장·군수·구청장에게 예방접종을 실시할 것을 요청한 경우
2. 특별자치도지사 또는 시장·군수·구청장이 감염병 예방을 위하여 예방접종이 필요하다고 인정하는 경우
② 제1항에 따른 임시예방접종업무의 위탁에 관하여는 제24조 제2항을 준용한다.
[시행일 : 2020. 9. 12.] 제25조

02 다음 중 특별자치도지사 또는 시장·군수·구청장이 관할 보건소를 통하여 필수예방접종을 실시하여야 하는 감염병이 아닌 것은?

① 디프테리아　　　　② 폴리오　　　　③ 파상풍
④ 풍진　　　　　　　⑤ 유행성 출혈열

※ Q1 해설 참조.

03 군 지역의 A내과의원이 시장으로부터 어르신 인플루엔자예방접종 실시기관으로 위탁받았다. 의료기관이 예방접종을 실시한 후 예방접종 실시 기록 및 보고서는 누구에게 제출하여야 하는가?

① 군수
② 시·도 의사회 지부장
③ 국민건강보험공단 지역본부장
④ 건강보험심사평가원 관할 지원 장
⑤ 보건복지부 감염병관리위원회의 장

해설　§감염병예방법 제28조(예방접종 기록의 보존 및 보고 등)
① 특별자치도지사 또는 시장·군수·구청장은 필수예방접종 및 임시예방접종을 하거나, 제2항에 따라 보고를 받은 경우에는 보건복지부령으로 정하는 바에 따라 예방접종에 관한 기록을 작성·보관하여야 하고, 그 내용을 시·도지사 및 질병관리청장에게 각각 보고하여야 한다.
② 특별자치도지사나 시장·군수·구청장이 아닌 자가 이 법에 따른 예방접종을 하면 보건복지부령으로 정하는 바에 따라 특별자치도지사 또는 시장·군수·구청장에게 보고하여야 한다.

§감염병예방법 시행규칙 제23조(예방접종에 관한 기록의 작성 및 보고)

① 법 제28조 제1항에 따라 특별자치도지사 또는 시장·군수·구청장은 필수예방접종 및 임시 예방접종을 한 경우 별지 제17호 서식의 예방접종 실시 기록 및 보고서(전자문서를 포함한다. 이하 이 조에서 같다)에 예방접종에 관한 기록을 작성하여야 한다.

② 법 제28조 제2항에 따라 특별자치도지사나 시장·군수·구청장이 아닌 자가 예방접종을 실시하면 별지 제17호 서식의 예방접종 실시 기록 및 보고서에 예방접종에 관한 기록을 작성하고, 예방접종 실시 기록 및 보고서를 특별자치도지사 또는 시장·군수·구청장에게 제출하여야 한다.

04 「감염병의 예방 및 관리에 관한 법률」상 시장·군수·구청장이 예방접종 완료여부를 확인하기 위해 기록을 제출하도록 요청할 수 있는 자는?

① 세대주
② 초등학교의 장
③ 청소년수련관장
④ 청소년이용시설의 장
⑤ 청소년복지시설의 장

해설 §감염병예방법 제31조(예방접종 완료 여부의 확인) ① 특별자치도지사 또는 시장·군수·구청장은 초등학교와 중학교의 장에게 「학교보건법」 제10조에 따른 예방접종 완료 여부에 대한 검사 기록을 제출하도록 요청할 수 있다.

② 특별자치도지사 또는 시장·군수·구청장은 「유아교육법」에 따른 유치원의 장과 「영유아보육법」에 따른 어린이집의 원장에게 보건복지부령으로 정하는 바에 따라 영유아의 예방접종 여부를 확인하도록 요청할 수 있다.

③ 특별자치도지사 또는 시장·군수·구청장은 제1항에 따른 제출 기록 및 제2항에 따른 확인 결과를 확인하여 예방접종을 끝내지 못한 영유아, 학생 등이 있으면 그 영유아 또는 학생 등에게 예방접종을 하여야 한다.

정답 1. ⑤ 2. ⑤ 3. ① 4. ②

01

「감염병의 예방 및 관리에 관한 법률」상 식품접객업에 근무하는 종사자가 감염력이 소멸될 때까지 일시적으로 업무종사에 제한을 받는 감염병은?

① 파상풍

② 백일해

③ 일본뇌염

④ A형간염

⑤ 발진티푸스

해설

§감염병예방법 제42조(감염병에 관한 강제처분) ① 질병관리청장, 시·도지사 또는 시장·군수·구청장은 해당 공무원으로 하여금 다음 각 호의 어느 하나에 해당하는 감염병환자 등이 있다고 인정되는 주거시설, 선박·항공기·열차 등 운송수단 또는 그 밖의 장소에 들어가 필요한 조사나 진찰을 하게 할 수 있으며, 그 진찰 결과 감염병환자 등으로 인정될 때에는 동행하여 치료받게 하거나 입원시킬 수 있다.

1. 제1급감염병

2. 제2급감염병 중 결핵, 홍역, 콜레라, 장티푸스, 파라티푸스, 세균성이질, 장출혈성대장균감염증, A형간염, 수막구균 감염증, 폴리오, 성홍열 또는 질병관리청장이 정하는 감염병

3. 삭제 〈2018. 3. 27.〉

4. 제3급감염병 중 질병관리청장이 정하는 감염병

5. 세계보건기구 감시대상 감염병

6. 삭제 〈2018. 3. 27.〉

② 질병관리청장, 시·도지사 또는 시장·군수·구청장은 제1급감염병이 발생한 경우 해당 공무원으로 하여금 감염병의심자에게 다음 각 호의 조치를 하게 할 수 있다. 이 경우 해당 공무원은 감염병 증상 유무를 확인하기 위하여 필요한 조사나 진찰을 할 수 있다.

1. 자가(自家) 또는 시설에 격리

1의2. 제1호에 따른 격리에 필요한 이동수단의 제한

2. 유선·무선 통신, 정보통신기술을 활용한 기기 등을 이용한 감염병의 증상 유무 확인이나 위치정보의 수집. 이 경우 위치정보의 수집은 제1호에 따라 격리된 사람으로 한정한다.

3. 감염 여부 검사

③ 질병관리청장, 시·도지사 또는 시장·군수·구청장은 제2항에 따른 조사나 진찰 결과 감염병환자 등으로 인정된 사람에 대해서는 해당 공무원과 동행하여 치료받게 하거나 입원시킬 수 있다.

④ 질병관리청장, 시·도지사 또는 시장·군수·구청장은 제1항·제2항에 따른 조사·진찰이

나 제13조 제2항에 따른 검사를 거부하는 사람(이하 이 조에서 "조사거부자"라 한다)에 대해서는 해당 공무원으로 하여금 감염병관리기관에 동행하여 필요한 조사나 진찰을 받게 하여야 한다.

⑤ 제1항부터 제4항까지에 따라 조사·진찰·격리·치료 또는 입원 조치를 하거나 동행하는 공무원은 그 권한을 증명하는 증표를 지니고 이를 관계인에게 보여주어야 한다.

⑥ 질병관리청장, 시·도지사 또는 시장·군수·구청장은 제2항부터 제4항까지 및 제7항에 따른 조사·진찰·격리·치료 또는 입원 조치를 위하여 필요한 경우에는 관할 경찰서장에게 협조를 요청할 수 있다. 이 경우 요청을 받은 관할 경찰서장은 정당한 사유가 없으면 이에 따라야 한다.

⑦ 질병관리청장, 시·도지사 또는 시장·군수·구청장은 조사거부자를 자가 또는 감염병관리시설에 격리할 수 있으며, 제4항에 따른 조사·진찰 결과 감염병환자 등으로 인정될 때에는 감염병관리시설에서 치료받게 하거나 입원시켜야 한다.

⑧ 질병관리청장, 시·도지사 또는 시장·군수·구청장은 감염병의심자 또는 조사거부자가 감염병환자 등이 아닌 것으로 인정되면 제2항 또는 제7항에 따른 격리 조치를 즉시 해제하여야 한다.

⑨ 질병관리청장, 시·도지사 또는 시장·군수·구청장은 제7항에 따라 조사거부자를 치료·입원시킨 경우 그 사실을 조사거부자의 보호자에게 통지하여야 한다. 이 경우 통지의 방법·절차 등에 관하여 필요한 사항은 제43조를 준용한다.

⑩ 제8항에도 불구하고 정당한 사유 없이 격리 조치가 해제되지 아니하는 경우 감염병의심자 및 조사거부자는 구제청구를 할 수 있으며, 그 절차 및 방법 등에 대해서는 「인신보호법」을 준용한다. 이 경우 "감염병의심자 및 조사거부자"는 "피수용자"로, 격리 조치를 명한 "질병관리청장, 시·도지사 또는 시장·군수·구청장"은 "수용자"로 본다(다만, 「인신보호법」 제6조 제1항 제3호는 적용을 제외한다).

⑪ 제1항부터 제4항까지 및 제7항에 따라 조사·진찰·격리·치료를 하는 기관의 지정 기준, 제2항에 따른 감염병의심자에 대한 격리나 증상여부 확인 방법 등 필요한 사항은 대통령령으로 정한다.

⑫ 제2항 제2호에 따라 수집된 위치정보의 저장·보호·이용 및 파기 등에 관한 사항은 「위치정보의 보호 및 이용 등에 관한 법률」을 따른다.

정답 1. ④

05. 경 비

전염병 예방법 중 국고부담 경비로 구성된 항목은?

① 예방접종약품의 생산 및 연구 등에 드는 경비

② 감염병 교육 및 홍보를 위한 경비

③ 감염병환자 등이 사망한 경우 시신의 장사를 치르는 데 드는 경비

④ 표본감시활동에 드는 경비

⑤ 검역위원에 관한 경비

해설

§감염병예방법 제67조(국고 부담 경비)   다음 각 호의 경비는 국가가 부담한다.

1. 제4조 제2항 제2호에 따른 감염병환자 등의 진료 및 보호에 드는 경비

2. 제4조 제2항 제4호에 따른 감염병 교육 및 홍보를 위한 경비

3. 제4조 제2항 제8호에 따른 감염병 예방을 위한 전문인력의 양성에 드는 경비

4. 제16조 제4항에 따른 표본감시활동에 드는 경비

4의2. 제18조의3에 따른 교육 · 훈련에 드는 경비

5. 제20조에 따른 해부에 필요한 시체의 운송과 해부 후 처리에 드는 경비

5의2. 제20조의2에 따라 시신의 장사를 치르는 데 드는 경비

6. 제33조에 따른 예방접종약품의 생산 및 연구 등에 드는 경비

6의2. 제33조의2 제1항에 따른 필수예방접종약품 등의 비축에 드는 경비

6의3. 제36조 제1항에 따라 보건복지부장관 또는 질병관리청장이 지정한 감염병관리기관의 감염병관리시설의 설치 · 운영에 드는 경비

7. 제37조에 따라 보건복지부장관 및 질병관리청장이 설치한 격리소 · 요양소 또는 진료소 및 같은 조에 따라 지정된 감염병관리기관의 감염병관리시설 설치 · 운영에 드는 경비

7의2. 제39조의3에 따라 질병관리청장이 지정한 감염병의심자 격리시설의 설치 · 운영에 드는 경비

8. 제40조 제1항에 따라 위원회의 심의를 거친 품목의 비축 또는 장기구매를 위한 계약에 드는 경비

9. 삭제 〈2020. 8. 12.〉

9의2. 제49조 제1항 제12호에 따라 국가가 의료인 · 의료업자 · 의료관계요원 등을 동원하는 데 드는 수당 · 치료비 또는 조제료

9의3. 제49조 제1항 제12호의2에 따라 국가가 동원한 의료기관 병상, 연수원 · 숙박시설 등 시설의 운영비 등 경비

9의4. 제60조의3 제1항부터 제3항까지에 따라 국가가 의료인 등을 방역업무에 종사하게 하는 데 드는 수당 등 경비

9의5. 제70조의6 제1항에 따라 국가가 실시하는 심리지원에 드는 경비

9의6. 제70조의6 제2항에 따라 국가가 위탁하여 관계 전문기관이 심리지원을 실시하는 데 드는 경비

10. 제71조에 따른 예방접종 등으로 인한 피해보상을 위한 경비

§감염병예방법 제68조(국가가 보조할 경비) 국가는 다음 각 호의 경비를 보조하여야 한다.

1. 제4조 제2항 제13호에 따른 한센병의 예방 및 진료 업무를 수행하는 법인 또는 단체에 대한 지원 경비의 일부

2. 제65조 및 제66조에 따라 시 · 도가 부담할 경비의 2분의 1 이상

§감염병예방법 제69조(본인으로부터 징수할 수 있는 경비) 특별자치도지사 또는 시장 · 군수 · 구청장은 보건복지부령으로 정하는 바에 따라 제41조 및 제42조에 따른 입원치료비 외에 본인의 지병이나 본인에게 새로 발병한 질환 등으로 입원, 진찰, 검사 및 치료 등에 드는 경비를 본인이나 그 보호자로부터 징수할 수 있다.

정답   1. ⑤

Chapter 05

검역법

01. 총 칙

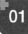

01

다음 중 검역법의 목적으로 맞은 것은?

① 출국자에 대한 정기 예방접종을 실시하는 것

② 선박이나 항공기의 환경 위생 감시

③ 감염병을 방지하여 국민보건을 증진함

④ 국외 감염병에 대한 치료를 위한 것

⑤ 국내 또는 국외로 감염병이 번지는 것을 방지하는 것

> **해설** §검역법 제1조(목적)   이 법은 우리나라로 들어오거나 외국으로 나가는 운송수단, 사람 및 화물을 검역(檢疫)하는 절차와 감염병을 예방하기 위한 조치에 관한 사항을 규정하여 국내외로 감염병이 번지는 것을 방지함으로써 국민의 건강을 유지 · 보호하는 것을 목적으로 한다.

02

다음 중 검역감염병으로 바르게 짝지어진 것은 ?

① 황열, AIDS, 두창

② 두창, 장티푸스, 파라티푸스

③ AIDS, 콜레라, 페스트

④ 황열, 페스트, 두창

⑤ 중증 급성호흡기 증후군(SARS), 동물인플루엔자 인체감염증, 중동 호흡기 증후군
(MERS)

03 「검역법」상 검역감염병에 해당되는 것은?

① 결핵   ② 홍역   ③ 풍진

④ 콜레라   ⑤ 장티푸스

※ Q2 해설 참조.

01

아랍에미레이트(UAE)를 여행 후 입국한 대한민국 국민인 'A'가 고열과 기침, 발열, 근육통 증상을 호소하였다. 검역소장은 'A'를 중동 호흡기 증후군(MERS) 감염병 의사환자로 진단하고, 'A'를 감염병관리기관으로 지정받은 종합병원에 격리했다. 이때 격리 기간은?

① 5일

② 6일

③ 10일

④ 14일

⑤ 감염력이 없어질 때까지

해설

§검역법 제2조(정의) 이 법에서 사용하는 용어의 뜻은 다음과 같다.

1. "검역감염병"이란 다음 각 목의 어느 하나에 해당하는 것을 말한다.

　가. 콜레라

　나. 페스트

　다. 황열

　라. 중증 급성호흡기 증후군(SARS)

　마. 동물인플루엔자 인체감염증

　바. 신종인플루엔자

　사. 중동 호흡기 증후군(MERS)

　아. 가목에서 사목까지의 것 외의 감염병으로서 외국에서 발생하여 국내로 들어올 우려가 있거나 우리나라에서 발생하여 외국으로 번질 우려가 있어 질병관리청장이 긴급 검역조치가 필요하다고 인정하여 고시하는 감염병

2. "운송수단"이란 선박, 항공기, 열차 또는 자동차를 말한다.

3. "검역감염병 환자"란 검역감염병 병원체가 인체에 침입하여 증상을 나타내는 사람으로서 의사의 진단 및 검사를 통하여 확인된 사람을 말한다.

4. "검역감염병 의사환자"란 검역감염병 병원체가 인체에 침입한 것으로 의심되나 검역감염병 환자로 확인되기 전 단계에 있는 사람을 말한다.

5. "검역감염병 의심자"란 검역감염병 환자나 검역감염병 의사환자와 접촉하거나 검역감염병 병원체에 노출된 사람으로서 검역감염병의 증상은 없으나 검역감염병의 발생이 의심되는 사람을 말한다.

6. "감염병 매개체"란 공중보건에 위험한 감염성 물질을 전달하는 쥐나 위생해충을 말한다.

7. "검역관리지역"이란 검역감염병이 유행하거나 유행할 우려가 있어 국내로 유입될 가능성이 있는 지역으로서 제5조에 따라 지정된 지역을 말한다.

8. "중점검역관리지역"이란 검역관리지역 중 유행하거나 유행할 우려가 있는 검역감염병이 치명적이고 감염력이 높아 집중적인 검역이 필요한 지역으로서 제5조에 따라 지정된 지역을 말한다.

§검역법 제16조(검역감염병 환자 등의 격리) ① 질병관리청장은 제15조 제1항 제1호에 따라 검역감염병 환자 등을 다음 각 호의 어느 하나에 해당하는 시설에 격리한다. 다만, 사람 간 전파 가능성이 낮은 경우 등 질병관리청장이 정하는 경우는 격리 대상에서 제외할 수 있다.

1. 검역소에서 관리하는 격리시설로서 질병관리청장이 지정한 시설

2. 「감염병의 예방 및 관리에 관한 법률」 제36조 또는 제37조에 따른 감염병관리기관, 격리소·요양소 또는 진료소

3. 자가(自家)

4. 「감염병의 예방 및 관리에 관한 법률」 제8조의2에 따른 감염병전문병원

5. 국내에 거주지가 없는 경우 질병관리청장이 지정하는 시설 또는 장소

② 질병관리청장은 검역감염병 환자 등이 많이 발생하여 제1항에 따른 격리시설이나 감염병관리기관 등이 부족한 경우에는 보건복지부령으로 정하는 바에 따라 임시 격리시설을 설치·운영할 수 있다.

③ 질병관리청장은 제1항에 따른 격리조치(이송을 포함한다)를 할 때에 필요하면 특별시장·광역시장·특별자치시장·도지사·특별자치도지사(이하 "시·도지사"라 한다) 또는 시장·군수·구청장(자치구의 구청장을 말한다. 이하 같다)에게 협조를 요청할 수 있다. 이 경우 시·도지사 또는 시장·군수·구청장은 특별한 사유가 없으면 협조하여야 한다.

④ 검역감염병 환자등의 격리 기간은 검역감염병 환자 등의 감염력이 없어질 때까지로 하고, 격리기간이 지나면 즉시 해제하여야 한다.

⑤ 제4항에 따른 격리 기간 동안 격리된 사람은 검역소장의 허가를 받지 아니하고는 다른 사람과 접촉할 수 없다.

⑥ 검역소장은 검역감염병 환자 등을 격리하였을 때에는 보건복지부령으로 정하는 바에 따라 격리 사실을 격리 대상자 및 격리 대상자의 가족, 보호자 또는 격리 대상자가 지정한 사람에게 알려야 한다.

02

검역소 내 격리병동에 격리되어 있던 중동 호흡기 증후군(MERS) 환자 A의 감염력이 없어진 것이 확인되었다. A에 대한 조치는?

① 격리 해제

② 1일 뒤에 다시 검사 후 격리해제 결정

③ 1주 뒤에 다시 검사 후 격리해제 결정

④ 거주지를 관할하는 보건소로 이동하여 격리

⑤ 거주지를 관할하는 감염병전문병원으로 이동하여 격리

※ Q1 해설 참조.

§검역법 제16조(검역감염병 환자 등의 격리)

④ 검역감염병 환자 등의 격리 기간은 검역감염병 환자 등의 감염력이 없어질 때까지로 하고, 격리기간이 지나면 즉시 해제하여야 한다.

03

검역소장은 중증 급성호흡기 증후군(SARS)환자 또는 의사환자는 언제까지 격리해야 하는가?

① 5일
② 10일
③ 14일
④ 21일
⑤ 감염력이 없어질 때까지

※ Q1 해설 참조.

§검역법 제16조(검역감염병 환자 등의 격리)

④ 검역감염병 환자 등의 격리 기간은 검역감염병 환자 등의 감염력이 없어질 때까지로 하고, 격리기간이 지나면 즉시 해제하여야 한다.

04

항공기를 통해 우리나라에 들어온 승객이 중동 호흡기 증후군(MERS)에 감염되었다고 인정될 때 격리시킬 수 있는 시간은?

① 5일
② 10일
③ 14일
④ 21일
⑤ 감염력이 없어질 때까지

※ Q1 해설 참조.

§검역법 제16조(검역감염병 환자 등의 격리)

④ 검역감염병 환자 등의 격리 기간은 검역감염병 환자 등의 감염력이 없어질 때까지로 하고, 격리기간이 지나면 즉시 해제하여야 한다.

05 「검역법」상 검역감염병 환자 등을 검역소에서 관리하는 격리시설로서 질병관리청장이 지정한 시설에 격리할 수 있는 자는?

① 구청장
② 도지사
③ 검역소장
④ 보건소장
⑤ 질병관리청장

해설 §검역법 제16조(검역감염병 환자 등의 격리)   ① 질병관리청장은 제15조 제1항 제1호에 따라 검역감염병 환자 등을 다음 각 호의 어느 하나에 해당하는 시설에 격리한다. 다만, 사람 간 전파 가능성이 낮은 경우 등 질병관리청장이 정하는 경우는 격리 대상에서 제외할 수 있다.
1. 검역소에서 관리하는 격리시설로서 질병관리청장이 지정한 시설
2. 「감염병의 예방 및 관리에 관한 법률」 제36조 또는 제37조에 따른 감염병관리기관, 격리소 · 요양소 또는 진료소
3. 자가(自家)
4. 「감염병의 예방 및 관리에 관한 법률」 제8조의2에 따른 감염병전문병원
5. 국내에 거주지가 없는 경우 질병관리청장이 지정하는 시설 또는 장소

06 최근 콜레라 오염지역으로 추가 지정된 카메룬에서 출발해 인천국제공항으로 입국한 항공기 탑승객 가운데 한 명이 설사와 구토 증상이 있다고 하였다. 국립인천공항검역소장은 항공기 동승자들 거주지역의 특별자치도지사 · 시장 · 군수 · 구청장에게 동승자의 건강 상태를 감시하도록 요청하였다. 이때 최대 감시 기간은?

① 5일
② 6일
③ 10일
④ 14일
⑤ 의심자의 증상이 소실될 때까지

해설 §검역법 제2조(정의)   이 법에서 사용하는 용어의 뜻은 다음과 같다.
5. "검역감염병 의심자"란 검역감염병 환자나 검역감염병 의사환자와 접촉하거나 검역감염병 병원체에 노출된 사람으로서 검역감염병의 증상은 없으나 검역감염병의 발생이 의심되는 사람을 말한다.

§검역법 제17조(검역감염병 의심자에 대한 감시 등) ① 질병관리청장은 제15조 제1항 제2호에 따라 검역감염병 접촉자 또는 검역감염병 위험요인에 노출된 사람이 입국 후 거주하거나 체류하는 지역의 특별자치도지사 · 시장 · 군수 · 구청장에게 건강 상태를 감시하거나 「감염병의 예방 및 관리에 관한 법률」 제49조 제1항에 따라 격리시킬 것을 요청할 수 있다.

② 특별자치도지사 · 시장 · 군수 · 구청장은 제1항에 따라 감시하는 동안 검역감염병 접촉자 또는 검역감염병 위험요인에 노출된 사람이 검역감염병 환자 등으로 확인된 경우에는 지체 없이 격리 등 필요한 조치를 하고 즉시 그 사실을 질병관리청장에게 보고하여야 한다.

③ 제1항에 따른 감시 또는 격리 기간은 보건복지부령으로 정하는 해당 검역감염병의 최대 잠복기간을 초과할 수 없다.

§검역법 시행규칙 제14조의3(검역감염병의 최대 잠복기간) 법 제17조 제3항에 따른 검역감염병의 최대 잠복기간은 다음 각 호의 구분에 따른다.
1. 콜레라: 5일
2. 페스트: 6일
3. 황열: 6일
4. 중증 급성호흡기 증후군(SARS): 10일
5. 동물인플루엔자 인체감염증: 10일
6. 중동 호흡기 증후군(MERS): 14일
7. 에볼라바이러스병: 21일
8. 법 제2조 제1호 바목 및 자목에 해당하는 검역감염병: 법 제4조의2 제1항에 따른 검역전문위원회에서 정하는 최대 잠복기간[본조신설 2021. 3. 5.]

07 중증급성호흡기증후군(SARS)이 유행하고 있는 유럽지역을 여행한 후 공항을 통하여 입국한 A는 감염병의 증상은 없으나, 환자와 접촉하여 발병이 의심된다. 검역소장이 격리할 수 있는 최대 기간은?

① 5일
② 6일
③ 10일
④ 14일
⑤ 감염력이 없어질 때까지
※ Q6 해설 참조.

08 70세 남자 'A'가 동물인플루엔자 인체감염증이 의심되어 감염병관리기관으로 지정된 의료기관에 격리되었다. 'A'의 최대격리 기간은?

① 5일
② 6일
③ 10일
④ 14일
⑤ 21일
※ Q6 해설 참조.

09 A는 중동호흡기 증후군(MERS)이 유행하는 지역을 다니며 낙타와 접촉한 사람으로 여행을 마친 후 입국하였다. A는 현재 증상은 없으나, 환자와 접촉하여 발병이 의심된다. 거주지역의 지방자치단체장에게 A의 건강상태를 감시하도록 요청할 때 최대 감시기간은?
① 5일
② 10일
③ 14일
④ 최대 잠복기까지
⑤ 감염력이 없어질 때까지
※ Q6 해설 참조.

10 50세 A는 남아프리카에서 귀국할 때 검역소 검역관에게 오심, 구토, 설사 복통 등 위장관 증상과 출혈 등 증상이 있다고 신고하였다. 검역소장은 A를 에볼라바이러스 의사환자로 분류하고 가까운 감염병관리기관에 격리하고, 항공기 동승자의 거주지역 지방자치단체장에게 동승자의 건강 상태를 감시하도록 요청하였다. 의사환자는 환자로 진단되었다. 이때 동승자에 대한 감시 또는 격리할 수 있는 최대기간은?
① 5일
② 10일
③ 14일
④ 21일
⑤ 감염력이 없어질 때까지
※ Q6 해설 참조.

11 **검역소장이 콜레라 유행지역의 검역구역 안에서 행할 수 있는 조치로 옳지 않은 것은?**

① 콜레라에 관한 역학조사(疫學調査)

② 살충·살균을 위한 소독과 감염병 매개체를 없애는 일

③ 감염병 보균자 색출 검사와 예방접종

④ 운송수단에 실리는 식재료, 식품 및 식수검사

⑤ 어패류의 유통제한 조치

해설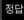

§검역법 제29조(검역구역의 보건위생관리) ① 질병관리청장은 검역감염병이나 검역감염병 외의 감염병이 유행하거나 유행할 우려가 있다고 인정하면 보건복지부령으로 정하는 바에 따라 검역구역 내 운송수단, 시설, 건물, 물품 및 그 밖의 장소와 그 관계인에 대하여 보건위생관리에 필요한 다음 각 호의 조치를 하거나 필요한 지시를 할 수 있다.

1. 검역감염병 및 검역감염병 외의 감염병에 관한 역학조사(疫學調査)

2. 살충·살균을 위한 소독과 감염병 매개체를 없애는 일

3. 검역감염병 보균자 및 검역감염병 외의 감염병 보균자 색출 검사와 예방접종

4. 운송수단에 실리는 식재료, 식품 및 식수검사

5. 어패류와 식품을 다루는 사람에 대한 위생지도와 교육·홍보

6. 검역구역 안의 감염병 매개체의 서식 분포 등에 대한 조사

7. 선박의 균형을 유지하기 위하여 선박에 실은 물에 대한 조사

8. 그 밖에 질병관리청장이 검역감염병 및 검역감염병 외의 감염병을 예방하기 위하여 필요하다고 인정하는 사항

② 질병관리청장은 제1항에 따른 조치와 지시를 할 때에 필요하면 관계 기관이나 관계인에게 협조를 요청할 수 있으며, 그 요청을 받은 관계 기관의 장이나 관계인은 부득이한 사유가 없으면 협조하여야 한다.

정답 1.⑤ 2.① 3.⑤ 4.⑤ 5.⑤ 6.① 7.③ 8.③ 9.③ 10.④ 11.⑤

Chapter 06

후천성면역결핍증 예방법(에이즈예방법)

01. 총 칙

01 다음 중 후천성면역결핍증 환자는?

① 바이러스에 감염 후 세포면역기능에 결함이 있고 주폐포자충 폐렴, 결핵 등의 기회
   감염 또는 기회질환 있는 자

② 바이러스에 감염된 자와 동거중인 자

③ 바이러스를 보유하고 있는 자

④ AIDS 환자와 성 접촉을 가진 자

⑤ 바이러스에 감염 후 항체가 형성된 자

해설

§에이즈예방법 제2조(정의)

2. "후천성면역결핍증환자"란 감염인 중 대통령령으로 정하는 후천성면역결핍증 특유의 임상증상이 나타난 사람을 말한다.

§에이즈예방법 시행령 제2조(임상증상)

「후천성면역결핍증 예방법」(이하 "법"이라 한다) 제2조 제2호에서 "대통령령으로 정하는 후천성면역결핍증 특유의 임상증상"이란 세포면역기능에 결함이 있고, 주폐포자충폐렴(住肺胞子蟲肺炎), 결핵 등의 기회감염 또는 기회질환이 있는 경우를 말한다.

정답   1. ①

01

'시' 지역에서 내과의원을 개설하고 있는 의사 '갑'은 내원한 배우자가 있는 35세 남자환자 A에 대한 정기검진을 시행하였다. 검사결과 인체면역 결핍바이러스 감염이 의심되어 확인 검사를 거친 후 감염인으로 진단하였다. 의사 '갑'이 해야 할 조치로 옳은 것은?

① 시장에게 검진자의 검진결과를 면접통보

② 감염인에게 지역 내 요양시설에서 요양 및 치료를 받도록 권고

③ 감염인이 국민기초생활 보장을 받을 수 있도록 지방자치 단체장에게 신고

④ 가능하면 감염인의 의사(意思)를 참고하여 배우자 및 성 접촉자에게 후천성면역결핍증 전파 방지에 필요한 사항을 준수하도록 지도

⑤ 감염인의 성 접촉자에게 에이즈에 관한 익명검진을 검진기일 7일 전까지 받을 것을 통지

 해설

§에이즈예방법 제5조(의사 또는 의료기관 등의 신고)
① 감염인을 진단하거나 감염인의 사체를 검안한 의사 또는 의료기관은 보건복지부령으로 정하는 바에 따라 24시간 이내에 진단·검안 사실을 관할 보건소장에게 신고하고, 감염인과 그 배우자(사실혼 관계에 있는 사람을 포함한다. 이하 같다) 및 성 접촉자에게 후천성면역결핍증의 전파 방지에 필요한 사항을 알리고 이를 준수하도록 지도하여야 한다. 이 경우 가능하면 감염인의 의사(意思)를 참고하여야 한다.
② 학술연구 또는 제9조에 따른 혈액 및 혈액제제(血液製劑)에 대한 검사에 의하여 감염인을 발견한 사람이나 해당 연구 또는 검사를 한 기관의 장은 보건복지부령으로 정하는 바에 따라 24시간 이내에 질병관리청장에게 신고하여야 한다.
③ 감염인이 사망한 경우 이를 처리한 의사 또는 의료기관은 보건복지부령으로 정하는 바에 따라 24시간 이내에 관할 보건소장에게 신고하여야 한다.
④ 제1항 및 제3항에 따라 신고를 받은 보건소장은 특별자치시장·특별자치도지사·시장·군수 또는 구청장(자치구의 구청장을 말한다. 이하 같다)에게 이를 보고하여야 하고, 보고를 받은 특별자치시장·특별자치도지사는 질병관리청장에게, 시장·군수·구청장은 특별시장·광역시장 또는 도지사를 거쳐 질병관리청장에게 이를 보고하여야 한다.

§에이즈예방법 시행규칙 제2조(의사 또는 의료기관 등의 신고) ① 「후천성면역결핍증 예방법」(이하 "법"이라 한다) 제5조 제1항에 따라 감염인을 진단하거나 감염인의 사체를 검안한 의사 또는 의료기관은 진단 또는 검안한 때부터 24시간 이내에 다음 각 호의 사항을 별지 제1호 서식(전자문서를 포함한다)에 따라 보건소장에게 신고해야 한다.

1. 감염인에 대한 진단방법, 주요 증상 및 주요 감염경로

2. 감염인에 대한 진단 및 초진연월일

3. 검사물번호

4. 감염인의 사망 및 검안연월일과 검안 내용(사체를 검안한 경우로 한정한다)

5. 진단한 의사의 성명과 그가 종사하는 의료기관의 주소 및 명칭

② 법 제5조 제2항에 따라 학술연구 또는 혈액 및 혈액제제에 대한 검사에 의하여 감염인을 발견한 자나 해당 연구 또는 검사를 실시한 기관의 장은 발견한 때부터 24시간 이내에 다음 각 호의 사항을 별지 제1호의2서식(전자문서를 포함한다)에 따라 질병관리청장에게 신고해야 한다.

1. 연구 또는 검사의 방법 및 연구 또는 검사연월일

2. 연구 또는 검사자의 성명과 그가 종사하는 기관의 주소 및 명칭

③ 법 제5조 제3항에 따라 감염인이 사망한 경우 이를 처리한 의사 또는 의료기관은 처리한 때부터 24시간 이내에 다음 각 호의 사항을 별지 제1호서식(전자문서를 포함한다)에 따라 관할 보건소장에게 신고해야 한다.

1. 사망자의 성명·주민등록번호 및 주소

2. 사망연월일 및 사망 전의 주요증상

3. 사망 전 감염인을 진단한 의료기관의 명칭 및 소재지와 진단한 의사의 성명

④ 삭제 〈2019. 12. 31.〉

'군'지역에서 개설하고 있는 내과 의사 '갑'은 유흥업소에 근무하는 배우자가 있는 45세의 남자를 후천성면역결핍증 감염인으로 진단하였다. 이때 의사 '갑'이 행할 조치로 옳은 것은?

① 해당 군수에게 검진자의 검진결과를 면접통보

② 전파경로 파악을 위한 역학조사 실시

③ 감염인의 배우자 및 성접촉자에 대한 검진 실시

④ 감염인에게 전파방지에 필요한 사항을 알리고 준수하도록 지도

⑤ 해당 유흥업소 사업주에게 통보하고 해당 업소 종사자 검진 실시

※ Q1 해설 참조.

'시'지역에 개설 중인 ○○내과의사 갑은 유흥업소에 근무하는 배우자가 있는 35세의 남자 A를 후천성면역결핍증 감염인으로 진단하였다. 이때 내과의사 갑이 해야 할 조치로 옳은 것은?

① 해당 유흥업소 사업주에게 통보하고 해당 업소 종사자 검진 실시

② 24시간 이내에 관할 보건소장에게 신고하고 A에게 전파방지에 필요한 사항을 교육

③ 감염인의 배우자 및 성접촉자에 대한 검진 실시

④ 전파경로 파악을 위한 역학조사 실시

⑤ 후천성면역결핍증 대책위원회에 즉시 신고

※ Q1 해설 참조.

04 ○○시에 사는 30세 여성 'A'가 갑자기 골반과 아랫배의 통증을 느껴 ○○시에 개설 중인 산부인과병원에서 검진을 받았다. 산부인과병원에서 근무 중인 의사 '갑'은 검사 결과 'A'의 인체면역결핍바이러스 감염을 의심하고 즉시 관할 보건환경연구원에 검사를 의뢰하였다. 검사결과 'A'는 인체면역결핍바이러스 양성 판정을 받았다. 이를 진단한 의사 '갑'이 취하여야 할 조치 중 옳은 것은?

① 'A'의 감염경로에 대한 역학조사

② 'A'를 권역감염병전문병원에 입원 의뢰

③ 'A'를 민간단체에서 운영하는 쉼터에 보호조치

④ 'A'와의 성 접촉자를 확인하여 후천성면역결핍증 익명검진

⑤ 'A'에게 전파 방지에 필요한 사항을 알리고 이를 준수하도록 지도

※ Q1 해설 참조.

05 인체면역결핍바이러스에 감염된 50세 남자를 진단한 의사가 전파 방지에 필요한 사항을 알리고 이를 준수하도록 지도하려고 한다. 의사가 할 보건지도의 내용으로 옳은 것은?

① "다음 달부터는 헌혈을 하셔도 됩니다."

② "환자분 아버님께 이 사실을 알릴 수밖에 없습니다."

③ "치료를 시작하겠습니다. 거부하셔도 법에 따라 강제로 할 것입니다."

④ "환자분 직장의 보건관리자에게 이 사실을 알려서 전파예방을 위한 조치를 취할 것입니다."

⑤ "전파 가능성이 이렇게 높은데도 다른 사람에게 전파를 매개하는 행위를 하면 형사처벌을 받을 수도 있습니다."

※ Q1 해설 참조.

06

54세 남자 인체면역결핍바이러스 감염인이 폐암으로 상급종합병원에 입원하여 항암치료를 받다가 급성호흡곤란증후군으로 사망하였다. 의료기관은 감염인 사망 신고를 누구에게 해야 하는가?

① 관할 보건소장

② 질병관리청장

③ 보건환경연구원장

④ 감염병관리위원회

⑤ 후천성면역결핍증 대책위원회

해설

§에이즈예방법 제5조(의사 또는 의료기관 등의 신고)

① 감염인을 진단하거나 감염인의 사체를 검안한 의사 또는 의료기관은 보건복지부령으로 정하는 바에 따라 24시간 이내에 진단 · 검안 사실을 관할 보건소장에게 신고하고, 감염인과 그 배우자(사실혼 관계에 있는 사람을 포함한다. 이하 같다) 및 성 접촉자에게 후천성면역결핍증의 전파 방지에 필요한 사항을 알리고 이를 준수하도록 지도하여야 한다. 이 경우 가능하면 감염인의 의사(意思)를 참고하여야 한다.

② 학술연구 또는 제9조에 따른 혈액 및 혈액제제(血液製劑)에 대한 검사에 의하여 감염인을 발견한 사람이나 해당 연구 또는 검사를 한 기관의 장은 보건복지부령으로 정하는 바에 따라 24시간 이내에 질병관리청장에게 신고하여야 한다.

③ 감염인이 사망한 경우 이를 처리한 의사 또는 의료기관은 보건복지부령으로 정하는 바에 따라 24시간 이내에 관할 보건소장에게 신고하여야 한다.

④ 제1항 및 제3항에 따라 신고를 받은 보건소장은 특별자치시장 · 특별자치도지사 · 시장 · 군수 또는 구청장(자치구의 구청장을 말한다. 이하 같다)에게 이를 보고하여야 하고, 보고를 받은 특별자치시장 · 특별자치도지사는 질병관리청장에게, 시장 · 군수 · 구청장은 특별시장 · 광역시장 또는 도지사를 거쳐 질병관리청장에게 이를 보고하여야 한다.

07

○○종합병원에서 후천면역결핍증으로 입원치료를 받던 환자가 사망하였다면 담당의사는 누구에게 언제까지 신고하여야 하는가?

① 관할 경찰서장, 즉시　　　　② 관할 보건소장, 즉시

③ 관한 보건소장, 24시간 이내　④ 관할 시 · 도지사, 즉시

⑤ 관할 시 · 도지사, 24시간 이내

※ Q6 해설 참조.

후천성면역결핍증 예방법에 의하여 진단한 의사가 관할 보건소장에게 신고해야 하는 것은?

① 감염경로

② 감염인의 직업

③ 입원

④ 퇴원

⑤ 완치

해설

§에이즈예방법 시행규칙 제2조(의사 또는 의료기관 등의 신고)

① 「후천성면역결핍증 예방법」(이하 "법"이라 한다) 제5조 제1항에 따라 감염인을 진단하거나 감염인의 사체를 검안한 의사 또는 의료기관은 진단 또는 검안한 때부터 24시간 이내에 다음 각 호의 사항을 별지 제1호 서식(전자문서를 포함한다)에 따라 보건소장에게 신고해야 한다.

1. 감염인에 대한 진단방법, 주요 증상 및 주요 감염경로

2. 감염인에 대한 진단 및 초진연월일

3. 검사물번호

4. 감염인의 사망 및 검안연월일과 검안 내용(사체를 검안한 경우로 한정한다)

5. 진단한 의사의 성명과 그가 종사하는 의료기관의 주소 및 명칭

② 법 제5조 제2항에 따라 학술연구 또는 혈액 및 혈액제제에 대한 검사에 의하여 감염인을 발견한 자나 해당 연구 또는 검사를 실시한 기관의 장은 발견한 때부터 24시간 이내에 다음 각 호의 사항을 별지 제1호의2서식(전자문서를 포함한다)에 따라 질병관리청장에게 신고해야 한다.

1. 연구 또는 검사의 방법 및 연구 또는 검사연월일

2. 연구 또는 검사자의 성명과 그가 종사하는 기관의 주소 및 명칭

③ 법 제5조 제3항에 따라 감염인이 사망한 경우 이를 처리한 의사 또는 의료기관은 처리한 때부터 24시간 이내에 다음 각 호의 사항을 별지 제1호서식(전자문서를 포함한다)에 따라 관할 보건소장에게 신고해야 한다.

1. 사망자의 성명 · 주민등록번호 및 주소

2. 사망연월일 및 사망 전의 주요증상

3. 사망 전 감염인을 진단한 의료기관의 명칭 및 소재지와 진단한 의사의 성명

④ 삭제 〈2019. 12. 31.〉

정답 1.④ 2.④ 3.② 4.⑤ 5.⑤ 6.① 7.③ 8.①

01

후천성면역결핍증 공중(公衆)과 접촉이 많은 업소에 종사하는 사람으로서 검진 대상이 되는 대상자가 보건소에 자신의 이름, 주민등록번호, 주소 등을 밝히지 아니하고 익명으로 검사를 신청한 경우 의사 '갑'이 취할 조치 중 옳은 것은?

① 익명으로 검진 실시

② 대학병원에서 검진을 받도록 조치

③ 적십자혈액원에서 헌혈하도록 권장

④ 질병관리본부에 신고하고 검진 실시

⑤ 보건환경연구원에 신고하고 검진 실시

해설

§에이즈예방법 제8조(검진)　① 질병관리청장, 특별시장·광역시장·특별자치시장·도지사 또는 특별자치도지사(이하 "시·도지사"라 한다), 시장·군수·구청장은 공중(公衆)과 접촉이 많은 업소에 종사하는 사람으로서 제2항에 따른 검진 대상이 되는 사람에 대하여 후천성면역결핍증에 관한 정기검진 또는 수시검진을 하여야 한다.

② 질병관리청장, 시·도지사, 시장·군수·구청장은 후천성면역결핍증에 감염되었다고 판단되는 충분한 사유가 있는 사람 또는 후천성면역결핍증에 감염되기 쉬운 환경에 있는 사람으로서 다음 각 호의 어느 하나에 해당하는 사람에 대하여 후천성면역결핍증에 관한 검진을 할 수 있다.

1. 감염인의 배우자 및 성 접촉자

2. 그 밖에 후천성면역결핍증의 예방을 위하여 검진이 필요하다고 질병관리청장이 인정하는 사람

③ 해외에서 입국하는 외국인 중 대통령령으로 정하는 장기체류자는 입국 전 1개월 이내에 발급받은 후천성면역결핍증 음성확인서를 질병관리청장에게 보여주어야 한다. 이를 보여주지 못하는 경우에는 입국 후 72시간 이내에 검진을 받아야 한다.

④ 후천성면역결핍증에 관한 검진을 하는 자는 검진 전에 검진 대상자에게 이름·주민등록번호·주소 등을 밝히지 아니하거나 가명을 사용하여 검진(이하 "익명검진"이라 한다)할 수 있다는 사실을 알려 주어야 하고, 익명검진을 신청하는 경우에도 검진을 하여야 한다.

⑤ 제4항에 따른 검진을 하는 자는 검진 결과 감염인으로 밝혀진 사람이 있는 경우에는 보건복지부령으로 정하는 바에 따라 관할 보건소장에게 신고하여야 한다. 이 경우 감염인의 정보는 익명으로 관리하여야 한다.

[시행일 : 2020. 9. 12.] 제8조

02 「후천성면역결핍증 예방법」상 후천성면역결핍증 검진대상자는?

① 감염인의 자녀
② 감염인의 배우자
③ 검진 결과 통보자
④ 감염인의 담당 간호사
⑤ 검사 음성 확인서 소지자

> **해설**
>
> ※ Q1 해설 참조.
>
> §에이즈예방법 제8조(검진)
>
> ② 질병관리청장, 시ㆍ도지사, 시장ㆍ군수ㆍ구청장은 후천성면역결핍증에 감염되었다고 판단되는 충분한 사유가 있는 사람 또는 후천성면역결핍증에 감염되기 쉬운 환경에 있는 사람으로서 다음 각 호의 어느 하나에 해당하는 사람에 대하여 후천성면역결핍증에 관한 검진을 할 수 있다.
>
> 1. 감염인의 배우자 및 성 접촉자
> 2. 그 밖에 후천성면역결핍증의 예방을 위하여 검진이 필요하다고 질병관리청장이 인정하는 사람

03 검진을 목적으로 혈액검사를 실시하는 기관에서 검사 결과 후천성면역결핍증 감염이 의심되는 가검물을 발견하였다. 당해 검진기관은 누구에게 검사를 의뢰하여 확인검사를 받아야 하는가?

① 보건소장
② 국립검역소장
③ 「보건환경연구원법」에 의한 보건환경연구원의 장
④ 식품의약품안전처장
⑤ 보건복지부 후천성면역결핍증대책위원회 위원장

> **해설** §에이즈예방법 시행규칙 제7조(검진절차 및 신고 등) ① 법 제8조에 따른 검진을 목적으로 혈액검사를 실시하는 기관(이하 "검사기관"이라 한다)은 별지 제4호서식의 후천성면역결핍증 검사대장 또는 별지 제5호서식의 후천성면역결핍증 익명검사대장 및 검사결과(전자문서를 포함한다)를 작성ㆍ보관하여야 한다.
>
> ② 검사기관은 검사 결과 감염이 의심되는 검사물을 발견한 때에는 다음 각 호의 어느 하나에 해당하는 자(이하 "확인검사기관의 장"이라 한다)에게 검사를 의뢰하여 확인검사를 받아야 한다.

1. 질병관리청장
2. 「보건환경연구원법」에 의한 보건환경연구원의 장
3. 질병관리청장이 지정·고시하는 확인검사기관의 장
③ 법 제8조 제4항에 따라 익명검진을 실시한 자는 검진결과 감염인으로 밝혀진 자가 있는 경우 밝혀진 때부터 24시간 이내에 다음 각 호의 사항을 별지 제5호의2 서식(전자문서를 포함한다)에 따라 보건소장에게 신고해야 한다. 이 경우 감염인의 정보는 익명으로 관리해야 한다.
1. 감염인의 성별
2. 확인진단일
3. 검사물번호
4. 검진의사의 성명과 검진기관의 주소 및 명칭
④ 제3항에 따라 신고를 받은 보건소장은 별지 제5호의2 서식에 따라 특별자치도지사·시장·군수 또는 구청장에게 이를 보고하여야 하고, 보고를 받은 특별자치도지사는 질병관리청장에게, 시장·군수·구청장은 특별시장·광역시장 또는 도지사를 경유하여 질병관리청장에게 이를 보고하여야 한다.

04 의사 또는 의료기관이 후천성면역결핍증 감염 여부를 검사하여 감염이 의심되는 경우 누구에게 검사를 의뢰하여 확인검사를 받는가?

① 보건소장
② 국립검역소장
③ 질병관리청장
④ 경찰청장
⑤ 검역소장

※ Q3 해설 참조.

05 의사나 의료기관이 이식할 장기를 검사하여 후천성면역결핍증 감염이 의심될 때 취하는 조치로 적법한 것은?

① 보건복지부장관에게 검시를 의뢰
② 보건소장에게 검시를 의뢰
③ 시장, 군수, 구청장에게 검사를 의뢰
④ 서울특별시장, 광역시장, 도지사에게 검사를 의뢰
⑤ 질병관리청장에게 검사를 의뢰

※ Q3 해설 참조.

06

22세 남자 'A'는 전방에 위치한 부대에서 공동생활 중인 군인이다. 최근 친구들과 함께 휴가를 다녀온 후 스스로 병원을 방문하여 후천성면역결핍증 검진을 받았다. 「후천성면역결핍증예방법」에 따라서 'A'의 검진 결과를 통보할 대상으로 옳은 것은?

① 본인에게만

② 본인 + 직계 가족

③ 본인 + 소속 부대장

④ 본인 + 함께 휴가를 다녀온 친구들

⑤ 본인의 요청이 없으면 누구에게도 통보하지 않는다.

해설 §에이즈예방법 제8조의2(검진 결과의 통보) ① 후천성면역결핍증에 관한 검진을 한 자는 검진 대상자 본인 외의 사람에게 검진 결과를 통보할 수 없다. 다만, 검진 대상자가 군(軍), 교정시설 등 공동생활자인 경우에는 해당 기관의 장에게 통보하고, 미성년자, 심신미약자, 심신상실자인 경우에는 그 법정대리인에게 통보한다.
② 제1항에 따른 검진 결과 통보의 경우 감염인으로 판정을 받은 사람에게는 면접통보 등 검진 결과의 비밀이 유지될 수 있는 방법으로 하여야 한다.
③ 사업주는 근로자에게 후천성면역결핍증에 관한 검진결과서를 제출하도록 요구할 수 없다.

07

후천성면역결핍증예방법에 근거하여 다음 중 행위를 하기 전에 인체면역결핍바이러스의 감염여부를 검사하여야 하는 것이 아닌 것은?

① 장기이식

② 조직의 이식

③ 혈핵원에서 채혈된 혈액제제

④ 정액의 제공

⑤ 비감염 증빙서류가 부착된 혈액제제

해설 §에이즈예방법 제9조(혈액·장기·조직 등의 검사) ① 「혈액관리법」 제2조 제3호의 혈액원(血液院)과 같은 조 제8호의 혈액제제[혈액과 혈장(血漿)을 포함한다. 이하 같다]를 수입하는 자는 해당 혈액원에서 채혈된 혈액이나 수입 혈액제제에 대하여 보건복지부령으로 정하는 바에 따라 인체면역결핍바이러스의 감염 여부를 검사하여야 한다. 다만, 인체면역결핍바이러스에 감염되어 있지 아니하다는 해당 제품 수출국가의 증명서류가 첨부되어 있는 수입 혈액제제로서 질병관리청장이 그 검사가 필요 없다고 인정하는 경우에는 그러하지 아니하다.
② 의사 또는 의료기관은 다음 각 호의 어느 하나에 해당하는 행위를 하기 전에 보건복지부령으

로 정하는 바에 따라 인체면역결핍바이러스의 감염 여부를 검사하여야 한다.

1. 장기(인공장기를 포함한다. 이하 같다)·조직의 이식

2. 정액의 제공

3. 그 밖에 인체면역결핍바이러스 감염의 위험이 있는 매개체(이하 "매개체"라 한다)의 사용

③ 제1항과 제2항에 따른 검사를 받지 아니하거나 검사를 한 결과 인체면역결핍바이러스에 감염된 것으로 나타난 혈액·수입 혈액제제·장기·조직·정액·매개체는 이를 유통·판매하거나 사용하여서는 아니 된다.

 정답 1.① 2.② 3.③ 4.③ 5.⑤ 6.③ 7.⑤

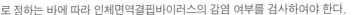

04. 감염인의 보호 · 지원

 01

후천성면역결핍증 예방법에서 후천성면역결핍증 감염자를 보호·지원하기 위한 조치로 틀린 것은?

① 보건복지부장관은 후천성면역결핍증의 예방·관리와 그 감염인의 보호·지원 또는 치료를 위하여 필요한 전문진료기관 또는 연구기관을 설치·운영할 수 있다.

② 보건복지부장관, 시·도지사 또는 시장·군수·구청장은 인체면역결핍바이러스의 전염을 방지하기 위하여 감염인 중 다른 사람에게 감염시킬 우려가 있는 사람으로서 생계 유지능력이 없는 경우에 전문진료기관 또는 요양시설에서 치료를 받거나 요양을 하도록 권고

③ 정보 제공 및 상담을 위한 시설의 설치·운영

④ 특정 업소 취업제한

⑤ 치료 지시에 대한 거부 시 강제 격리

해설

§에이즈예방법 제13조(전문진료기관 등의 설치)
① 질병관리청장은 후천성면역결핍증의 예방·관리와 그 감염인의 보호·지원 또는 치료를 위하여 필요한 전문진료기관 또는 연구기관을 설치·운영할 수 있다.
② 제1항에 따른 전문진료기관 또는 연구기관의 설치 및 운영에 필요한 사항은 대통령령으로 정한다.
[시행일 : 2020. 9. 12.] 제13조

§에이즈예방법 제14조(치료 권고)
질병관리청장, 시·도지사 또는 시장·군수·구청장은 인체면역결핍바이러스의 전염을 방지하기 위하여 감염인 중 다른 사람에게 감염시킬 우려가 있는 사람 등 다음 각 호로 정하는 감염인에게 제13조에 따른 전문진료기관 또는 제16조에 따른 요양시설에서 치료를 받거나 요양을 하도록 권고할 수 있다.
1. 검진 결과 감염인으로 판명된 사람으로서 검진을 받아야 할 업소에 종사하거나 종사할 가능성이 높은 감염인
2. 주의 능력과 주위 환경 등으로 보아 다른 사람에게 감염시킬 우려가 있다고 인정되는 감염인
3. 생계유지 능력이 없고, 다른 사람에 의하여 부양 또는 보호를 받고 있지 아니한 감염인
[시행일 : 2020. 9. 12.] 제14조

§에이즈예방법 제15조(치료 및 보호조치 등)
① 질병관리청장, 시·도지사 또는 시장·군수·구청장은 제14조에 따른 치료 권고에 따르지 아니하는 감염인 중 감염인의 주의 능력과 주위 환경 등으로 보아 다른 사람에게 감염시킬 우려가 높다고 인정되는 감염인에 대하여는 치료 및 보호조치를 강제할 수 있다.

§에이즈예방법 제16조(요양시설 등의 설치·운영)
① 질병관리청장 또는 시·도지사는 감염인의 요양 및 치료 등을 위한 시설(이하 "요양시설"이라 한다)과 감염인에 대한 정보 제공, 상담 및 자활 등을 위한 시설(이하 "쉼터"라 한다)을 설치·운영할 수 있다.
② 요양시설 및 쉼터의 설치·운영에 필요한 사항은 보건복지부령으로 정한다.
[시행일 : 2020. 9. 12.] 제16조

§에이즈예방법 제18조(취업의 제한)
① 감염인은 제8조 제1항에 따라 그 종사자가 정기검진을 받아야 하는 업소에 종사할 수 없다.

「후천성면역결핍증 예방법」상 후천성면역결핍증의 예방·관리와 그 감염인의 보호·지원 또는 치료를 위하여 필요한 전문진료기관 또는 연구기관을 설치·운영할 수 있는 자는?

① 시·도지사
② 시장·군수·구청장
③ 보건복지부장관
④ 질병관리청장
⑤ 식품의약품안전처장

 해설

§에이즈예방법 제13조(전문진료기관 등의 설치)
① 질병관리청장은 후천성면역결핍증의 예방·관리와 그 감염인의 보호·지원 또는 치료를 위하여 필요한 전문진료기관 또는 연구기관을 설치·운영할 수 있다.
② 제1항에 따른 전문진료기관 또는 연구기관의 설치 및 운영에 필요한 사항은 대통령령으로 정한다.
[시행일 : 2020. 9. 12.] 제13조

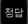 **정답**   1.⑤   2.④

Chapter 07

국민건강보험법

01. 총 칙

01

다음 중 국민건강보험법상 보험급여 대상이 아닌 것은?

① 질병   ② 부상   ③ 사고

④ 출산   ⑤ 사망

 해설

§국민건강보험법 제1조(목적)

이 법은 국민의 질병·부상에 대한 예방·진단·치료·재활과 출산·사망 및 건강증진에 대하여 보험급여를 실시함으로써 국민보건 향상과 사회보장 증진에 이바지함을 목적으로 한다.

02

국민건강보험법의 목적으로 가장 옳은 것은?

① 국민의 질병, 부상, 분만 또는 사망을 예방

② 계층 간 모두 재분배의 제고

③ 근로자의 보험료 부담 경감

④ 농어민의 의료서비스 질 향상

⑤ 보험급여를 통한 국민보건 향상 및 사회보장 증진 도모

※ Q1 해설 참조.

정답   1. ③   2. ①

02. 가입자

01

「국민건강보험법」상 직장가입자에게 주로 생계를 의존하는 사람으로서 소득 및 재산이 보건복지부령으로 정하는 기준 이하에 해당하여 건강보험의 피부양자가 될 수 있는 자는?

① 직장가입자의 딸
② 직장가입자의 이모
③ 직장가입자의 큰어머니
④ 직장가입자의 작은아버지
⑤ 직장가입자의 형제의 배우자

해설 §국민건강보험법 제5조(적용 대상 등) ① 국내에 거주하는 국민은 건강보험의 가입자(이하 "가입자"라 한다) 또는 피부양자가 된다. 다만, 다음 각 호의 어느 하나에 해당하는 사람은 제외한다.

1. 「의료급여법」에 따라 의료급여를 받는 사람(이하 "수급권자"라 한다)
2. 「독립유공자예우에 관한 법률」 및 「국가유공자 등 예우 및 지원에 관한 법률」에 따라 의료보호를 받는 사람(이하 "유공자 등 의료보호대상자"라 한다). 다만, 다음 각 목의 어느 하나에 해당하는 사람은 가입자 또는 피부양자가 된다.

가. 유공자 등 의료보호대상자 중 건강보험의 적용을 보험자에게 신청한 사람
나. 건강보험을 적용받고 있던 사람이 유공자 등 의료보호대상자로 되었으나 건강보험의 적용 배제신청을 보험자에게 하지 아니한 사람

② 제1항의 피부양자는 다음 각 호의 어느 하나에 해당하는 사람 중 직장가입자에게 주로 생계를 의존하는 사람으로서 소득 및 재산이 보건복지부령으로 정하는 기준 이하에 해당하는 사람을 말한다.

1. 직장가입자의 배우자
2. 직장가입자의 직계존속(배우자의 직계존속을 포함한다)
3. 직장가입자의 직계비속(배우자의 직계비속을 포함한다)과 그 배우자
4. 직장가입자의 형제·자매

02

「국민건강보험법」상 국민건강보험 가입자의 자격취득 시기로 옳은 것은?

① 국내에 거주하게 된 날의 다음 날
② 수급권자이었던 사람이 그 대상자에서 제외된 날의 전날

③ 직장가입자의 피부양자이었던 사람이 그 자격을 잃은 날

④ 유공자 등 의료보호대상자가 건강보험의 적용을 신청한 날의 다음 날

⑤ 유공자 등 의료보호대상자이었던 사람이 그 대상자에서 제외된 날의 다음 날

해설

§국민건강보험법 제8조(자격의 취득 시기 등)

① 가입자는 국내에 거주하게 된 날에 직장가입자 또는 지역가입자의 자격을 얻는다. 다만, 다음 각 호의 어느 하나에 해당하는 사람은 그 해당되는 날에 각각 자격을 얻는다.

1. 수급권자이었던 사람은 그 대상자에서 제외된 날

2. 직장가입자의 피부양자이었던 사람은 그 자격을 잃은 날

3. 유공자 등 의료보호대상자이었던 사람은 그 대상자에서 제외된 날

4. 제5조 제1항 제2호 가목에 따라 보험자에게 건강보험의 적용을 신청한 유공자 등 의료보호대상자는 그 신청한 날

② 제1항에 따라 자격을 얻은 경우 그 직장가입자의 사용자 및 지역가입자의 세대주는 그 명세를 보건복지부령으로 정하는 바에 따라 자격을 취득한 날부터 14일 이내에 보험자에게 신고하여야 한다.

정답   1. ①   2. ③

03. 국민건강보험공단

01

Q1. 「국민건강보험법」상 국민건강보험공단의 업무는?

① 보험급여의 관리

② 보험급여 비용의 심사

③ 보험급여의 적정성 평가

④ 보험급여의 심사기준 개발

⑤ 요양급여의 평가기준 개발

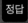

§국민건강보험법 제14조(업무 등)

① 공단은 다음 각 호의 업무를 관장한다.

1. 가입자 및 피부양자의 자격 관리

2. 보험료와 그 밖에 이 법에 따른 징수금의 부과 · 징수

3. 보험급여의 관리

4. 가입자 및 피부양자의 질병의 조기발견 · 예방 및 건강관리를 위하여 요양급여 실시 현황과 건강검진 결과 등을 활용하여 실시하는 예방사업으로서 대통령령으로 정하는 사업

5. 보험급여 비용의 지급

6. 자산의 관리 · 운영 및 증식사업

7. 의료시설의 운영

8. 건강보험에 관한 교육훈련 및 홍보

9. 건강보험에 관한 조사연구 및 국제협력

10. 이 법에서 공단의 업무로 정하고 있는 사항

11. 「국민연금법」, 「고용보험 및 산업재해보상보험의 보험료징수 등에 관한 법률」, 「임금채권보장법」 및 「석면피해구제법」(이하 "징수위탁근거법"이라 한다)에 따라 위탁받은 업무

12. 그 밖에 이 법 또는 다른 법령에 따라 위탁받은 업무

13. 그 밖에 건강보험과 관련하여 보건복지부장관이 필요하다고 인정한 업무

정답   1. ①

---

04. 보험급여

01

국민건강보험법에 의해 요양급여가 가능한 항목은?

① 영유아건강검진

② 미혼모제왕절개술

③ 근로자건강검진

④ 65세 이상 인플루엔자 예방접종

⑤ 소아의 국가필수예방접종

※ 보험급여의 종류에는 요양급여(제41조), 요양비(제49조), 부가급여(제50조), 장애인 보조기기(제51조), 건강검진(제52조)이 있다.

§국민건강보험법 제41조(요양급여)

① 가입자와 피부양자의 질병, 부상, 출산 등에 대하여 다음 각 호의 요양급여를 실시한다.

1. 진찰 · 검사

2. 약제(藥劑) · 치료재료의 지급

3. 처치 · 수술 및 그 밖의 치료

4. 예방 · 재활

5. 입원

6. 간호

7. 이송(移送)

② 제1항에 따른 요양급여(이하 "요양급여"라 한다)의 범위(이하 "요양급여대상"이라 한다)는 다음 각 호와 같다.

1. 제1항 각 호의 요양급여(제1항 제2호의 약제는 제외한다): 제4항에 따라 보건복지부장관이 비급여대상으로 정한 것을 제외한 일체의 것

2. 제1항 제2호의 약제: 제41조의3에 따라 요양급여대상으로 보건복지부장관이 결정하여 고시한 것

③ 요양급여의 방법 · 절차 · 범위 · 상한 등의 기준은 보건복지부령으로 정한다.

④ 보건복지부장관은 제3항에 따라 요양급여의 기준을 정할 때 업무나 일상생활에 지장이 없는 질환에 대한 치료 등 보건복지부령으로 정하는 사항은 요양급여대상에서 제외되는 사항(이하 "비급여대상"이라 한다)으로 정할 수 있다.

02

다음 중 국민건강보험 요양급여 대상에 해당되는 것은?

① 체형의 교정을 위한 지방흡입술

② 소아의 필수예방접종

③ 교통사고로 인한 골절치료

④ 근시교정을 위한 라식수술

⑤ 친자확인을 위한 DNA검사

※ Q1 해설 참조.

03 「국민건강보험법」상 보건복지부장관이 요양급여의 기준을 정할 때, 비급여대상으로 정할 수 있는 것은?

① 원격의료에 의한 질환의 치료

② 업무나 일상생활에 지장이 없는 질환의 치료

③ 고가의 진단비나 치료비가 요구되는 난치성 질환의 치료

④ 아주 적은 소수의 사람에게만 혜택이 적용되는 희귀성 질환의 치료

⑤ 완치가 힘들어 장기간의 요양급여가 제공되어야 하는 만성질환의 치료

해설 ※ Q1 해설 참조.

§국민건강보험법 제41조(요양급여) ④ 보건복지부장관은 제3항에 따라 요양급여의 기준을 정할 때 업무나 일상생활에 지장이 없는 질환에 대한 치료 등 보건복지부령으로 정하는 사항은 요양급여대상에서 제외되는 사항(이하 "비급여대상"이라 한다)으로 정할 수 있다.

---

04 환자를 진찰 또는 처치한 후 국민건강보험공단에 요양급여 비용의 지급을 청구할 수 있는 요양기관은?

① 접골원   ② 보건의료원   ③ 노인요양원

④ 산후조리원   ⑤ 주간보호시설

해설 §국민건강보험법 제42조(요양기관)

① 요양급여(간호와 이송은 제외한다)는 다음 각 호의 요양기관에서 실시한다. 이 경우 보건복지부장관은 공익이나 국가정책에 비추어 요양기관으로 적합하지 아니한 대통령령으로 정하는 의료기관 등은 요양기관에서 제외할 수 있다.

1. 「의료법」에 따라 개설된 의료기관
2. 「약사법」에 따라 등록된 약국
3. 「약사법」 제91조에 따라 설립된 한국희귀 · 필수의약품센터
4. 「지역보건법」에 따른 보건소 · 보건의료원 및 보건지소
5. 「농어촌 등 보건의료를 위한 특별조치법」에 따라 설치된 보건진료소

② 보건복지부장관은 효율적인 요양급여를 위하여 필요하면 보건복지부령으로 정하는 바에 따라 시설 · 장비 · 인력 및 진료과목 등 보건복지부령으로 정하는 기준에 해당하는 요양기관을 전문요양기관으로 인정할 수 있다. 이 경우 해당 전문요양기관에 인정서를 발급하여야 한다.

③ 보건복지부장관은 제2항에 따라 인정받은 요양기관이 다음 각 호의 어느 하나에 해당하는 경우에는 그 인정을 취소한다.

1. 제2항 전단에 따른 인정기준에 미달하게 된 경우

2. 제2항 후단에 따라 발급받은 인정서를 반납한 경우

④ 제2항에 따라 전문요양기관으로 인정된 요양기관 또는 「의료법」 제3조의4에 따른 상급종합병원에 대하여는 제41조 제3항에 따른 요양급여의 절차 및 제45조에 따른 요양급여비용을 다른 요양기관과 달리 할 수 있다.

⑤ 제1항·제2항 및 제4항에 따른 요양기관은 정당한 이유 없이 요양급여를 거부하지 못한다.

05

'A' 종합병원은 폐암으로 진단받은 환자 'B'에게 방사선치료와 항암화학요법을 시행하였다. 이에 'A' 종합병원이 「국민건강보험법」에 따라 요양급여비용을 심사청구할 대상은?

① 보건복지부   ② 국민건강보험공단   ③ 건강보험심사평가원

④ 의료기관인증위원회   ⑤ 한국의료분쟁조정중재원

해설

§국민건강보험법 제47조(요양급여비용의 청구와 지급 등)

① 요양기관은 공단에 요양급여비용의 지급을 청구할 수 있다. 이 경우 제2항에 따른 요양급여비용에 대한 심사청구는 공단에 대한 요양급여비용의 청구로 본다.

② 제1항에 따라 요양급여비용을 청구하려는 요양기관은 심사평가원에 요양급여비용의 심사청구를 하여야 하며, 심사청구를 받은 심사평가원은 이를 심사한 후 지체 없이 그 내용을 공단과 요양기관에 알려야 한다.

③ 제2항에 따라 심사 내용을 통보받은 공단은 지체 없이 그 내용에 따라 요양급여비용을 요양기관에 지급한다. 이 경우 이미 낸 본인일부부담금이 제2항에 따라 통보된 금액보다 더 많으면 요양기관에 지급할 금액에서 더 많이 낸 금액을 공제하여 해당 가입자에게 지급하여야 한다.

④ 공단은 제3항에 따라 가입자에게 지급하여야 하는 금액을 그 가입자가 내야 하는 보험료와 그 밖에 이 법에 따른 징수금(이하 "보험료 등"이라 한다)과 상계(相計)할 수 있다.

⑤ 공단은 심사평가원이 제47조의4에 따라 요양급여의 적정성을 평가하여 공단에 통보하면 그 평가 결과에 따라 요양급여비용을 가산하거나 감액 조정하여 지급한다. 이 경우 평가 결과에 따라 요양급여비용을 가산하거나 감액하여 지급하는 기준은 보건복지부령으로 정한다.

⑥ 요양기관은 제2항에 따른 심사청구를 다음 각 호의 단체가 대행하게 할 수 있다.

1. 「의료법」 제28조 제1항에 따른 의사회·치과의사회·한의사회·조산사회 또는 같은 조 제6항에 따라 신고한 각각의 지부 및 분회

2. 「의료법」 제52조에 따른 의료기관 단체

3. 「약사법」 제11조에 따른 약사회 또는 같은 법 제14조에 따라 신고한 지부 및 분회

⑦ 제1항부터 제6항까지의 규정에 따른 요양급여비용의 청구·심사·지급 등의 방법과 절차에 필요한 사항은 보건복지부령으로 정한다.

[시행일: 2022. 12. 11.] 제47조

06

국민건강보험법에 따라 요양비를 지급받을 수 있는 경우를 고르면?

① 진단용 단순 방사선 촬영
② 장애인복지법에 등록된 장애인이 보장구를 구입하는 경우
③ 분만 후 산후 조리
④ 요양기관이 아닌 자택에서 출산
⑤ 입원한 환자의 건강식품 구입

해설

※ 보험급여의 종류에는 요양급여(제41조), 요양비(제49조), 부가급여(제50조), 장애인 보조기기(제51조), 건강검진(제52조)이 있다.

§국민건강보험법 제49조(요양비)
① 공단은 가입자나 피부양자가 보건복지부령으로 정하는 긴급하거나 그 밖의 부득이한 사유로 요양기관과 비슷한 기능을 하는 기관으로서 보건복지부령으로 정하는 기관(제98조 제1항에 따라 업무정지기간 중인 요양기관을 포함한다)에서 질병·부상·출산 등에 대하여 요양을 받거나 요양기관이 아닌 장소에서 출산한 경우에는 그 요양급여에 상당하는 금액을 보건복지부령으로 정하는 바에 따라 가입자나 피부양자에게 요양비로 지급한다.
② 제1항에 따라 요양을 실시한 기관은 보건복지부장관이 정하는 요양비 명세서나 요양 명세를 적은 영수증을 요양을 받은 사람에게 내주어야 하며, 요양을 받은 사람은 그 명세서나 영수증을 공단에 제출하여야 한다.

§국민건강보험법 시행규칙 제23조(요양비)
① 법 제49조 제1항에서 "보건복지부령으로 정하는 긴급하거나 그 밖의 부득이한 사유"란 다음 각 호의 어느 하나에 해당하는 경우를 말한다.
1. 요양기관을 이용할 수 없거나 요양기관이 없는 경우
2. 만성신부전증 환자가 의사의 처방전에 따라 복막관류액 또는 자동복막투석에 사용되는 소모성 재료를 요양기관 외의 의약품판매업소에서 구입·사용한 경우
3. 산소치료를 필요로 하는 환자가 의사의 산소치료 처방전에 따라 보건복지부장관이 정하여 고시하는 방법으로 산소치료를 받는 경우
4. 당뇨병 환자가 의사의 처방전에 따라 혈당검사 또는 인슐린주사에 사용되는 소모성 재료를 요양기관 외의 의료기기판매업소에서 구입·사용한 경우
5. 신경인성 방광환자가 의사의 처방전에 따라 자가도뇨에 사용되는 소모성 재료를 요양기관 외의 의료기기판매업소에서 구입·사용한 경우
6. 보건복지부장관이 정하여 고시하는 질환이 있는 사람으로서 인공호흡기 또는 기침유발기를 필요로 하는 환자가 의사의 처방전에 따라 인공호흡기 또는 기침유발기를 대여받아 사용하는 경우
7. 수면무호흡증 환자가 의사의 처방전에 따라 양압기(수면 중 좁아진 기도에 지속적으로 공기를 불어 넣어 기도를 확보해 주는 기구를 말한다)를 대여받아 사용하는 경우

07

만성신부전증 환자 A가 의사 갑의 처방전에 따라 자동복막투석에 사용되는 소모성 재료를 요양기관 외의 의료기기 판매업소에서 구입하여 사용하였다. 환자 A가 국민건강보험공단에 지급을 청구할 수 있는 것은?

① 요양비   ② 요양급여   ③ 의료기기

④ 상병수당   ⑤ 부가급여

※ Q6 해설 참조.

08

홍길동은 요양기관을 이용할 수 없는 부득이한 사유로 요양기관으로 지정받지 않은 의료기관에서 진료를 받았다. 이 의료기관이 홍길동에게 교부를 해야 하는 서류는?

① 보험료 납부 진단서

② 피보험자 자격취득 신고서

③ 요양기관 지정 신청서

④ 요양비 명세서나 요양내역을 기재한 영수증

⑤ 보험급여 비용심사 청구서

※ Q6 해설 참조.

09

치과의원에 대한 요양급여비용은 국민건강보험공단의 이사장과 대한치과의사협회의 장의 계약으로 정한다. 요양급여비용의 산정을 위한 계약기간은?

① 1년   ② 2년   ③ 3년

④ 4년   ⑤ 5년

해설

§국민건강보험법 제45조(요양급여비용의 산정 등)

① 요양급여비용은 공단의 이사장과 대통령령으로 정하는 의약계를 대표하는 사람들의 계약으로 정한다. 이 경우 계약기간은 1년으로 한다.

§국민건강보험법 시행령 제20조(요양급여비용계약의 당사자)   법 제45조 제1항에 따른 요양급여비용의 계약 당사자인 의약계를 대표하는 사람은 다음 각 호와 같다.

1. 「의료법」 제3조 제2항 제1호 가목에 따른 의원에 대한 요양급여비용: 같은 법 제28조 제1항에 따른 의사회의 장

2. 「의료법」 제3조 제2항 제1호 나목 및 제3호 나목에 따른 치과의원 및 치과병원에 대한 요양급여비용: 같은 법 제28조 제1항에 따른 치과의사회의 장

3. 「의료법」 제3조 제2항 제1호 다목 및 제3호 다목에 따른 한의원 및 한방병원에 대한 요양급여비용: 같은 법 제28조 제1항에 따른 한의사회의 장
4. 「의료법」 제3조 제2항 제2호에 따른 조산원에 대한 요양급여비용: 같은 법 제28조 제1항에 따른 조산사회 또는 간호사회의 장 중 1명
5. 「의료법」 제3조 제2항 제3호 가목 및 라목부터 바목까지의 규정에 따른 병원 · 요양병원 · 정신병원 및 종합병원에 대한 요양급여비용: 같은 법 제52조에 따른 단체의 장
6. 「약사법」 제2조 제3호에 따른 약국 및 같은 법 제91조에 따른 한국희귀 · 필수의약품센터에 대한 요양급여비용: 같은 법 제11조 제1항에 따른 대한약사회의 장
7. 「지역보건법」에 따른 보건소 · 보건의료원 및 보건지소와 「농어촌 등 보건의료를 위한 특별조치법」에 따라 설치된 보건진료소에 대한 요양급여비용: 보건복지부장관이 지정하는 사람

② 제1항에 따라 계약이 체결되면 그 계약은 공단과 각 요양기관 사이에 체결된 것으로 본다.

10 의원에 대한 요양급여비용을 정하는 주체와 계약기간은?
① 보건복지부장관과 대한의사협회장, 1년
② 보건복지부장관과 대한의사협회장, 3년
③ 국민건강보험공단의 이사장과 보건복지부장관, 1년
④ 국민건강보험공단의 이사장과 보건복지부장관, 3년
⑤ 국민건강보험공단의 이사장과 대한의사협회장, 1년
※ Q9 해설 참조.

11 「국민건강보험법」상 부가급여는?
① 이송   ② 진찰
③ 건강검진   ④ 약제의 지급
⑤ 임신 · 출산 진료비

해설 ※ 보험급여의 종류에는 요양급여(제41조), 요양비(제49조), 부가급여(제50조), 장애인 보조기기(제51조), 건강검진(제52조)이 있다.

§국민건강보험법 제50조(부가급여)   공단은 이 법에서 정한 요양급여 외에 대통령령으로 정하는 바에 따라 임신 · 출산 진료비, 장제비, 상병수당, 그 밖의 급여를 실시할 수 있다.

§국민건강보험법 시행령 제23조(부가급여) ① 법 제50조에 따른 부가급여는 임신 · 출산(유산

및 사산을 포함한다. 이하 같다) 진료비로 한다.

② 제1항에 따른 임신·출산 진료비 지원 대상은 다음 각 호와 같다.

1. 임신·출산한 가입자 또는 피부양자

2. 2세 미만인 가입자 또는 피부양자(이하 "2세 미만 영유아"라 한다)의 법정대리인(출산한 가입자 또는 피부양자가 사망한 경우에 한정한다)

③ 공단은 제2항 각 호의 어느 하나에 해당하는 사람에게 다음 각 호의 구분에 따른 비용을 결제할 수 있는 임신·출산 진료비 이용권(이하 "이용권"이라 한다)을 발급할 수 있다.

1. 임신·출산한 가입자 또는 피부양자의 진료에 드는 비용

2. 임신·출산한 가입자 또는 피부양자의 약제·치료재료의 구입에 드는 비용

3. 2세 미만 영유아의 진료에 드는 비용

4. 2세 미만 영유아에게 처방된 약제·치료재료의 구입에 드는 비용

④ 이용권을 발급받으려는 사람(이하 이 조에서 "신청인"이라 한다)은 보건복지부령으로 정하는 발급 신청서에 제2항 각 호의 어느 하나에 해당한다는 사실을 확인할 수 있는 증명서를 첨부해 공단에 제출해야 한다.

⑤ 제4항에 따라 이용권 발급 신청을 받은 공단은 신청인이 제2항 각 호의 어느 하나에 해당하는지를 확인한 후 신청인에게 이용권을 발급해야 한다.

⑥ 이용권을 사용할 수 있는 기간은 제5항에 따라 이용권을 발급받은 날부터 다음 각 호의 구분에 따른 날까지로 한다.

12 공무원인 홍길동은 휴가 중 사고로 우측하지를 절단당하는 사고를 당하였다. 사고지 근처의 정형외과 의원에서 치료 후 장애인복지법에 의하여 장애인으로 등록한 홍길동에게 의족을 해 주었다. 이때 의족은 국민건강보험법의 보험급여에서 어떻게 처리되는가?

① 휴가 중 사고로 인한 것이므로 보험급여 대상에서 제외된다.

② 장애인복지법에 의하여 장애인으로 등록하였으므로 의족은 보험급여를 받을 수 있다.

③ 보험급여에 대한 규정에는 의족에 대해서는 보험급여를 할 수 없다.

④ 의족제작 원가는 홍길동이 부담하고, 치료과정 소요비용은 보험급여를 받을 수 있다.

⑤ 공무원은 국민건강보험법의 적용을 받지 않으므로 보험급여에서 제외된다.

해설

※ 보험급여의 종류에는 요양급여(제41조), 요양비(제49조), 부가급여(제50조), 장애인 보조기기(제51조), 건강검진(제52조)이 있다.

§국민건강보험법 제51조(장애인에 대한 특례)

① 공단은 「장애인복지법」에 따라 등록한 장애인인 가입자 및 피부양자에게는 「장애인·노인 등을 위한 보조기기 지원 및 활용촉진에 관한 법률」 제3조 제2호에 따른 보조기기(이하 이 조에서 "보조기기"라 한다)에 대하여 보험급여를 할 수 있다.

13 국민건강보험공단은 가입자와 피부양자에 대하여 건강검진을 실시하고 있다. 건강검진의 대상, 횟수, 절차에 관한 내용으로 옳은 것은?

① 6세 미만의 가입자 및 피부양자는 영유아건강검진을 받는다.

② 직장가입자는 모두 2년마다 1회 건강검진을 받는다.

③ 지역가입자의 피부양자는 모두 일반건강검진을 받는다.

④ 대상자는 모든 의료기관에서 건강검진을 받을 수 있다.

⑤ 대상자는 성별, 연령 등의 특성 및 생에 주기에 상관없이 동일한 검진항목의 건강검진을 받는다.

해설

※ 보험급여의 종류에는 요양급여(제41조), 요양비(제49조), 부가급여(제50조), 장애인 보조기기(제51조), 건강검진(제52조)이 있다.

§국민건강보험법 제52조(건강검진)

① 공단은 가입자와 피부양자에 대하여 질병의 조기 발견과 그에 따른 요양급여를 하기 위하여 건강검진을 실시한다.

② 제1항에 따른 건강검진의 종류 및 대상은 다음 각 호와 같다.

1. 일반건강검진: 직장가입자, 세대주인 지역가입자, 20세 이상인 지역가입자 및 20세 이상인 피부양자

2. 암검진: 「암관리법」 제11조 제2항에 따른 암의 종류별 검진주기와 연령 기준 등에 해당하는 사람

3. 영유아건강검진: 6세 미만의 가입자 및 피부양자

③ 제1항에 따른 건강검진의 검진항목은 성별, 연령 등의 특성 및 생애 주기에 맞게 설계되어야 한다.

④ 제1항에 따른 건강검진의 횟수 · 절차와 그 밖에 필요한 사항은 대통령령으로 정한다.

§국민건강보험법 시행령 제25조(건강검진)

① 법 제52조에 따른 건강검진(이하 "건강검진"이라 한다)은 2년마다 1회 이상 실시하되, 사무직에 종사하지 않는 직장가입자에 대해서는 1년에 1회 실시한다. 다만, 암검진은 「암관리법 시행령」에서 정한 바에 따르며, 영유아건강검진은 영유아의 나이 등을 고려하여 보건복지부장관이 정하여 고시하는 바에 따라 검진주기와 검진횟수를 다르게 할 수 있다.

② 건강검진은 「건강검진기본법」 제14조에 따라 지정된 건강검진기관(이하 "검진기관"이라 한다)에서 실시해야 한다.

14

다음 중 국민건강보험법에 정한 요양기관에 해당하지 아니한 것은?

① 학교보건법에 의해 설립된 학교 보건실

② 의료법에 따라 개설된 의원

③ 약사법에 따라 등록된 약국

④ 지역보건법에 따른 보건소 · 보건의료원 및 보건지소

⑤ 농어촌 보건의료를 위한 특별조치법에 따라 설치된 보건진료소

해설 §국민건강보험법 제42조(요양기관)

① 요양급여(간호와 이송은 제외한다)는 다음 각 호의 요양기관에서 실시한다.

1. 「의료법」에 따라 개설된 의료기관

2. 「약사법」에 따라 등록된 약국

3. 「약사법」 제91조에 따라 설립된 한국희귀 · 필수의약품센터

4. 「지역보건법」에 따른 보건소 · 보건의료원 및 보건지소

5. 「농어촌 등 보건의료를 위한 특별조치법」에 따라 설치된 보건진료소

15

국민건강보험법상의 보험급여 중 옳은 것이 모두 조합된 것은?

가. 요양급여	나. 부가급여	다. 요양비	라. 건강검진

① 가, 나, 다   ② 가, 다   ③ 나, 다

④ 라   ⑤ 가, 나, 다, 라

해설 ※ 국민건강보험법상 보험급여의 종류

1. 요양급여(제41조)

가입자와 피부양자의 질병, 부상, 출산 등에 대하여 다음 각 호의 요양급여를 실시한다.

1. 진찰 · 검사, 2. 약제(藥劑) · 치료재료의 지급, 3. 처치 · 수술 및 그 밖의 치료,

4. 예방 · 재활, 5. 입원, 6. 간호, 7. 이송(移送)

2. 요양비(제49조)

공단은 가입자나 피부양자가 보건복지부령으로 정하는 긴급하거나 그 밖의 부득이한 사유로 요양기관과 비슷한 기능을 하는 기관으로서 보건복지부령으로 정하는 기관(제98조 제1항에 따라 업무정지기간 중인 요양기관을 포함한다)에서 질병 · 부상 · 출산 등에 대하여 요양을 받거나 요양기관이 아닌 장소에서 출산한 경우에는 그 요양급여에 상당하는 금액을 보건복지부령으로 정하는 바에 따라 가입자나 피부양자에게 요양비로 지급한다.

3. 부가급여(제50조)

공단은 임신·출산 진료비, 장제비, 상병수당, 그 밖의 급여를 실시할 수 있다.

※ **시행령 제23조 제1항**: 법 제50조에 따른 부가급여는 임신·출산(유산 및 사산을 포함한다. 이하 같다) 진료비로 한다.

4. 장애인 특례(제51조)

공단은 「장애인복지법」에 따라 등록한 장애인인 가입자 및 피부양자에게는 「장애인·노인 등을 위한 보조기기 지원 및 활용촉진에 관한 법률」 제3조 제2호에 따른 보조기기(이하 이 조에서 "보조기기"라 한다)에 대하여 보험급여를 할 수 있다.

5. 건강검진(법 제52조)

16

'군'지역에서 내과의원을 개설하여 운영 중인 ○○의료기관이 국민건강보험법에 의한 요양급여비용의 지급을 최초로 청구하는 경우 당해 의료기관의 시설, 장비, 인력 등에 대한 요양기관 현황신고서를 어느 기관에 제출해야 하는가?

① 국민건강보험공단

② 한국보건산업진흥원

③ 건강보험심사평가원

④ 보건복지부

⑤ 대한병원협회

해설

§국민건강보험법 제43조(요양기관 현황에 대한 신고)

① 요양기관은 제47조에 따라 요양급여비용을 최초로 청구하는 때에 요양기관의 시설·장비 및 인력 등에 대한 현황을 제62조에 따른 건강보험심사평가원(이하 "심사평가원"이라 한다)에 신고하여야 한다.

17

「국민건강보험법」상 보험급여 제한사유에 속하지 않는 것은?

① 피부양자가 출산한 경우

② 고의로 진단을 기피한 경우

③ 고의로 사고를 일으킨 경우

④ 고의로 공단의 지시에 따르지 않은 경우

⑤ 업무재해로 다른 법령에 따른 보험급여를 받은 경우

18 보험급여를 받을 수 있는 사람이 국민건강보험법에 의해 일정 기간 동안 보험급여가 정지되는 경우가 아닌 것은?

① 장애인이 된 경우

② 군 간부후보생인 경우

③ 현역병

④ 국외에서 업무에 종사하고 있는 경우

⑤ 교도소에 수용되어 있는 경우

정답 1.② 2.③ 3.② 4.② 5.③ 6.④ 7.① 8.④ 9.① 10.⑤ 11.⑤ 12.② 13.① 14.① 15.⑤ 16.③ 17.① 18.①

01 다음 기관 중 의료기관이 청구하는 건강보험요양급여비용의 적정 여부를 판단하는 기관은?

① 보건복지부 보험급여과   ② 건강보험심의조정위원회

③ 건강보험공단 재정운영위원회   ④ 건강보험심사평가원

⑤ 건강보험공단심사부

 해설
§국민건강보험법 제62조(설립)   요양급여비용을 심사하고 요양급여의 적정성을 평가하기 위하여 건강보험심사평가원을 설립한다.

02 건강보험심사평가원에서 주관하는 업무가 아닌 것은?

① 요양급여비용의 심사   ② 의료행위 범위결정

③ 요양급여의 적정성평가   ④ 요양급여 심사기준 및 평가기준의 개발

⑤ 심사업무와 관련된 조사연구 및 국제협력

 해설
§국민건강보험법 제63조(업무 등)   ① 심사평가원은 다음 각 호의 업무를 관장한다.

1. 요양급여비용의 심사

2. 요양급여의 적정성 평가

3. 심사기준 및 평가기준의 개발

4. 제1호부터 제3호까지의 규정에 따른 업무와 관련된 조사연구 및 국제협력

5. 다른 법률에 따라 지급되는 급여비용의 심사 또는 의료의 적정성 평가에 관하여 위탁받은 업무

6. 그 밖에 이 법 또는 다른 법령에 따라 위탁받은 업무

7. 건강보험과 관련하여 보건복지부장관이 필요하다고 인정한 업무

8. 그 밖에 보험급여 비용의 심사와 보험급여의 적정성 평가와 관련하여 대통령령으로 정하는 업무

정답   1. ④   2. ②

01

'군'지역에서 산부인과의원을 운영 중인 의료기관 A가 건강보험심사평가원에 요양급여 비용의 지급을 청구하였으나 비용이 전액 삭감된 결과를 통보받았다. 이 처분에 이의가 있을 때 의료기관 A가 취할 수 있는 조치로 옳은 것은?

① 의료분쟁조정중재원에 중재신청
② 건강보험분쟁조정위원회에 심판청구
③ 국민건강보험공단 이사장에게 이의신청
④ 건강보험심사평가원 원장에게 이의신청
⑤ 대한산부인과의사협회의 장에게 이의신청

해설

§국민건강보험법 제87조(이의신청)

① 가입자 및 피부양자의 자격, 보험료 등, 보험급여, 보험급여 비용에 관한 공단의 처분에 이의가 있는 자는 공단에 이의신청을 할 수 있다.

② 요양급여비용 및 요양급여의 적정성 평가 등에 관한 심사평가원의 처분에 이의가 있는 공단, 요양기관 또는 그 밖의 자는 심사평가원에 이의신청을 할 수 있다.

③ 제1항 및 제2항에 따른 이의신청(이하 "이의신청"이라 한다)은 처분이 있음을 안 날부터 90일 이내에 문서(전자문서를 포함한다)로 하여야 하며 처분이 있은 날부터 180일을 지나면 제기하지 못한다. 다만, 정당한 사유로 그 기간에 이의신청을 할 수 없었음을 소명한 경우에는 그러하지 아니하다.

④ 제3항 본문에도 불구하고 요양기관이 제48조에 따른 심사평가원의 확인에 대하여 이의신청을 하려면 같은 조 제2항에 따라 통보받은 날부터 30일 이내에 하여야 한다.

정답   1. ④

Chapter 08

지역보건법

01. 총 칙

01

「지역보건법」에 따라서 지역주민의 건강 상태 및 건강 문제의 원인 등을 파악하기 위하여 매년 시 · 군 · 구별로 시행하는 조사는?

① 국민영양조사

② 국민보건계정조사

③ 한국의료패널조사

④ 보건의료실태조사

⑤ 지역사회 건강실태조사

해설 §**지역보건법 제1조(목적)** 이 법은 보건소 등 지역보건의료기관의 설치 · 운영에 관한 사항과 보건의료 관련기관 · 단체와의 연계 · 협력을 통하여 지역보건의료기관의 기능을 효과적으로 수행하는 데 필요한 사항을 규정함으로써 지역보건의료정책을 효율적으로 추진하여 지역주민의 건강 증진에 이바지함을 목적으로 한다.

§**지역보건법 제4조(지역사회 건강실태조사)**

① 국가와 지방자치단체는 지역주민의 건강 상태 및 건강 문제의 원인 등을 파악하기 위하여 매년 지역사회 건강실태조사를 실시하여야 한다.

02

다음 중 「지역보건법」에 따른 지역사회 건강실태조사에 포함하여야 할 내용은?

① 보건의료 인력 사항

② 보건의료 시설 사항

③ 흡연, 음주 등 건강 관련 생활습관에 관한 사항
④ 일정한 기간의 식품 섭취 사항
⑤ 일정한 기간에 사용한 식품의 조달 사항

§지역보건법 시행령 제2조(지역사회 건강실태조사의 방법 및 내용)
① 질병관리청장은 보건복지부장관과 협의하여 「지역보건법」(이하 "법"이라 한다) 제4조 제1항에 따른 지역사회 건강실태조사(이하 "지역사회 건강실태조사"라 한다)를 매년 지방자치단체의 장에게 협조를 요청하여 실시한다.
② 제1항에 따라 협조 요청을 받은 지방자치단체의 장은 매년 보건소(보건의료원을 포함한다. 이하 같다)를 통하여 지역 주민을 대상으로 지역사회 건강실태조사를 실시하여야 한다. 이 경우 지방자치단체의 장은 지역사회 건강실태조사의 결과를 질병관리청장에게 통보하여야 한다.
③ 지역사회 건강실태조사는 표본조사를 원칙으로 하되, 필요한 경우에는 전수조사를 할 수 있다.
④ 지역사회 건강실태조사의 내용에는 다음 각 호의 사항이 포함되어야 한다.
1. 흡연, 음주 등 건강 관련 생활습관에 관한 사항
2. 건강검진 및 예방접종 등 질병 예방에 관한 사항
3. 질병 및 보건의료서비스 이용 실태에 관한 사항
4. 사고 및 중독에 관한 사항
5. 활동의 제한 및 삶의 질에 관한 사항
6. 그 밖에 지역사회 건강실태조사에 포함되어야 한다고 질병관리청장이 정하는 사항

정답   1. ⑤   2. ③

지역보건법에 규정한 지역보건의료계획에 관한 설명으로 옳은 것은?

① 시 · 군 · 구청장은 지역보건의료계획을 5년마다 수립한다.

② 시 · 군 · 구청장은 지역보건의료계획을 수립한 후 다음해 의회의 의결을 거쳐 시 · 도지사에게 제출한다.

③ 보건복지부는 시도의 지역보건의료계획을 취합하여 중앙보건의료계획을 작성한다.

④ 지역보건의료계획에는 보건의료의 수요측정, 보건의료에 관한 장단기공급대책, 보건의료자원의 조달 및 관리 등의 내용이 포함된다.

⑤ 확정된 지역보건의료계획은 해당기간 동안 변경할 수 없다.

 해설

§지역보건법 제7조(지역보건의료계획의 수립 등)

① 특별시장 · 광역시장 · 도지사(이하 "시 · 도지사"라 한다) 또는 특별자치시장 · 특별자치도지사 · 시장 · 군수 · 구청장(구청장은 자치구의 구청장을 말하며, 이하 "시장 · 군수 · 구청장"이라 한다)은 지역주민의 건강 증진을 위하여 다음 각 호의 사항이 포함된 지역보건의료계획을 4년마다 제3항 및 제4항에 따라 수립하여야 한다.

1. 보건의료 수요의 측정

2. 지역보건의료서비스에 관한 장기 · 단기 공급대책

3. 인력 · 조직 · 재정 등 보건의료자원의 조달 및 관리

4. 지역보건의료서비스의 제공을 위한 전달체계 구성 방안

5. 지역보건의료에 관련된 통계의 수집 및 정리

② 시 · 도지사 또는 시장 · 군수 · 구청장은 매년 지역보건의료계획에 따라 연차별 시행계획을 수립하여야 한다.

③ 시장 · 군수 · 구청장(특별자치시장 · 특별자치도지사는 제외한다. 이하 이 조에서 같다)은 해당 시 · 군 · 구(특별자치시 · 특별자치도는 제외한다. 이하 이 조에서 같다) 위원회의 심의를 거쳐 지역보건의료계획(연차별 시행계획을 포함한다. 이하 이 조에서 같다)을 수립한 후 해당 시 · 군 · 구의회에 보고하고 시 · 도지사에게 제출하여야 한다.

④ 특별자치시장 · 특별자치도지사 및 제3항에 따라 관할 시 · 군 · 구의 지역보건의료계획을 받은 시 · 도지사는 해당 위원회의 심의를 거쳐 시 · 도(특별자치시 · 특별자치도를 포함한다. 이하 이 조에서 같다)의 지역보건의료계획을 수립한 후 해당 시 · 도의회에 보고하고 보건복지부장관에게 제출하여야 한다.

⑤ 제3항 및 제4항에 따른 지역보건의료계획은 「사회보장기본법」 제16조에 따른 사회보장 기본계획, 「사회보장급여의 이용 · 제공 및 수급권자 발굴에 관한 법률」에 따른 지역사회보장계획 및 「국민건강증진법」 제4조에 따른 국민건강증진종합계획과 연계되도록 하여야 한다.

⑥ 특별자치시장·특별자치도지사, 시·도지사 또는 시장·군수·구청장은 제3항 또는 제4항에 따라 지역보건의료계획을 수립하는 데에 필요하다고 인정하는 경우에는 보건의료 관련기관·단체, 학교, 직장 등에 중복·유사 사업의 조정 등에 관한 의견을 듣거나 자료의 제공 및 협력을 요청할 수 있다. 이 경우 요청을 받은 해당 기관은 정당한 사유가 없으면 그 요청에 협조하여야 한다.

⑦ 지역보건의료계획의 내용에 관하여 필요하다고 인정하는 경우 보건복지부장관은 특별자치시장·특별자치도지사 또는 시·도지사에게, 시·도지사는 시장·군수·구청장에게 각각 보건복지부령으로 정하는 바에 따라 그 조정을 권고할 수 있다.

02 「지역보건법」상 지역보건의료계획을 수립하는 주요 목적은?

① 지역보건의료 심의
② 지역주민의 건강증진
③ 지역사회 감염병 예방
④ 지역보건의료시스템 구축
⑤ 지역주민의 사망양상 파악

해설

※ Q1 해설 참조.

§지역보건법 제7조(지역보건의료계획의 수립 등)

① 특별시장·광역시장·도지사(이하 "시·도지사"라 한다) 또는 특별자치시장·특별자치도지사·시장·군수·구청장(구청장은 자치구의 구청장을 말하며, 이하 "시장·군수·구청장"이라 한다)은 지역주민의 건강 증진을 위하여 다음 각 호의 사항이 포함된 지역보건의료계획을 4년마다 제3항 및 제4항에 따라 수립하여야 한다.

1. 보건의료 수요의 측정
2. 지역보건의료서비스에 관한 장기·단기 공급대책
3. 인력·조직·재정 등 보건의료자원의 조달 및 관리
4. 지역보건의료서비스의 제공을 위한 전달체계 구성 방안
5. 지역보건의료에 관련된 통계의 수집 및 정리

정답   1. ④   2. ②

03. 지역보건의료기관의 설치 · 운영

01

다음은 보건소에 대한설명이다. 옳게 설명한 것은?

① 보건소는 시 · 군 · 구별로 1개소 이상 설치하여야 한다.

② 보건소는 추가설치가 불가능하다.

③ 보건소장이 될 수 있는 사람은 의료인뿐이다.

④ 보건의료원은 분만시설을 갖춘 보건소이다.

⑤ 보건소의 설치, 운영 주체는 보건복지부장관이다.

해설

§지역보건법 제10조(보건소의 설치)

① 지역주민의 건강을 증진하고 질병을 예방 · 관리하기 위하여 시 · 군 · 구에 1개소의 보건소(보건의료원을 포함한다. 이하 같다)를 설치한다. 다만, 시 · 군 · 구의 인구가 30만 명을 초과하는 등 지역주민의 보건의료를 위하여 특별히 필요하다고 인정되는 경우에는 대통령령으로 정하는 기준에 따라 해당 지방자치단체의 조례로 보건소를 추가로 설치할 수 있다.

② 동일한 시 · 군 · 구에 2개 이상의 보건소가 설치되어 있는 경우 해당 지방자치단체의 조례로 정하는 바에 따라 업무를 총괄하는 보건소를 지정하여 운영할 수 있다.

§지역보건법 시행령 제8조(보건소의 추가 설치)

① 법 제10조 제1항 단서에 따라 보건소를 추가로 설치할 수 있는 경우는 다음 각 호의 어느 하나에 해당하는 경우로 한다.

1. 해당 시 · 군 · 구의 인구가 30만명을 초과하는 경우

2. 해당 시 · 군 · 구의 「보건의료기본법」에 따른 보건의료기관 현황 등 보건의료 여건과 아동 · 여성 · 노인 · 장애인 등 보건의료 취약계층의 보건의료 수요 등을 고려하여 보건소를 추가로 설치할 필요가 있다고 인정되는 경우

② 법 제10조 제1항 단서 및 이 조 제1항에 따라 보건소를 추가로 설치하려는 경우에는 「지방자치법 시행령」 제73조에 따른다. 이 경우 행정안전부장관은 보건복지부장관과 미리 협의하여야 한다.

§지역보건법 시행령 제13조(보건소장)

① 보건소에 보건소장(보건의료원의 경우에는 원장을 말한다. 이하 같다) 1명을 두되, 의사 면허가 있는 사람 중에서 보건소장을 임용한다. 다만, 의사 면허가 있는 사람 중에서 임용하기 어려운 경우에는 「지방공무원 임용령」 별표 1에 따른 보건 · 식품위생 · 의료기술 · 의무 · 약무 · 간호 · 보건진료(이하 "보건 등"이라 한다) 직렬의 공무원을 보건소장으로 임용할 수 있다.

② 제1항 단서에 따라 보건 등 직렬의 공무원을 보건소장으로 임용하려는 경우에 해당 보건소

에서 실제로 보건 등과 관련된 업무를 하는 보건 등 직렬의 공무원으로서 보건소장으로 임용되기 이전 최근 5년 이상 보건 등의 업무와 관련하여 근무한 경험이 있는 사람 중에서 임용하여야 한다.

③ 보건소장은 시장·군수·구청장의 지휘·감독을 받아 보건소의 업무를 관장하고 소속 공무원을 지휘·감독하며, 관할 보건지소, 건강생활지원센터 및 「농어촌 등 보건의료를 위한 특별조치법」 제2조 제4호에 따른 보건진료소(이하 "보건진료소"라 한다)의 직원 및 업무에 대하여 지도·감독한다.

§지역보건법 제12조(보건의료원)
보건소 중 「의료법」 제3조 제2항 제3호 가목에 따른 병원의 요건을 갖춘 보건소는 보건의료원이라는 명칭을 사용할 수 있다.

02

「지역보건법」에 따라 보건소를 추가로 설치할 때, 보건복지부장관과 미리 협의해야 하는 자는?
① 국무총리
② 시·도지사
③ 국토교통부장관
④ 행정안전부장관
⑤ 시장·군수·구청장

해설

※ Q1 해설 참조.

§지역보건법 시행령 제8조 제8조(보건소의 추가 설치)
① 법 제10조 제1항 단서에 따라 보건소를 추가로 설치할 수 있는 경우는 다음 각 호의 어느 하나에 해당하는 경우로 한다.
1. 해당 시·군·구의 인구가 30만명을 초과하는 경우
2. 해당 시·군·구의 「보건의료기본법」에 따른 보건의료기관 현황 등 보건의료 여건과 아동·여성·노인·장애인 등 보건의료 취약계층의 보건의료 수요 등을 고려하여 보건소를 추가로 설치할 필요가 있다고 인정되는 경우
② 법 제10조 제1항 단서 및 이 조 제1항에 따라 보건소를 추가로 설치하려는 경우에는 「지방자치법 시행령」 제73조에 따른다. 이 경우 행정안전부장관은 보건복지부장관과 미리 협의하여야 한다.

03 「지역보건법」상 보건소의 기능 및 업무에 속하지 않는 것은?

① 공중을 위한 의료업 운영

② 건강 친화적인 지역사회 여건의 조성

③ 지역주민을 위한 보건의료서비스의 제공

④ 지역보건의료정책의 기획, 조사 · 연구 및 평가

⑤ 보건의료 관련 기관 · 단체 등과의 협력체계 구축

해설 §지역보건법 제11조(보건소의 기능 및 업무)

① 보건소는 해당 지방자치단체의 관할 구역에서 다음 각 호의 기능 및 업무를 수행한다.

1. 건강 친화적인 지역사회 여건의 조성

2. 지역보건의료정책의 기획, 조사 · 연구 및 평가

3. 보건의료인 및 「보건의료기본법」 제3조 제4호에 따른 보건의료기관 등에 대한 지도 · 관리 · 육성과 국민보건 향상을 위한 지도 · 관리

4. 보건의료 관련기관 · 단체, 학교, 직장 등과의 협력체계 구축

5. 지역주민의 건강증진 및 질병예방 · 관리를 위한 다음 각 목의 지역보건의료서비스의 제공

　가. 국민건강증진 · 구강건강 · 영양관리사업 및 보건교육

　나. 감염병의 예방 및 관리

　다. 모성과 영유아의 건강유지 · 증진

　라. 여성 · 노인 · 장애인 등 보건의료 취약계층의 건강유지 · 증진

　마. 정신건강증진 및 생명존중에 관한 사항

　바. 지역주민에 대한 진료, 건강검진 및 만성질환 등의 질병관리에 관한 사항

　사. 가정 및 사회복지시설 등을 방문하여 행하는 보건의료 및 건강관리사업

　아. 난임의 예방 및 관리

② 보건복지부장관이 지정하여 고시하는 의료취약지의 보건소는 제1항 제5호 아목 중 대통령령으로 정하는 업무를 수행할 수 있다.

③ 제1항 및 제2항에 따른 보건소 기능 및 업무 등에 관하여 필요한 세부 사항은 대통령령으로 정한다.

04 「지역보건법」에 따른 보건소의 업무 중에서 특별히 지역주민의 만성질환 예방 및 건강한 생활습관 형성을 지원하기 위하여, 지방자치단체가 보건소가 없는 읍 · 면 · 동에 설치할 수 있는 기관은?

① 행정복지센터

② 건강가정지원센터

③ 건강생활지원센터
④ 건강생활실천협의회
⑤ 바르게살기운동협의회

해설 §지역보건법 제14조(건강생활지원센터의 설치) 지방자치단체는 보건소의 업무 중에서 특별히 지역주민의 만성질환 예방 및 건강한 생활습관 형성을 지원하는 건강생활지원센터를 대통령령으로 정하는 기준에 따라 해당 지방자치단체의 조례로 설치할 수 있다.

§지역보건법 시행령 제11조(건강생활지원센터의 설치) 법 제14조에 따른 건강생활지원센터는 읍·면·동(보건소가 설치된 읍·면·동은 제외한다)마다 1개씩 설치할 수 있다.

05 지역보건의료기관이 보건의료에 관한 실험 또는 검사를 위해 그 시설을 이용하게 할 수 있는 사람은?

① 의사, 치과의사
② 한의사, 간호사
③ 약사, 조산사
④ 의사, 수의사
⑤ 치과의사, 조산사

해설 §지역보건법 제18조(시설의 이용) 지역보건의료기관은 보건의료에 관한 실험 또는 검사를 위하여 의사·치과의사·한의사·약사 등에게 그 시설을 이용하게 하거나, 타인의 의뢰를 받아 실험 또는 검사를 할 수 있다.

정답 1.① 2.④ 3.① 4.③ 5.①

01

인천광역시에서 종합병원을 개설하고 있는 의사 '갑'은 의사, 한의사, 간호사, 물리치료사, 미용사 등으로 구성한 봉사단체 회원들과 함께 강원도 양양지역 주민을 대상으로 순회 진료봉사를 계획하였다. '갑'이 이를 실시하기 전에 취해야 할 조치는?

① 3일 전까지 인천광역시장에게 신고

② 3일 전까지 병원 소재지 관할 보건소장에게 신고

③ 7일 전까지 강원도지사에게 신고

④ 10일 전까지 양양지역 관할 보건소장에게 신고

⑤ 자신의 병원이 행하는 진료가 아니므로 별도 조치 불필요

해설

§지역보건법 제23조(건강검진 등의 신고)

① 「의료법」 제27조 제1항 각 호의 어느 하나에 해당하는 사람이 지역주민 다수를 대상으로 건강검진 또는 순회 진료 등 주민의 건강에 영향을 미치는 행위(이하 "건강검진 등"이라 한다)를 하려는 경우에는 보건복지부령으로 정하는 바에 따라 건강검진 등을 하려는 지역을 관할하는 보건소장에게 신고하여야 한다.

② 의료기관이 「의료법」 제33조 제1항 각 호의 어느 하나에 해당하는 사유로 의료기관 외의 장소에서 지역주민 다수를 대상으로 건강검진 등을 하려는 경우에도 제1항에 따른 신고를 하여야 한다.

③ 보건소장은 제1항 및 제2항에 따른 신고를 받은 경우에는 그 내용을 검토하여 이 법에 적합하면 신고를 수리하여야 한다.

§지역보건법 시행규칙 제9조(건강검진 등의 신고)

① 법 제23조에 따른 신고는 건강검진 등을 실시하기 10일 전까지 별지 제1호 서식의 건강검진 등 신고서를 관할 보건소장(보건의료원장을 포함한다. 이하 같다)에게 제출하는 방법으로 해야 한다. 이 경우 관할 보건소장은 「전자정부법」 제36조 제1항에 따른 행정정보의 공동이용을 통하여 의료기관 개설허가증 또는 의료기관 개설신고증명서(의료기관만 해당한다)와 의사·치과의사 또는 한의사 면허증을 확인할 수 있는 경우에는 그 확인으로 첨부자료의 제공을 갈음할 수 있고, 신고인이 자료 확인에 동의하지 않는 경우에는 해당 자료를 첨부하도록 해야 한다.

② 보건소장은 제1항에 따른 건강검진 등 신고서를 제출받은 날부터 7일 이내에 신고의 수리 여부를 신고인에게 통지해야 한다. 이 경우 신고를 수리하는 때에는 별지 제1호의2 서식의 건강검진 등 신고확인서를 발급해야 한다.

A 내과 의원 원장인 B는 건강검진버스를 활용하여 C군 소재 마을회관에서 지역주민 다수를 상대로 건강검진을 하려고 한다. C군에는 보건소 대신 보건의료원이 설치되어 있다. 건강검진을 실시하기 전에 B가 할 조치는?

① 건강검진 실시 3일 전까지 C군 군수에게 신고
② 건강검진 실시 7일 전까지 C군 군수에게 신고
③ 건강검진 실시 3일 전까지 C군 보건의료원장에게 신고
④ 건강검진 실시 7일 전까지 C군 보건의료원장에게 신고
⑤ 건강검진 실시 10일 전까지 C군 보건의료원장에게 신고
※ Q1 해설 참조.

경기도 고양시에 위치한 ○○종합병원 원장 '갑'은 2019년 12월에 내과의사, 물리치료사 등으로 진료팀을 만들어 전라남도 신안군으로 건강검진과 순회진료를 하려고 한다. 건강검진 등을 실시하기 전에 취할 조치는?

① 3일 전까지 경기도지사에게 신고한다.
② 7일 전까지 신안군 보건소장에게 신고한다.
③ 7일 전까지 고양시 보건소장에게 신고한다.
④ 10일 전까지 신안군 보건소장에게 신고한다.
⑤ 10일 전까지 고양시 보건소장에게 신고한다.
※ Q1 해설 참조.

정답   1.④   2.⑤   3.④

05. 벌 칙

○○병원 건강검진센터장인 의사 '갑'은 주민자치센터에서 지역주민을 대상으로 건강검진을 실시하였다. 「지역보건법」상 그 지역을 관할하는 보건소장에게 이를 신고하지 않았을 때 '갑'이 받게 되는 벌칙은?

① 벌금
② 과징금
③ 과태료
④ 면허정지
⑤ 의료업 업무정지

해설

§지역보건법 제34조(과태료)   ① 다음 각 호의 어느 하나에 해당하는 자에게는 300만원 이하의 과태료를 부과한다.

1. 제23조에 따른 신고를 하지 아니하거나 거짓으로 신고하고 건강검진 등을 한 자

정답   1. ③

Chapter 09

마약류 관리에 관한 법률

01. 총 칙

01

마약류관리에 관한 법률상 마약이 아닌 것은?

① 양귀비　　　　　② 아편　　　　　③ 코카잎
④ 코데인　　　　　⑤ 암페타민

해설

§마약류관리에 관한 법률 제2조(정의)　이 법에서 사용하는 용어의 뜻은 다음과 같다.

1. "마약류"란 마약·향정신성의약품 및 대마를 말한다.

2. "마약"이란 다음 각 목의 어느 하나에 해당하는 것을 말한다.

　가. 양귀비: 양귀비과(科)의 파파베르 솜니페룸 엘(Papaver somniferum L.), 파파베르 세티게룸 디시(Papaver setigerum DC.) 또는 파파베르 브락테아툼(Papaver bracteatum)

　나. 아편: 양귀비의 액즙(液汁)이 응결(凝結)된 것과 이를 가공한 것. 다만, 의약품으로 가공한 것은 제외한다.

　다. 코카 잎[엽]: 코카 관목[(灌木): 에리드록시론속(屬)의 모든 식물을 말한다]의 잎. 다만, 엑고닌·코카인 및 엑고닌 알칼로이드 성분이 모두 제거된 잎은 제외한다.

　라. 양귀비, 아편 또는 코카 잎에서 추출되는 모든 알카로이드 및 그와 동일한 화학적 합성품으로서 대통령령으로 정하는 것

　마. 가목부터 라목까지에 규정된 것 외에 그와 동일하게 남용되거나 해독(害毒) 작용을 일으킬 우려가 있는 화학적 합성품으로서 대통령령으로 정하는 것

　바. 가목부터 마목까지에 열거된 것을 함유하는 혼합물질 또는 혼합제제. 다만, 다른 약물이나 물질과 혼합되어 가목부터 마목까지에 열거된 것으로 다시 제조하거나 제제(製劑)할 수 없고, 그것에 의하여 신체적 또는 정신적 의존성을 일으키지 아니하는 것으로서 총리령으로 정하는 것[이하 "한외마약"(限外麻藥)이라 한다]은 제외한다.

3. "향정신성의약품"이란 인간의 중추신경계에 작용하는 것으로서 이를 오용하거나 남용할 경

우 인체에 심각한 위해가 있다고 인정되는 다음 각 목의 어느 하나에 해당하는 것으로서 대통령령으로 정하는 것을 말한다.

　　가. 오용하거나 남용할 우려가 심하고 의료용으로 쓰이지 아니하며 안전성이 결여되어 있는 것으로서 이를 오용하거나 남용할 경우 심한 신체적 또는 정신적 의존성을 일으키는 약물 또는 이를 함유하는 물질

　　나. 오용하거나 남용할 우려가 심하고 매우 제한된 의료용으로만 쓰이는 것으로서 이를 오용하거나 남용할 경우 심한 신체적 또는 정신적 의존성을 일으키는 약물 또는 이를 함유하는 물질

　　다. 가목과 나목에 규정된 것보다 오용하거나 남용할 우려가 상대적으로 적고 의료용으로 쓰이는 것으로서 이를 오용하거나 남용할 경우 그리 심하지 아니한 신체적 의존성을 일으키거나 심한 정신적 의존성을 일으키는 약물 또는 이를 함유하는 물질

　　라. 다목에 규정된 것보다 오용하거나 남용할 우려가 상대적으로 적고 의료용으로 쓰이는 것으로서 이를 오용하거나 남용할 경우 다목에 규정된 것보다 신체적 또는 정신적 의존성을 일으킬 우려가 적은 약물 또는 이를 함유하는 물질

　　마. 가목부터 라목까지에 열거된 것을 함유하는 혼합물질 또는 혼합제제. 다만, 다른 약물 또는 물질과 혼합되어 가목부터 라목까지에 열거된 것으로 다시 제조하거나 제제할 수 없고, 그것에 의하여 신체적 또는 정신적 의존성을 일으키지 아니하는 것으로서 총리령으로 정하는 것은 제외한다.

4. "대마"란 다음 각 목의 어느 하나에 해당하는 것을 말한다. 다만, 대마초[칸나비스 사티바 엘(Cannabis sativa L)을 말한다. 이하 같다]의 종자(種子)·뿌리 및 성숙한 대마초의 줄기와 그 제품은 제외한다.

　　가. 대마초와 그 수지(樹脂)

　　나. 대마초 또는 그 수지를 원료로 하여 제조된 모든 제품

　　다. 가목 또는 나목에 규정된 것과 동일한 화학적 합성품으로서 대통령령으로 정하는 것

　　라. 가목부터 다목까지에 규정된 것을 함유하는 혼합물질 또는 혼합제제

5. "마약류취급자"란 다음 가목부터 사목까지의 어느 하나에 해당하는 자로서 이 법에 따라 허가 또는 지정을 받은 자와 아목 및 자목에 해당하는 자를 말한다.

　　가. 마약류수출입업자: 마약 또는 향정신성의약품의 수출입을 업(業)으로 하는 자

　　나. 마약류제조업자: 마약 또는 향정신성의약품의 제조[제제 및 소분(小分)을 포함한다. 이하 같다]를 업으로 하는 자

　　다. 마약류원료사용자: 한외마약 또는 의약품을 제조할 때 마약 또는 향정신성의약품을 원료로 사용하는 자

　　라. 대마재배자: 섬유 또는 종자를 채취할 목적으로 대마초를 재배하는 자

　　마. 마약류도매업자: 마약류소매업자, 마약류취급의료업자, 마약류관리자 또는 마약류취급학술연구자에게 마약 또는 향정신성의약품을 판매하는 것을 업으로 하는 자

　　바. 마약류관리자: 「의료법」에 따른 의료기관(이하 "의료기관"이라 한다)에 종사하는 약사로서 그 의료기관에서 환자에게 투약하거나 투약하기 위하여 제공하는 마약 또는 향정신성의약품을 조제·수수(授受)하고 관리하는 책임을 진 자

사. 마약류취급학술연구자: 학술연구를 위하여 마약 또는 향정신성의약품을 사용하거나, 대마초를 재배하거나 대마를 수입하여 사용하는 자

아. 마약류소매업자: 「약사법」에 따라 등록한 약국개설자로서 마약류취급의료업자의 처방전에 따라 마약 또는 향정신성의약품을 조제하여 판매하는 것을 업으로 하는 자

자. 마약류취급의료업자: 의료기관에서 의료에 종사하는 의사·치과의사·한의사 또는 「수의사법」에 따라 동물 진료에 종사하는 수의사로서 의료나 동물 진료를 목적으로 마약 또는 향정신성의약품을 투약하거나 투약하기 위하여 제공하거나 마약 또는 향정신성의약품을 기재한 처방전을 발급하는 자

6. "원료물질"이란 마약류가 아닌 물질 중 마약 또는 향정신성의약품의 제조에 사용되는 물질로서 대통령령으로 정하는 것을 말한다.

7. "원료물질취급자"란 원료물질의 제조·수출입·매매에 종사하거나 이를 사용하는 자를 말한다.

8. "군수용마약류"란 국방부 및 그 직할 기관과 육군·해군·공군에서 관리하는 마약류를 말한다.

9. "치료보호"란 마약류 중독자의 마약류에 대한 정신적·신체적 의존성을 극복시키고 재발을 예방하여 건강한 사회인으로 복귀시키기 위한 입원 치료와 통원(通院) 치료를 말한다.

02

마약류관리에 관한 법률상 항정신성 의약품이 아닌 것은?

① 모르핀 ② 암페타민 ③ 부포테닌
④ 디에틸트립타민 ⑤ 리서직산 디에틸아마이드

해설

§마약류관리에 관한 법률 제2조(정의)

3. "향정신성의약품"이란 인간의 중추신경계에 작용하는 것으로서 이를 오용하거나 남용할 경우 인체에 심각한 위해가 있다고 인정되는 다음 각 목의 어느 하나에 해당하는 것으로서 대통령령으로 정하는 것을 말한다.

예: 암페타민, 부포테닌(Bufotenine), 디에틸트립타민(Diethyltryptamine, DET), 디메틸헵틸피란(Dimethylheptylpyran, DMHP), 리서직산 디에틸아마이드(Lisergic acid diethylamide, LSD, LSD-25) 등(마약류 관리에 관한 법률 시행령 [별표 3])

03

다음은 마약류관리에 관한 법률상 한외마약을 설영한 것이다. 가장 옳은 것은?

① 양귀비에서 추출되는 알카로이드

② 아편 또는 코카 잎에서 추출되는 알카로이드

③ 마약류관리에 관한 법률상 마약으로 구분은 되어 있으나 의료용으로 사용가능하다고 인정된 의약품

④ 아편이 소량 포함되어 있으나 이로부터 아편의 재제제가 안 되고 신체적, 정신적 의

존성이 없는 경우

⑤ 마약 성분이 들어 있기는 하나 이보다 다른 약품이 더 많이 포함된 혼합제제인 경우

해설 §마약류관리에 관한 법률 제2조(정의) 제2호 바목 단서

다만, 다른 약물이나 물질과 혼합되어 가목부터 마목까지에 열거된 것으로 다시 제조하거나 제제(製劑)할 수 없고, 그것에 의하여 신체적 또는 정신적 의존성을 일으키지 아니하는 것으로서 총리령으로 정하는 것[이하 "한외마약"(限外麻藥)이라 한다]은 제외한다.

04 ○○병원에는 4명의 마약류취급의료업자가 종사하고 있다. ○○병원에서 누가 마약류 관리자가 될 수 있나?

① 의사

② 약사

③ 간호사

④ 치과의사

⑤ ○○병원 대표자

해설 §마약류관리에 관한 법률 제2조(정의) 제5호 바목

마약류관리자: 「의료법」에 따른 의료기관(이하 "의료기관"이라 한다)에 종사하는 약사로서 그 의료기관에서 환자에게 투약하거나 투약하기 위하여 제공하는 마약 또는 향정신성의약품을 조제·수수(授受)하고 관리하는 책임을 진 자

§마약류관리에 관한 법률 제33조(마약류관리자)

① 4명 이상의 마약류취급의료업자가 의료에 종사하는 의료기관의 대표자는 그 의료기관에 마약류관리자를 두어야 한다. 다만, 향정신성의약품만을 취급하는 의료기관의 경우에는 그러하지 아니하다.

② 제1항의 마약류관리자가 다음 각 호의 어느 하나에 해당하는 경우에는 해당 의료기관의 대표자는 다른 마약류관리자(다른 마약류관리자가 없는 경우에는 후임 마약류관리자가 결정될 때까지 그 의료기관에 종사하는 마약류취급의료업자)에게 관리 중인 마약류를 인계하게 하고 그 이유를 해당 허가관청에 신고하여야 한다.

1. 제8조 제5항에 따라 마약류관리자 지정의 효력이 상실된 경우

2. 제44조에 따라 마약류취급자의 지정이 취소되거나 업무정지처분을 받은 경우

05 「마약류 관리에 관한 법률」상 마약류취급의료업자가 아닌 자는?

① 의사   ② 한의사   ③ 수의사

④ 간호사   ⑤ 치과의사

해설

§마약류관리에 관한 법률 제2조(정의) 제5호 자목

자. 마약류취급의료업자: 의료기관에서 의료에 종사하는 의사·치과의사·한의사 또는 「수의사법」에 따라 동물 진료에 종사하는 수의사로서 의료나 동물 진료를 목적으로 마약 또는 향정신성의약품을 투약하거나 투약하기 위하여 제공하거나 마약 또는 향정신성의약품을 기재한 처방전을 발급하는 자

06 마약류 취급자가 아니면서 마약류를 취급할 수 있는 경우가 아닌 것은?

① 마약 또는 향정신성의약품을 마약류취급의료업자로부터 투약받아 소지하는 경우

② 마약 또는 향정신성의약품 취급의료업자로부터 투약받아 사용한 경우

③ 마약류 취급 자격 상실자 등이 마약류취급자에게 그 마약류를 인계하기 전까지 소지하는 경우

④ 마약류취급자를 위하여 마약류를 운반·보관·소지 또는 관리하는 경우

⑤ 마약 또는 향정신성의약품의 매매와 알선을 하는 경우

해설

§마약류관리에 관한 법률 제4조(마약류취급자가 아닌 자의 마약류 취급 금지) ① 마약류취급자가 아니면 다음 각 호의 어느 하나에 해당하는 행위를 하여서는 아니 된다.

1. 마약 또는 향정신성의약품을 소지, 소유, 사용, 운반, 관리, 수입, 수출, 제조, 조제, 투약, 수수, 매매, 매매의 알선 또는 제공하는 행위

2. 대마를 재배·소지·소유·수수·운반·보관 또는 사용하는 행위

3. 마약 또는 향정신성의약품을 기재한 처방전을 발급하는 행위

4. 한외마약을 제조하는 행위

② 제1항에도 불구하고 다음 각 호의 어느 하나에 해당하는 경우에는 마약류취급자가 아닌 자도 마약류를 취급할 수 있다.

1. 이 법에 따라 마약 또는 향정신성의약품을 마약류취급의료업자로부터 투약받아 소지하는 경우

2. 이 법에 따라 마약 또는 향정신성의약품을 마약류소매업자로부터 구입하거나 양수(讓受)하여 소지하는 경우

3. 이 법에 따라 마약류취급자를 위하여 마약류를 운반·보관·소지 또는 관리하는 경우

4. 공무상(公務上) 마약류를 압류·수거 또는 몰수하여 관리하는 경우

5. 제13조에 따라 마약류 취급 자격 상실자 등이 마약류취급자에게 그 마약류를 인계하기 전까지 소지하는 경우

6. 제3조 제7호 단서에 따라 의료 목적으로 사용하기 위하여 대마를 운반·보관 또는 소지하는 경우

7. 그 밖에 총리령으로 정하는 바에 따라 식품의약품안전처장의 승인을 받은 경우

③ 마약류취급자는 이 법에 따르지 아니하고는 마약류를 취급하여서는 아니 된다. 다만, 대통령령으로 정하는 바에 따라 식품의약품안전처장의 승인을 받은 경우에는 그러하지 아니하다.

④ 제2항 제3호에 따라 대마를 운반·보관 또는 소지하려는 자는 특별자치시장·시장(「제주특별자치도 설치 및 국제자유도시 조성을 위한 특별법」에 따른 행정시장을 포함한다. 이하 같다)·군수 또는 구청장(자치구의 구청장을 말한다. 이하 같다)에게 신고하여야 한다. 이 경우 특별자치시장·시장·군수 또는 구청장은 그 신고받은 내용을 검토하여 이 법에 적합하면 신고를 수리하여야 한다.

§마약류관리에 관한 법률 시행규칙 제5조(마약류취급자가 아닌 자의 마약류 취급)
① 법 제4조 제2항 제7호에 따라 마약류취급자가 아닌 자가 마약류를 취급할 수 있는 경우는 다음 각 호의 어느 하나와 같다.

1. 의약품제조업자 등이 마약·향정신성의약품 또는 한외마약의 품목허가를 받기 위한 임상연구나 시험제품을 제조하기 위하여 취급하는 경우

1의2. 법 제2조 제3호 마목 단서에 해당하는 제제가 포함된 의약품의 품목허가를 받거나 품목신고를 하기 위한 임상연구나 시험제품을 제조하기 위하여 취급하는 경우

2. 의약품제조업자 등이 품질관리를 목적으로 취급하는 경우

2의2. 의약품을 분류·포장하는 기계·기구 등을 제작하는 자가 시험제품을 제작하거나 제품의 성능을 시험하기 위하여 향정신성의약품을 취급하는 경우

3. 공무수행 또는 공무수행을 보조하기 위하여 부득이 마약류 취급을 필요로 하는 경우

4. 「대외무역법」에 의한 외국의 수출자의 위임을 받은 무역거래자가 물품매도확약서를 발행하여 마약류의 구매의 알선행위를 하는 경우

5. 도핑(doping) 검사 및 그 검사를 위한 시험을 목적으로 마약류 취급을 필요로 하는 경우

6. 자가치료를 목적으로 마약 또는 향정신성의약품을 휴대하고 출입국하는 경우

6의2. 국내에 대체치료수단이 없어 자가치료를 목적으로 한국희귀·필수의약품센터를 통하여 수입된 마약 또는 향정신성의약품을 취급하는 경우

7. 의료봉사 단체 또는 의료기관 등이 해외 의료봉사·원조·지원을 위하여 취급하는 경우

8. 「항공안전법」에 따른 구급의료용품 탑재 등 식품의약품안전처장이 필요하다고 인정하여 공고하는 경우

정답   1. ⑤   2. ①   3. ④   4. ②   5. ④   6. ⑤

01

생리학을 연구하는 의과대학 교수가 모르핀의 약리작용을 연구하고자 할 때 필요한 절차는?

① 보건복지부장관의 허가

② 식품의약품안전처장의 허가

③ 대학소재지 관할보건소장의 허가

④ 대학소재지 관할보건소장에게 신고

⑤ 교수가 의사면허소지자라면 허가를 받을 필요가 없다.

해설

§마약류관리에 관한 법률 제6조(마약류취급자의 허가 등)

① 마약류취급자가 되려는 다음 각 호의 어느 하나에 해당하는 자로서 **총리령으로 정하는 바에 따라** 제1호·제2호 및 제4호에 해당하는 자는 식품의약품안전처장의 허가를 받아야 하고, 제3호에 해당하는 자는 특별시장·광역시장·특별자치시장·도지사 또는 특별자치도지사(이하 "시·도지사"라 한다)의 허가를 받아야 하며, 제5호에 해당하는 자는 특별자치시장·시장·군수 또는 구청장의 허가를 받아야 한다. 허가받은 사항을 변경할 때에도 또한 같다.

1. 마약류수출입자:「약사법」에 따른 수입자로서 식품의약품안전처장에게 의약품 품목허가를 받거나 품목신고를 한 자

2. 마약류제조업자 및 마약류원료사용자:「약사법」에 따라 의약품제조업의 허가를 받은 자

3. 마약류도매업자:「약사법」에 따라 등록된 약국개설자 또는 의약품 도매상의 허가를 받은 자

4. 마약류취급학술연구자: 연구기관 및 학술기관 등에서 학술연구를 위하여 마약류의 사용을 필요로 하는 자

5. 대마재배자:「농업·농촌 및 식품산업 기본법」제3조 제2호에 따른 농업인으로서 섬유나 종자를 채취할 목적으로 대마초를 재배하려는 자

§마약류관리에 관한 법률 제2조(정의) 제5호 자목

마약류취급의료업자: 의료기관에서 의료에 종사하는 의사·치과의사·한의사 또는「수의사법」에 따라 동물 진료에 종사하는 수의사로서 의료나 동물 진료를 목적으로 마약 또는 향정신성의약품을 투약하거나 투약하기 위하여 제공하거나 마약 또는 향정신성의약품을 기재한 처방전을 발급하는 자

※ 의사라도 진료목적이 아닌 연구목적으로 사용하고자 하는 경우에는 허가 없이 사용할 수 없다. 마약류취급의료업자가 아닌 마약류취급학술연구자로서 식품의약품안전처장의 허가를 받아야 한다.

다음 마약류취급업자 중 식품의약품안전처장이 허가하는 것이 아닌 것은?

① 마약류 수출입업자

② 마약류 제조업자

③ 마약류 원료업자

④ 마약류취급학술연구자

⑤ 마약류도매업자

해설

※ Q1 해설 참조.

§마약류관리에 관한 법률 제6조(마약류취급자의 허가 등)

① 마약류취급자가 되려는 다음 각 호의 어느 하나에 해당하는 자로서 **총리령으로 정하는 바에 따라** 제1호·제2호 및 제4호에 해당하는 자는 식품의약품안전처장의 허가를 받아야 하고, 제3호에 해당하는 자는 특별시장·광역시장·특별자치시장·도지사 또는 특별자치도지사(이하 "시·도지사"라 한다)의 허가를 받아야 하며, 제5호에 해당하는 자는 특별자치시장·시장·군수 또는 구청장의 허가를 받아야 한다. 허가받은 사항을 변경할 때에도 또한 같다.

1. 마약류수출입업자: 「약사법」에 따른 수입자로서 식품의약품안전처장에게 의약품 품목허가를 받거나 품목신고를 한 자 → 식품의약품안전처장의 허가

2. 마약류제조업자 및 마약류원료사용자: 「약사법」에 따라 의약품제조업의 허가를 받은 자 → 식품의약품안전처장의 허가

3. 마약류도매업자: 「약사법」에 따라 등록된 약국개설자 또는 의약품 도매상의 허가를 받은 자 → 시·도지사의 허가(※ [시행일: 2023. 6. 11.] 특별자치시장·시장·군수 또는 구청장의 허가로 변경)

4. 마약류취급학술연구자: 연구기관 및 학술기관 등에서 학술연구를 위하여 마약류의 사용을 필요로 하는 자 → 식품의약품안전처장의 허가

5. 대마재배자: 「농업·농촌 및 식품산업 기본법」 제3조 제2호에 따른 농업인으로서 섬유나 종자를 채취할 목적으로 대마초를 재배하려는 자 → 특별자치시장·시장·군수 또는 구청장의 허가

※ → ① 마약류취급자가 되려는 다음 각 호의 어느 하나에 해당하는 자로서 총리령으로 정하는 바에 따라 제1호·제2호 및 제4호에 해당하는 자는 식품의약품안전처장의 허가를 받아야 하고, 제3호 및 제5호에 해당하는 자는 특별자치시장·시장·군수 또는 구청장의 허가를 받아야 한다. 허가받은 사항을 변경할 때에도 또한 같다. 〈 2022. 6. 10.〉[시행일: 2023. 6. 11.]

A 의원에는 4명의 의사가 마약류를 처방한다. 처방하는 마약류는 졸피뎀과 모르핀뿐이다. 졸피뎀은 의사 4인 모두 처방하지만 모르핀은 1명만이 처방한다. 이 경우 A 의원의 마약류관리자가 될 수 있는 사람은?

① A 의원 원장인 의사

② A 의원에 종사하는 약사

③ 마약류관리자가 필요 없음

④ 업무를 위탁받은 관할 보건소장

⑤ 같은 건물에 위치한 외부 약국 약사

 해설

§마약류관리에 관한 법률 제6조(마약류취급자의 허가 등)   ② 마약류관리자가 되려면 마약류취급의료업자가 있는 의료기관에 종사하는 약사로서 총리령으로 정하는 바에 따라 시·도지사의 지정을 받아야 한다. 지정받은 사항을 변경할 때에도 또한 같다.

※ → ② 마약류관리자가 되려면 마약류취급의료업자가 있는 의료기관에 종사하는 약사로서 총리령으로 정하는 바에 따라 특별자치시장·시장·군수 또는 구청장의 지정을 받아야 한다. 지정받은 사항을 변경할 때에도 또한 같다. 〈2022. 6. 10.〉 [시행일: 2023. 6. 11.]

 정답   1.② 　 2.⑤ 　 3.②

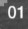

03. 마약류의 관리

01

강원도 양양군에서 내과의원을 개설하고 있는 의사 A는 자신이 운영하던 의원을 다른 의사에게 양도하려고 한다. 자신이 소유하고 있는 향정신성의약품을 마약류도매업자에게 반품하고자 할 때 의사 A가 취해야 할 필요한 조치는?

① 강원도 도지사에게 신고

② 양양군수에게 신고

③ 마약류 감시원에게 신고

④ 관할 보건소장에게 신고

⑤ 식품의약품안전처장 승인

§마약류관리에 관한 법률 제9조(수수 등의 제한)

① 마약류취급자 또는 마약류취급승인자(제3조 제2호부터 제7호까지 또는 제4조 제2항 제7호에 따라 마약류 취급의 승인을 받은 자를 말한다. 이하 같다)는 마약류취급자 또는 마약류취급승인자가 아닌 자로부터 마약류를 양수할 수 없다. 다만, 제13조에 따라 허가관청의 승인을 받은 경우에는 그러하지 아니하다.

② 마약류취급자 또는 마약류취급승인자는 이 법에서 정한 경우 외에는 마약류를 양도할 수 없다. 다만, 다음 각 호의 어느 하나에 해당하여 식품의약품안전처장의 승인을 받은 경우에는 그러하지 아니하다.

1. 품목허가가 취소되어 소지 · 소유 또는 관리하는 마약 및 항정신성의약품을 다른 마약류취급자에게 양도하려는 경우

2. 마약류취급학술연구자, 마약류취급승인자 또는 제4조 제3항 단서에 따라 승인을 받은 마약류취급자에게 마약류를 양도하려는 경우

3. 소유 또는 관리하던 마약 및 항정신성의약품을 사용중단 등의 사유로 원소유자 등인 마약류취급자 · 마약류취급승인자 또는 외국의 원소유자 등에게 반품하려는 경우

③ 마약류제조업자, 마약류원료사용자 또는 마약류취급학술연구자가 다른 마약류제조업자, 마약류원료사용자 또는 마약류취급학술연구자에게 마약류(제제는 제외한다)를 양도하려면 총리령으로 정하는 바에 따라 식품의약품안전처장의 승인을 받아야 한다.

§마약류관리에 관한 법률 시행규칙 제18조(마약류 양도승인의 신청)

법 제9조 제2항 단서 및 제3항의 규정에 따라 마약류의 양도승인을 얻고자 하는 자는 별지 제14호 서식의 신청서(전자문서로 된 신청서를 포함한다)에 양도계약서를 첨부하여 지방식품의약품안전청장에게 제출하여야 한다.

02

'A' 병원에 근무하는 마약류관리자 'B'는 최근 업무 외의 목적으로 마약을 조제 · 수수하여 마약류관리자 지정을 취소당하였다. 이 병원에 'B' 외에는 다른 마약류관리자가 없는 경우 후임 마약류관리자가 결정될 때까지 병원장이 취해야 할 조치는?

① 인근 병원에 마약류 인계
② 관할 보건소에 마약류 인계
③ 관할 경찰서에 마약류 인계
④ 보관 중인 마약류 모두 폐기
⑤ 해당 병원에 종사하는 마약류취급의료업자에게 관리 중인 마약류 인계

※ Q1 해설 참조.

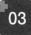

03

'시'지역에서 요양병원에서 모르핀을 분실 또는 도난당했을 때 누구에게 보고해야 하는가?

① 관할 도지사   ② 관할 군수   ③ 관할 보건소장

④ 관할 경찰서장   ⑤ 보건복지부장관

해설

§마약류관리에 관한 법률 제12조(사고 마약류 등의 처리)

① 마약류취급자 또는 마약류취급승인자는 소지하고 있는 마약류에 대하여 다음 각 호의 어느 하나에 해당하는 사유가 발생하면 **총리령으로 정하는 바에 따라** 해당 허가관청(마약류취급의료업자의 경우에는 해당 의료기관의 개설허가나 신고관청을 말하며, 마약류소매업자의 경우에는 약국 개설 등록관청을 말한다. 이하 같다)에 지체 없이 그 사유를 보고하여야 한다.

1. 재해로 인한 상실(喪失)

2. 분실 또는 도난

3. 변질 · 부패 또는 파손

② 마약류취급자 또는 마약류취급승인자가 소지하고 있는 마약류를 다음 각 호의 어느 하나에 해당하는 사유로 폐기하려는 경우에는 총리령으로 정하는 바에 따라 폐기하여야 한다.

1. 제1항 제3호에 해당하는 사유: 변질 · 부패 또는 파손

2. 유효기한 또는 사용기한의 경과

3. 유효기한 또는 사용기한이 지나지 아니하였으나 재고관리 또는 보관을 하기에 곤란한 사유

§의료법 제33조(개설 등)

③ 제2항에 따라 의원 · 치과의원 · 한의원 또는 조산원을 개설하려는 자는 보건복지부령으로 정하는 바에 따라 시장 · 군수 · 구청장에게 신고하여야 한다.

④ 제2항에 따라 종합병원 · 병원 · 치과병원 · 한방병원 · 정신병원 또는 요양병원을 개설하려면 보건복지부령으로 정하는 바에 따라 시 · 도지사의 허가를 받아야 한다. 이 경우 시 · 도지사는 개설하려는 의료기관이 제36조에 따른 시설기준에 맞지 아니하는 경우에는 개설허가를 할 수 없다.

04

의원을 개원한 개업 의사가 소지하고 있던 코데인을 재해로 인하여 상실하였을 때 누구에게 보고해야 하는 가?

① 관할 보건소장   ② 관할 경찰서장

③ 관할 시장 · 군수 · 구청장   ④ 관할 시 · 도지사

⑤ 보건복지부장관

※ Q3 해설 참조.

'군'지역의 'A'내과의원에서 입원 환자에게 로라제팜(lorazepam) 0.5ml 1 앰플을 수액과 혼합하여 정맥 주사하려 준비하였으나 환자의 상태변화로 투여할 수 없게 되었다. 이를 보관하기 곤란하여 폐기하려 할 때 해야 할 조치는?

① 마약류 감시원에게 통보하고 폐기처분함

② 마약류도매업자에게 의료폐기물 처리를 위탁함

③ 마약류도매업자에게 사고마약류 발생을 보고함

④ 군수에게 사고마약류 등의 폐기 신청서를 제출함

⑤ 폐기처분 후 식품의약품안전처장에게 전자문서로 보고함

※ Q3 해설 참조.

내과의원을 개설한 의사 A는 자신이 보관하던 디아제팜(diazepam), 페노바르비탈(phenobarbital) 등이 유통기한이 지났다. 이때 의사 A가 취하여야 하는 조치로 옳은 것은?

① 구입한 마약류 도매업자에게 반환

② 마약류 감시원 입회하에 폐기처분

③ 한국마약퇴치운동본부에 사고 마약류 발생 보고

④ 국민건강보험공단 관할 지사장에게 사고 마약류 발생 보고

⑤ 지방식품의약품안전청장에게 사고 마약류 등의 폐기신청서 제출

※ Q3 해설 참조.

07

'시' 지역에서 요양병원을 운영하는 의사 '갑'은 자신의 병원에서 보관 중이던 졸피뎀(zolpidem)이 분실되었음을 알았다. 누구에게 사고 마약류 발생을 보고하여야 하는가?

① 관할 도지사

② 질병관리청장

③ 건강보험심사평가원장

④ 한국마약퇴치운동본부의 장

⑤ 국민건강보험공단 분사무소장

※ Q3 해설 참조.

성형외과의원 원장 A는 향정신성의약품의 저장시설을 매주 점검하고 점검부를 작성 · 비치하여 왔다. A는 저장시설을 점검한 후 향정신성의약품 일부가 분실되었음을 확인하고 이를 관할 경찰서에 신고하였다. A는 분실 사실을 증명하는 서류를 첨부하여 의료기관 개설 신고 관청에 사고 마약류 발생 보고를 하고자 한다. 이때 A가 해당 서류를 발급받아야 할 기관은?

① 수사기관
② 관할 보건소
③ 마약류안전관리위원회
④ 한국의약품안전관리원
⑤ 마약류통합정보관리센터

해설

§마약류관리에 관한 법률 시행규칙 제23조(사고마약류 등의 처리) ① 마약류취급자 또는 마약류취급승인자가 법 제12조 제1항에 따라 사고마약류의 보고를 하고자 하는 경우에는 그 사유가 발생한 것을 안 날부터 5일 이내에 별지 제25호 서식에 따른 보고서(전자문서로 된 보고서를 포함한다)에 그 사실을 증명하는 서류(전자문서를 포함한다)를 첨부하여 지방식품의약품안전청장, 시 · 도지사 또는 시장 · 군수 · 구청장에게 제출하여야 한다. 다만, 법 제12조 제1항 제3호의 사유(변질 · 부패 또는 파손)가 발생하여 보고하는 경우에는 그 사실을 증명하는 서류를 첨부하지 아니한다.

② 제1항의 규정에 의하여 사고마약류의 보고를 받은 지방식품의약품안전청장, 시 · 도지사 또는 시장 · 군수 · 구청장은 이를 식품의약품안전처장에게 보고하여야 한다.

③ 제1항의 사실을 증명하는 서류(전자문서를 포함한다)는 다음 각 호의 기관에서 발급하는 서류에 한한다.

1. 법 제12조 제1항 제1호의 사유(재해로 인한 경우): 관할 시 · 도지사

2. 법 제12조 제1항 제2호의 사유(분실 또는 도난): 수사기관

④ 마약류취급자 또는 마약류취급승인자는 법 제12조 제2항 각 호에 해당하는 사고마약류 등을 폐기하려는 때에는 별지 제26호 서식에 따른 신청서(전자문서로 된 신청서를 포함한다)를 지방식품의약품안전청장, 시 · 도지사 또는 시장 · 군수 · 구청장에게 제출하여야 한다.

⑤ 제4항에 따른 폐기신청을 받은 지방식품의약품안전청장, 시 · 도지사 또는 시장 · 군수 · 구청장은 해당 폐기처분대상 마약류가 법 제12조 제2항 각 호에 해당하는지 여부 등을 관계 공무원 참관하에 확인한 후 이를 영 제21조 각 호의 어느 하나에 해당하는 폐기방법에 따라 폐기처분해야 한다.

⑥ 제5항에 따라 마약류를 폐기처분한 지방식품의약품안전청장, 시 · 도지사 또는 시장 · 군수 · 구청장은 별지 제27호 서식에 따른 보고서(전자문서로 된 보고서를 포함한다)를 지체없이 식품의약품안전처장에게 제출하여야 한다.

09

종합병원에서 근무하는 마약류관리자가 원활한 조제를 목적으로 페노바비탈을 업무 시간 중 조제대에 비치하였다. 업무 시간 이후 페노바비탈의 보관 방법은?

① 다른 의약품과 구별하여 조제대에 보관

② 용기에 담아 봉함증지로 봉함하여 조제대에 보관

③ 용기에 담아 봉함증지로 봉함하여 냉장고에 보관

④ 다른 의약품과 구별하여 잠금장치가 설치된 장소에 보관

⑤ 용기에 담아 붉은색으로 '향정신성'이라고 표시하고 차고 어두운 곳에 보관

해설

§마약류관리에 관한 법률 제15조(마약류의 저장) 마약류취급자, 마약류취급승인자 또는 제4조 제2항 제3호부터 제5호까지 및 제5조의2 제6항 각 호에 따라 마약류나 예고임시마약류 또는 임시마약류를 취급하는 자는 그 보관·소지 또는 관리하는 마약류나 예고임시마약류 또는 임시마약류를 총리령으로 정하는 바에 따라 다른 의약품과 구별하여 저장하여야 한다. 이 경우 마약은 잠금장치가 되어 있는 견고한 장소에 저장하여야 한다.

§마약류관리에 관한 법률 시행규칙 제26조(마약류의 저장)

법 제15조에 따른 마약류, 예고임시마약류 또는 임시마약류의 저장기준은 다음 각 호와 같다.

1. 마약류, 예고임시마약류 또는 임시마약류의 저장장소(대마의 저장장소를 제외한다)는 마약류취급자, 마약류취급승인자 또는 법 제4조 제2항 제3호부터 제5호까지 및 법 제5조의2 제6항 각 호에 따라 마약류, 예고임시마약류 또는 임시마약류를 취급하는 자의 업소 또는 사무소(법 제57조 및 「약사법 시행규칙」 제37조 제2항에 따라 마약류의 보관·배송 등의 업무를 위탁받은 마약류도매업자의 업소 또는 사무소를 포함한다) 안에 있어야 하고, 마약류, 예고임시마약류 또는 임시마약류저장시설은 일반인이 쉽게 발견할 수 없는 장소에 설치하되 이동할 수 없도록 설치할 것

2. 마약은 이중으로 잠금장치가 설치된 철제금고에 저장할 것

3. 향정신성의약품, 예고임시마약류 또는 임시마약류는 잠금장치가 설치된 장소에 저장할 것. 다만, 마약류소매업자·마약류취급의료업자 또는 마약류관리자가 원활한 조제를 목적으로 업무시간 중 조제대에 비치하는 향정신성의약품은 제외한다.

4. 대마의 저장장소에는 대마를 반출·반입하는 경우를 제외하고는 잠금장치를 설치하고 다른 사람의 출입을 제한하는 조치를 취할 것

10

의사 갑은 의원을 운영하고 있다. 이때 의사 갑이 모르핀을 저장하는 방법으로 옳은 것은?

① 다른 의약품과 구별하여 조제대에 보관

② 용기에 담아 봉함증지로 봉함하여 조제대에 보관

③ 이중잠금장치가 된 철제금고에 저장한다.

④ 다른 의약품과 구별하여 잠금장치가 설치된 장소에 보관

⑤ 용기에 담아 청색으로 '마약류' 표시하고 저장한다.

> **해설**
>
> §마약류관리에 관한 법률 시행규칙 제26조(마약류의 저장) 제1항 제2호
> 2. 마약은 이중으로 잠금장치가 설치된 철제금고에 저장할 것
>
> §마약류관리에 관한 법률 시행규칙 제30조(용기 등의 기재사항) 제2항 제6호
> 6. 붉은색으로 표시된 "마약" 또는 "향정신성"이라는 문자

11

「마약류 관리에 관한 법률」상 마약류취급자가 관리하는 "마약"의 저장에 관한 것으로 옳지 않은 것은?

① 다른 의약품과 구별하여 저장할 것

② 업무시간 중에는 조제대에 비치하여 보관할 것

③ 잠금장치가 되어 있는 견고한 장소에 저장할 것

④ 저장시설은 이중으로 잠금장치가 된 철제금고일 것

⑤ 저장시설은 일반인이 쉽게 발견할 수 없는 장소에 이동할 수 없도록 설치할 것

※ Q9 해설 참조.

12

A 의원 B 원장은 업무시간에 내시경실 조제대에 미다졸람과 프로포폴을 비치하고 사용한다. 업무시간이 끝난 야간에는 잠금장치가 설치된 철제금고에 두 약품을 보관하다가 아침 업무시간이 되면 조제대에 비치하고 사용한다. B에게 가해질 제재는?

① 없음　　　　　　　② 면허자격 정지　　　　　　③ 1천만원 이하 과태료

④ 2천만원 이하 벌금　　⑤ 1년 이하 징역

※ Q9 해설 참조.

> **정답**　1. ⑤　2. ⑤　3. ①　4. ③　5. ④　6. ⑤　7. ①　8. ①　9. ④　10. ③
> 11. ②　12. ①

04. 마약류취급자

01 다음 중 마약을 기재한 처방전의 보존 기간은?

① 1년   ② 2년   ③ 3년

④ 4년   ⑤ 5년

> **해설**
>
> §마약류관리에 관한 법률 제2조(정의) 제5호 자목
>
> 자. 마약류취급의료업자: 의료기관에서 의료에 종사하는 의사 · 치과의사 · 한의사 또는 「수의사법」에 따라 동물 진료에 종사하는 수의사로서 의료나 동물 진료를 목적으로 마약 또는 향정신성의약품을 투약하거나 투약하기 위하여 제공하거나 마약 또는 향정신성의약품을 기재한 처방전을 발급하는 자
>
> §마약류관리에 관한 법률 제32조(처방전의 기재) ① 마약류취급의료업자는 처방전에 따르지 아니하고는 마약 또는 향정신성의약품을 투약하거나 투약하기 위하여 제공하여서는 아니 된다. 다만, 다음 각 호의 어느 하나에 해당하는 경우에는 그러하지 아니하다.
>
> 1. 「약사법」에 따라 자신이 직접 조제할 수 있는 마약류취급의료업자가 진료기록부에 그가 사용하려는 마약 또는 향정신성의약품의 품명과 수량을 적고 이를 직접 투약하거나 투약하기 위하여 제공하는 경우
>
> 2. 「수의사법」에 따라 수의사가 진료부에 사용하려는 마약 또는 향정신성의약품의 품명과 수량을 적고 이를 동물에게 직접 투약하거나 투약하기 위하여 제공하는 경우
>
> ② 마약류취급의료업자가 마약 또는 향정신성의약품을 기재한 처방전을 발급할 때에는 그 처방전에 발급자의 업소 소재지, 상호 또는 명칭, 면허번호와 환자나 동물 소유자 · 관리자의 성명 및 주민등록번호를 기입하여 서명 또는 날인하여야 한다.
>
> ③ 제1항과 제2항에 따른 처방전 또는 진료기록부(「전자서명법」에 따른 전자서명이 기재된 전자문서를 포함한다)는 2년간 보존하여야 한다.

02 「마약류 관리에 관한 법률」상 의료 목적으로 마약 또는 향정신성의약품을 투약하거나 이를 기재한 처방전을 발급하는 자는?

① 투약간호사   ② 마약투약자   ③ 마약류관리자

④ 마약류소매업자   ⑤ 마약류취급의료업자

※ Q1 해설 참조.

03

A 외과의원의 원장이 입원 중인 환자의 수술 후 통증을 완화하기 위하여 보관하던 항정신성의약품을 직접 투약하고자 할 때 필요한 조치는?

① 처방전에 기재
② 진료기록부에 기재
③ 마약류통합정보관리센터에 정보 등록
④ 관할 보건소장에게 보고
⑤ 관할 시·도지사에게 보고

해설 ※ Q1 해설 참조.

§마약류관리에 관한 법률 제32조(처방전의 기재) ① 마약류취급의료업자는 처방전에 따르지 아니하고는 마약 또는 항정신성의약품을 투약하거나 투약하기 위하여 제공하여서는 아니 된다. 다만, 「약사법」에 따라 자신이 직접 조제할 수 있는 마약류취급의료업자가 진료기록부에 그가 사용하려는 마약 또는 항정신성의약품의 품명과 수량을 적고 이를 직접 투약하거나 투약하기 위하여 제공하는 경우에는 그러하지 아니하다.

04

○○내과의원은 전문의 4인이 근무하는 병원이다. 마약류 관리에 대한 설명으로 틀린 것은?

① 마약류관리자는 병원장으로 한다.
② 의사는 마약류취급의료업자이다.
③ 마약류의 처방전은 2년 이상 보존하여야 한다.
④ 항정신성의약품만을 취급하는 의료기관에도 마약류관리자를 두어야 한다.
⑤ 마약류관리자는 시·도지사의 지정을 받아야 한다.

해설 §마약류관리에 관한 법률 제2조(정의) 제5호 자목

자. 마약류취급의료업자: 의료기관에서 의료에 종사하는 의사·치과의사·한의사 또는 「수의사법」에 따라 동물 진료에 종사하는 수의사로서 의료나 동물 진료를 목적으로 마약 또는 항정신성의약품을 투약하거나 투약하기 위하여 제공하거나 마약 또는 항정신성의약품을 기재한 처방전을 발급하는 자

§마약류관리에 관한 법률 제33조(마약류관리자)
① 4명 이상의 마약류취급의료업자가 의료에 종사하는 의료기관의 대표자는 그 의료기관에 마약류관리자를 두어야 한다. 다만, 항정신성의약품만을 취급하는 의료기관의 경우에는 그러하지 아니하다.

§마약류관리에 관한 법률 제6조(마약류취급자의 허가 등)

② 마약류관리자가 되려면 마약류취급의료업자가 있는 의료기관에 종사하는 약사로서 총리령으로 정하는 바에 따라 시·도지사의 지정을 받아야 한다. 지정받은 사항을 변경할 때에도 또한 같다.

§마약류관리에 관한 법률 제32조(처방전의 기재)

① 마약류취급의료업자는 처방전에 따르지 아니하고는 마약 또는 향정신성의약품을 투약하거나 투약하기 위하여 제공하여서는 아니 된다. 다만, 「약사법」에 따라 자신이 직접 조제할 수 있는 마약류취급의료업자가 진료기록부에 그가 사용하려는 마약 또는 향정신성의약품의 품명과 수량을 적고 이를 직접 투약하거나 투약하기 위하여 제공하는 경우에는 그러하지 아니하다.

② 마약류취급의료업자가 마약을 기재한 처방전을 발급할 때에는 그 처방전에 발급자의 업소 소재지, 상호 또는 명칭 및 면허번호를 기입하여 서명 또는 날인하여야 한다.

③ 제1항과 제2항에 따른 처방전 또는 진료기록부(「전자서명법」에 따른 전자서명이 기재된 전자문서를 포함한다)는 2년간 보존하여야 한다.

05. 마약류 중독자

마약류 중독자 치료보호기관으로 지정받은 병원의 병원장이, 입원한 마약 중독자의 중독 증상을 완화시키거나 치료하기 위하여 마약의 투약 등의 행위가 필요하다고 인정하였다. 마약을 투약 등을 하기 위해 필요한 조치는?

① 마약류감시원의 허가

② 보건복지부장관 또는 시·도지사의 허가

③ 식품의약품안전처장의 허가

④ 병원 내 마약류관리자의 허가

⑤ 지방식품의약품안전청장의 허가

02

치료보호기관에서 마약류 중독자에 대한 판별검사기간과 치료보호기간으로 알맞은 것은?

① 1주일 이내, 1개월 이내
② 1주일 이내, 2개월 이내
③ 1개월 이내, 3개월 이내
④ 1개월 이내, 6개월 이내
⑤ 1개월 이내, 12개월 이내

03 주거가 불분명한 50세 남자 'A'가 횡설수설하며 차도를 무단횡단하던 중 경찰에 체포되었다. 치료보호기관인 'B' 병원은 'A'를 마약류 중독자로 판명하고 치료보호를 시작하였다. 「마약류관리에 관한 법률」에 따른 'A'에 대한 최대 치료보호 기간은?

① 1개월   ② 3개월   ③ 6개월

④ 9개월   ⑤ 12개월

해설 ※ Q2 해설 참조.

§마약류관리에 관한 법률 제40조(마약류 중독자의 치료보호) ② 보건복지부장관 또는 시·도지사는 마약류 사용자에 대하여 제1항에 따른 치료보호기관에서 마약류 중독 여부의 판별검사를 받게 하거나 마약류 중독자로 판명된 사람에 대하여 치료보호를 받게 할 수 있다. 이 경우 판별검사 기간은 1개월 이내로 하고, 치료보호 기간은 12개월 이내로 한다.

04 「마약류 관리에 관한 법률」상 보건복지부장관 또는 시·도지사가 마약류 사용자에 대하여 마약류 중독 여부의 판별검사를 하려면 어느 곳의 심의를 거쳐야 하는가?

① 혈액관리위원회

② 건강생활실천협의회

③ 치료보호심사위원회

④ 한국마약퇴치운동본부

⑤ 보건의료정책심의위원회

해설 ※ Q2 해설 참조.

§마약류관리에 관한 법률 제40조(마약류 중독자의 치료보호) ③ 보건복지부장관 또는 시·도지사는 제2항에 따른 판별검사 또는 치료보호를 하려면 치료보호심사위원회의 심의를 거쳐야 한다.

정답   1. ②   2. ⑤   3. ⑤   4. ③

Chapter 10

국민건강증진법

➕ 01. 국민건강의 관리

국민건강의식을 잘못 이끄는 광고를 한 자에 대하여 그 내용의 변경 등 시정을 요구하거나 금지를 명할 수 있는 사람은?

① 대한의사협회장

② 질병관리청장

③ 식품의약품안전처장

④ 보건복지부장관

⑤ 행정안전부장관

해설

§국민건강증진법 제7조(광고의 금지 등)

① 보건복지부장관은 국민건강의식을 잘못 이끄는 광고를 한 자에 대하여 그 내용의 변경 등 시정을 요구하거나 금지를 명할 수 있다.

② 제1항의 규정에 따라 보건복지부장관이 광고내용의 변경 또는 광고의 금지를 명할 수 있는 광고는 다음 각 호와 같다.

1. 삭제 〈2020. 12. 29.〉

2. 의학 또는 과학적으로 검증되지 아니한 건강비법 또는 심령술의 광고

3. 그 밖에 건강에 관한 잘못된 정보를 전하는 광고로서 대통령령이 정하는 광고

③ 삭제

④ 제1항의 규정에 의한 광고내용의 기준, 변경 또는 금지절차 기타 필요한 사항은 대통령령으로 정한다.

국민건강증진법상「고등교육법」에 따른 학교의 교사의 금연구역은?

① 해당 시설의 전체

② 환자가 주로 이용하는 시설

③ 보건지소장이 임의로 정한 구역

④ 해당 시설 2분의 1 이상의 구역

⑤ 승강기의 내부, 복도, 화장실, 진료실

해설

§국민건강증진법 제9조(금연을 위한 조치) ④ 다음 각 호의 공중이 이용하는 시설의 소유자·점유자 또는 관리자는 해당 시설의 전체를 금연구역으로 지정하고 금연구역을 알리는 표지를 설치하여야 한다. 이 경우 흡연자를 위한 흡연실을 설치할 수 있으며, 금연구역을 알리는 표지와 흡연실을 설치하는 기준·방법 등은 보건복지부령으로 정한다.

1. 국회의 청사

2. 정부 및 지방자치단체의 청사

3. 「법원조직법」에 따른 법원과 그 소속 기관의 청사

4. 「공공기관의 운영에 관한 법률」에 따른 공공기관의 청사

5. 「지방공기업법」에 따른 지방공기업의 청사

6. 「유아교육법」·「초·중등교육법」에 따른 학교[교사(校舍)와 운동장 등 모든 구역을 포함한다]

7. 「고등교육법」에 따른 학교의 교사

8. 「의료법」에 따른 의료기관, 「지역보건법」에 따른 보건소·보건의료원·보건지소

9. 「영유아보육법」에 따른 어린이집

10. 「청소년활동 진흥법」에 따른 청소년수련관, 청소년수련원, 청소년문화의집, 청소년특화시설, 청소년야영장, 유스호스텔, 청소년이용시설 등 청소년활동시설

11. 「도서관법」에 따른 도서관

12. 「어린이놀이시설 안전관리법」에 따른 어린이놀이시설

13. 「학원의 설립·운영 및 과외교습에 관한 법률」에 따른 학원 중 학교교과교습학원과 연면적 1천제곱미터 이상의 학원

14. 공항·여객부두·철도역·여객자동차터미널 등 교통 관련 시설의 대기실·승강장, 지하보도 및 16인승 이상의 교통수단으로서 여객 또는 화물을 유상으로 운송하는 것

15. 「자동차관리법」에 따른 어린이운송용 승합자동차

16. 연면적 1천제곱미터 이상의 사무용건축물, 공장 및 복합용도의 건축물

17. 「공연법」에 따른 공연장으로서 객석 수 300석 이상의 공연장

18. 「유통산업발전법」에 따라 개설등록된 대규모점포와 같은 법에 따른 상점가 중 지하도에 있는 상점가

19. 「관광진흥법」에 따른 관광숙박업소

20. 「체육시설의 설치·이용에 관한 법률」에 따른 체육시설로서 1천명 이상의 관객을 수용할 수 있는 체육시설과 같은 법 제10조에 따른 체육시설업에 해당하는 체육시설로서 실내에 설치된 체육시설

21. 「사회복지사업법」에 따른 사회복지시설

22. 「공중위생관리법」에 따른 목욕장

23. 「게임산업진흥에 관한 법률」에 따른 청소년게임제공업소, 일반게임제공업소, 인터넷컴퓨터게임시설제공업소 및 복합유통게임제공업소

24. 「식품위생법」에 따른 식품접객업 중 영업장의 넓이가 보건복지부령으로 정하는 넓이 이상인 휴게음식점영업소, 일반음식점영업소 및 제과점영업소와 같은 법에 따른 식품소분·판매업 중 보건복지부령으로 정하는 넓이 이상인 실내 휴게공간을 마련하여 운영하는 식품자동판매기영업소

25. 「청소년보호법」에 따른 만화대여업소

26. 그 밖에 보건복지부령으로 정하는 시설 또는 기관

⑤ 특별자치시장·특별자치도지사·시장·군수·구청장은 「주택법」 제2조 제3호에 따른 공동주택의 거주 세대 중 2분의 1 이상이 그 공동주택의 복도, 계단, 엘리베이터 및 지하주차장의 전부 또는 일부를 금연구역으로 지정하여 줄 것을 신청하면 그 구역을 금연구역으로 지정하고, 금연구역임을 알리는 안내표지를 설치하여야 한다. 이 경우 금연구역 지정 절차 및 금연구역 안내표지 설치 방법 등은 보건복지부령으로 정한다.

⑥ 특별자치시장·특별자치도지사·시장·군수·구청장은 흡연으로 인한 피해 방지와 주민의 건강 증진을 위하여 다음 각 호에 해당하는 장소를 금연구역으로 지정하고, 금연구역임을 알리는 안내표지를 설치하여야 한다. 이 경우 금연구역 안내표지 설치 방법 등에 필요한 사항은 보건복지부령으로 정한다.

1. 「유아교육법」에 따른 유치원 시설의 경계선으로부터 10미터 이내의 구역(일반 공중의 통행·이용 등에 제공된 구역을 말한다)

2. 「영유아보육법」에 따른 어린이집 시설의 경계선으로부터 10미터 이내의 구역(일반 공중의 통행·이용 등에 제공된 구역을 말한다)

⑦ 지방자치단체는 흡연으로 인한 피해 방지와 주민의 건강 증진을 위하여 필요하다고 인정하는 경우 조례로 다수인이 모이거나 오고가는 관할 구역 안의 일정한 장소를 금연구역으로 지정할 수 있다.

⑧ 누구든지 제4항부터 제7항까지의 규정에 따라 지정된 금연구역에서 흡연하여서는 아니 된다.

⑨ 특별자치시장·특별자치도지사·시장·군수·구청장은 제4항 각 호에 따른 시설의 소유자·점유자 또는 관리자가 다음 각 호의 어느 하나에 해당하면 일정한 기간을 정하여 그 시정을 명할 수 있다.

1. 제4항 전단을 위반하여 금연구역을 지정하지 아니하거나 금연구역을 알리는 표지를 설치하지 아니한 경우

2. 제4항 후단에 따른 금연구역을 알리는 표지 또는 흡연실의 설치 기준·방법 등을 위반한 경우

§국민건강증진법 시행규칙 제6조 별표 2(흡연실을 설치하는 기준 및 방법)

가. 흡연실의 설치 위치

1) 법 제9조 제4항 제6호, 제8호, 제9호, 제10호, 제11호, 제12호 및 제15호에 해당하는 시설의 소유자·점유자 또는 관리자가 흡연실을 설치하는 경우에는 의료기관 등의 이용자 및 어린이·청소년의 간접흡연 피해를 예방하기 위해 실외에 흡연실을 설치하여야 한다. 이 경우 흡연실은 옥상에 설치하거나 각 시설의 출입구로부터 10미터 이상의 거리에 설치하여야 한다.

2) 법 제9조 제4항 각 호의 어느 하나에 해당하는 시설 중 1)에 따른 시설 외 시설의 소유자·점유자 또는 관리자는 가급적 실외에 흡연실을 설치하되, 부득이한 경우 건물 내에 흡연실을 설치할 수 있다.

나. 흡연실의 표지 부착

1) 건물 내에 흡연실을 설치한 경우 해당 시설의 소유자·점유자 또는 관리자는 시설 전체가 금연구역이라는 표시와 함께 해당 시설을 이용하는 자가 잘 볼 수 있는 위치에 아래 예시와 같이 흡연실임을 나타내는 표지판을 달거나 부착하여야 한다.

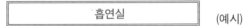
흡연실 (예시)

2) 건물 또는 시설의 규모나 구조에 따라 표지판 또는 스티커의 크기를 다르게 할 수 있으며, 바탕색 및 글씨 색상 등은 그 내용이 눈에 잘 띄도록 배색하여야 한다.

3) 표지판 또는 스티커의 글자는 한글로 표기하되, 필요한 경우에는 영어, 일본어, 중국어 등 외국어를 함께 표기할 수 있다.

4) 실외에 흡연실을 설치하는 경우 흡연이 가능한 영역을 명확히 알 수 있도록 그 경계를 표시하거나, 표지판을 달거나 부착하여야 한다.

다. 흡연실의 설치 방법

1) 실외에 흡연실을 설치하는 경우 자연 환기가 가능하도록 하고, 부득이한 경우에는 별도로 환기시설을 설치하여야 한다. 이 경우 해당 흡연실을 덮을 수 있는 지붕 및 바람막이 등을 설치할 수 있다.

2) 건물 내에 흡연실을 설치하는 경우 해당 시설의 규모나 특성 및 이용자 중 흡연자 수 등을 고려하여 담배 연기가 실내로 유입되지 않도록 실내와 완전히 차단된 밀폐 공간으로 하여야 한다. 이 경우 공동으로 이용하는 시설인 사무실, 화장실, 복도, 계단 등의 공간을 흡연실로 사용하여서는 아니 된다.

3) 건물 내 흡연실에는 흡연실의 연기를 실외로 배출할 수 있도록 환풍기 등 환기시설을 설치하여야 한다.

4) 흡연실에 재떨이 등 흡연을 위한 시설 외에 개인용 컴퓨터 또는 탁자 등 영업에 사용되는 시설 또는 설비를 설치하여서는 아니 된다.

03 국민건강증진법상 「의료법」에 따른 의료기관인 병원시설에서 금연을 위한 조치로 옳은 것은?

① 진료 공간을 금연구역으로 지정

② 시설 전체를 금연구역으로 지정

③ 보호자 대기실 일부를 구획하여 흡연구역으로 지정

④ 층별로 별도의 흡연시설을 설치하여 흡연구역으로 지정

⑤ 건물의 외부 비상통로 전체를 흡연구역으로 지정

※ Q2 해설 참조.

04 종합병원의 병원장이 적법하게 흡연실을 설치할 수 있는 방법은?

① 병원 한 개 층 전체를 흡연병동으로 지정

② 병원건물 옥상에 냉방장비가 구비된 흡연실 설치

③ 병원건물 최상층 휴게실에 환기장치를 설비하고 흡연실로 지정

④ 병원건물 출입구로부터 5미터 떨어진 택시승강장 앞에 흡연실 설치

⑤ 음압병실을 개조하여 거동이 불편한 환자만 이용하는 흡연실로 지정

해설

※ Q2 해설 참조.

§국민건강증진법 시행규칙 제6조 별표 2(흡연실을 설치하는 기준 및 방법)

가. 흡연실의 설치 위치

1) 법 제9조 제4항 제6호, 제8호, 제9호, 제10호, 제11호, 제12호 및 제15호에 해당하는 시설의 소유자 · 점유자 또는 관리자가 흡연실을 설치하는 경우에는 의료기관 등의 이용자 및 어린이 · 청소년의 간접흡연 피해를 예방하기 위해 실외에 흡연실을 설치하여야 한다. 이 경우 흡연실은 옥상에 설치하거나 각 시설의 출입구로부터 10미터 이상의 거리에 설치하여야 한다.

2) 법 제9조 제4항 각 호의 어느 하나에 해당하는 시설 중 1)에 따른 시설 외 시설의 소유자 · 점유자 또는 관리자는 가급적 실외에 흡연실을 설치하되, 부득이한 경우 건물 내에 흡연실을 설치할 수 있다.

---

05 국민건강증진법상 「지역보건법」에 따른 보건의료원의 흡연실 설치와 관련한 설명으로 옳은 것은?

① 옥상에 흡연실을 설치할 수 있다.

② 건물 안에 흡연실을 설치할 수 있다.

③ 계단 등의 공간을 흡연실로 사용할 수 있다.

④ 환기구가 있는 화장실을 흡연실로 지정할 수 있다.

⑤ 건물 출입구로부터 8미터 이상의 거리에 흡연실을 설치할 수 있다.

※ Q4 해설 참조.

06
학교장이 학교를 이용하는 사람들이 잘 볼 수 있도록 학교 건물 출입구와 계단 등 주요 위치에 학교 시설 전체가 금연 구역임을 나타내는 표지판을 부착하려고 한다. 이 표지판에 반드시 포함되어야 할 내용은?

① 흡연실 설치 위치

② 위반 시 조치사항

③ 금연상담전화의 전화번호

④ 위반사항에 대한 신고전화번호

⑤ 흡연이 다른 사람의 건강을 위협할 수 있다는 내용의 경고 문구

해설

§금연구역을 알리는 표지와 흡연실을 설치하는 기준·방법(시행규칙 제6조 제4항 관련)

1. 금연구역을 알리는 표지 설치 방법

가. 표지 부착

1) 법 제9조 제4항 각 호의 어느 하나에 해당하는 시설의 소유자·점유자 또는 관리자는 해당 시설 전체가 금연구역임을 나타내는 표지판 또는 스티커를 달거나 부착하여야 한다.

2) 법 제9조 제6항에 따라 금연구역을 지정한 특별자치시장·특별자치도지사·시장·군수·구청장은 지정된 장소가 금연구역임을 나타내는 표지판 또는 스티커를 설치하거나 부착하여야 한다.

3) 법 제9조 제4항에 따른 해당 시설의 표지판 또는 스티커는 해당 시설을 이용하는 자가 잘 볼 수 있도록 건물 출입구에 부착하여야 하며, 그 외 계단, 화장실 등 주요 위치에 부착한다.

4) 법 제9조 제6항에 따른 금연구역의 표지판 또는 스티커는 해당 구역을 이용하는 일반 공중이 잘 볼 수 있도록 건물 담장, 벽면, 보도(步道) 등에 설치하거나 부착하여야 한다.

5) 표지판 또는 스티커는 법 제9조 제4항에 따른 해당 시설의 소유자·점유자·관리자 또는 법 제9조 제6항에 따른 특별자치시장·특별자치도지사·시장·군수·구청장이 제작하여 부착하여야 한다. 다만, 보건복지부장관, 시·도지사 또는 시장·군수·구청장이 표지판 또는 스티커를 제공하는 경우에는 이를 부착할 수 있다.

나. 표지 내용

1) 각 목에 따른 표지판 또는 스티커에는 다음 사항이 포함되어야 한다.

　가) 금연을 상징하는 그림 또는 문자

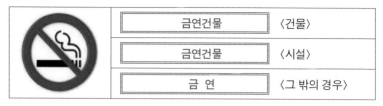

	금연건물	〈건물〉
	금연건물	〈시설〉
	금　연	〈그 밖의 경우〉

　나) 위반시 조치사항

　(예시) 이 건물 또는 시설은 전체가 금연구역으로, 지정된 장소 외에서는 담배를 피울 수
　　　　없습니다. 이를 위반할 경우, 「국민건강증진법」에 따라 10만원 이하의 과태료가
　　　　부과됩니다.

2) 건물 또는 시설의 규모나 구조에 따라 표지판 또는 스티커의 크기를 다르게 할 수 있으
며, 바탕색 및 글씨 색상 등은 그 내용이 눈에 잘 띄도록 배색하여야 한다.

3) 표지판 또는 스티커의 글자는 한글로 표기하되, 필요한 경우에는 영어, 일본어, 중국어
등 외국어를 함께 표기할 수 있다.

4) 필요한 경우 표지판 또는 스티커 하단에 아래 사항을 추가로 표시할 수 있다.

　: 위반사항을 발견하신 분은 전화번호 ○○○ - ○○○○로 신고해 주시기 바랍니다.

07

최근 개원한 요양병원의 병원장 'A'는 병원 시설 전체가 금연구역이라고 알리는 표지를
설치하지 않아 관할 시장으로 부터 시정명령을 받았다. 'A'가 시정명령을 따르지 않았을
때 「국민건강증진법」에 따른 관할 시장의 조치는?

① 과태료 부과

② 의료기관 폐쇄

③ 보수교육 이수 명령

④ 의사면허 자격 정지

⑤ 의료기관 개설 허가 취소

해설

§국민건강증진법 제9조(금연을 위한 조치)　④ 다음 각 호의 공중이 이용하는 시설의 소유자 ·
점유자 또는 관리자는 해당 시설의 전체를 금연구역으로 지정하고 금연구역을 알리는 표지를
설치하여야 한다. 이 경우 흡연자를 위한 흡연실을 설치할 수 있으며, 금연구역을 알리는 표지
와 흡연실을 설치하는 기준 · 방법 등은 보건복지부령으로 정한다.

⑨ 특별자치시장 · 특별자치도지사 · 시장 · 군수 · 구청장은 제4항 각 호에 따른 시설의 소유
자 · 점유자 또는 관리자가 다음 각 호의 어느 하나에 해당하면 일정한 기간을 정하여 그 시정을
명할 수 있다.

1. 제4항 전단을 위반하여 금연구역을 지정하지 아니하거나 금연구역을 알리는 표지를 설치하

지 아니한 경우

2. 제4항 후단에 따른 금연구역을 알리는 표지 또는 흡연실의 설치 기준·방법 등을 위반한 경우

§국민건강증진법 제34조(과태료)   ① 다음 각 호의 어느 하나에 해당하는 자에게는 500만원 이하의 과태료를 부과한다.

2. 제9조 제9항에 따른 시정명령을 따르지 아니한 자

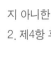

08

「국민건강증진법」상 담뱃갑 포장지에 표기해야 하는 발암성 물질은?

① 니켈   ② 라돈   ③ 탄산가스

④ 암모니아   ⑤ 일산화탄소

해설

§국민건강증진법 제9조의2(담배에 관한 경고문구 등 표시)   ①「담배사업법」에 따른 담배의 제조자 또는 수입판매업자(이하 "제조자 등"이라 한다)는 담배갑포장지 앞면·뒷면·옆면 및 대통령령으로 정하는 광고(판매촉진 활동을 포함한다. 이하 같다)에 다음 각 호의 내용을 인쇄하여 표기하여야 한다. 다만, 제1호의 표기는 담배갑포장지에 한정하되 앞면과 뒷면에 하여야 한다.

1. 흡연의 폐해를 나타내는 내용의 경고그림(사진을 포함한다. 이하 같다)

2. 흡연이 폐암 등 질병의 원인이 될 수 있다는 내용 및 다른 사람의 건강을 위협할 수 있다는 내용의 경고문구

3. 타르 흡입량은 흡연자의 흡연습관에 따라 다르다는 내용의 경고문구

4. 담배에 포함된 다음 각 목의 발암성물질

    가. 나프틸아민

    나. 니켈

    다. 벤젠

    라. 비닐 크롤라이드

    마. 비소

    바. 카드뮴

5. 보건복지부령으로 정하는 금연상담전화의 전화번호

② 제1항에 따른 경고그림과 경고문구는 담배갑포장지의 경우 그 넓이의 100분의 50 이상에 해당하는 크기로 표기하여야 한다. 이 경우 경고그림은 담배갑포장지 앞면, 뒷면 각각의 넓이의 100분의 30 이상에 해당하는 크기로 하여야 한다.

09

「국민건강증진법」에 따라 담배갑 포장지에 표기해야 하는 것은?

① 타르의 허용 흡입량

② 금연상담전화의 전화번호

③ 금연구역에서의 흡연 행위 금지 문구

④ 타르 흡입을 최소화할 수 있는 흡연 방법

⑤ 니코틴 의존 및 중독을 예방할 수 있는 흡연 습관

※ Q8 해설 참조.

10 「국민건강증진법」상 질병관리청장은 보건복지부장관과 협의하여 국민의 건강상태, 식품섭취, 식생활조사 등 국민영양조사는 정기적으로 몇 년마다 실시하여야 하는 가?

① 1년   ② 2년   ③ 3년

④ 4년   ⑤ 5년

해설 §국민건강증진법 제16조(국민영양조사 등)

① 질병관리청장은 보건복지부장관과 협의하여 국민의 건강상태 · 식품섭취 · 식생활조사 등 국민의 영양에 관한 조사(이하 "국민영양조사"라 한다)를 정기적으로 실시한다.

② 특별시 · 광역시 및 도에는 국민영양조사와 영양에 관한 지도업무를 행하게 하기 위한 공무원을 두어야 한다.

③ 국민영양조사를 행하는 공무원은 그 권한을 나타내는 증표를 관계인에게 내보여야 한다.

§국민건강증진법 시행령 제19조(국민영양조사의 주기)

법 제16조 제1항에 따른 국민영양조사(이하 "영양조사"라 한다)는 매년 실시한다.

---

11 「국민건강증진법」상 보건소장이 지역주민의 건강증진을 위한 업무를 행한 때, 이용자의 개인별 건강상태를 기록하여 유지 · 관리하여야 하는 것이 아닌 것은?

① 영양관리

② 구강건강의 관리

③ 보건교육 및 건강상담

④ 질병의 조기발견을 위한 검진 및 처방

⑤ 지역사회의 보건문제에 관한 조사 · 연구

해설 §국민건강증진법 제19조(건강증진사업 등)

① 국가 및 지방자치단체는 국민건강증진사업에 필요한 요원 및 시설을 확보하고, 그 시설의 이용에 필요한 시책을 강구하여야 한다.

② 특별자치시장 · 특별자치도지사 · 시장 · 군수 · 구청장은 지역주민의 건강증진을 위하여 보

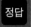

건복지부령이 정하는 바에 의하여 보건소장으로 하여금 다음 각호의 사업을 하게 할 수 있다.

1. 보건교육 및 건강상담
2. 영양관리
3. 신체활동장려
4. 구강건강의 관리
5. 질병의 조기발견을 위한 검진 및 처방
6. 지역사회의 보건문제에 관한 조사·연구
7. 기타 건강교실의 운영 등 건강증진사업에 관한 사항

③ 보건소장이 제2항의 규정에 의하여 제2항 제1호 내지 제5호의 업무를 행한 때에는 이용자의 개인별 건강상태를 기록하여 유지·관리하여야 한다.

 정답　　1. ④　2. ①　3. ①　4. ②　5. ①　6. ②　7. ①　8. ①　9. ②　10. ①
11. ⑤

 # 02. 국민건강증진기금

01

「국민건강증진법」상 국민건강증진사업의 원활한 추진에 필요한 재원을 확보하기 위하여 국민건강증진기금을 설치하는 데 조성하는 재원으로 옳은 것은?

① 주류부담금
② 담배부담금
③ 도로교통법 위반 범칙금
④ 도로교통법 위반 과태료
⑤ 요양기관의 업무정지에 갈음하여 징수한 과징금

 해설

§국민건강증진법 제22조(기금의 설치 등)
① 보건복지부장관은 국민건강증진사업의 원활한 추진에 필요한 재원을 확보하기 위하여 국민건강증진기금(이하 "기금"이라 한다)을 설치한다.

② 기금은 다음 각호의 재원으로 조성한다.
1. 제23조 제1항의 규정에 의한 부담금
2. 기금의 운용 수익금

§국민건강증진법 제23조(국민건강증진부담금의 부과·징수 등)
① 보건복지부장관은 「지방세법」제47조 제4호 및 제6호에 따른 제조자 및 수입판매업자가 판매하는 같은 조 제1호에 따른 담배(같은 법 제54조에 따라 담배소비세가 면제되는 것, 같은 법 제63조 제1항 제1호 및 제2호에 따라 담배소비세액이 공제 또는 환급되는 것은 제외한다. 이하 이 조 및 제23조의2에서 같다)에 다음 각 호의 구분에 따른 부담금(이하 "부담금"이라 한다)을 부과·징수한다.
※ 담배부담금
1. 궐련: 20개비당 841원, 2. 전자담배, 3. 파이프담배, 4. 엽궐련(葉卷煙), 5. 각련(刻煙),6. 씹는 담배, 7. 냄새 맡는 담배, 8. 물담배, 9. 머금는 담배

※ 국민건강증진기금은 담배부담금, 기금의 운용 수익금을 재원으로 한다.

02

보건복지부장관은 국민건강증진사업의 원활한 추진에 필요한 재원을 확보하고자 국민건강증진기금을 설치하고, 국민건강증진기금을 조성하고 있다. 그 대상으로 옳은 것은?
① 영화관의 입장권
② 종합병원의 진료비
③ 제조담배 중 전자담배
④ 에탄올 농도가 20% 이상인 술
⑤ 지방자치단체가 징수하는 재산세
※ Q1 해설 참조.

03

다음 중 국민건강증진기금을 사용할 수 있는 곳은?
① 알코올 중독자의 재활
② 흡연자의 건강관리
③ 마약 중독자의 치료
④ 공공장소에 AED 설치
⑤ 감염병 전파 방지

§국민건강증진법 제25조(기금의 사용 등)

① 기금은 다음 각호의 사업에 사용한다.

1. 금연교육 및 광고, 흡연피해 예방 및 흡연피해자 지원 등 국민건강관리사업

2. 건강생활의 지원사업

3. 보건교육 및 그 자료의 개발

4. 보건통계의 작성·보급과 보건의료관련 조사·연구 및 개발에 관한 사업

5. 질병의 예방·검진·관리 및 암의 치료를 위한 사업

6. 국민영양관리사업

7. 신체활동장려사업

8. 구강건강관리사업

9. 시·도지사 및 시장·군수·구청장이 행하는 건강증진사업

10. 공공보건의료 및 건강증진을 위한 시설·장비의 확충

11. 기금의 관리·운용에 필요한 경비

12. 그 밖에 국민건강증진사업에 소요되는 경비로서 대통령령이 정하는 사업

② 보건복지부장관은 기금을 제1항 각호의 사업에 사용함에 있어서 아동·청소년·여성·노인·장애인 등에 대하여 특별히 배려·지원할 수 있다.

③ 보건복지부장관은 기금을 제1항 각호의 사업에 사용함에 있어서 필요한 경우에는 보조금으로 교부할 수 있다.

정답   1. ②   2. ③   3. ②

Chapter 11

혈액관리법

01

혈액관리업무란 수혈(輸血)이나 혈액제제(血液製劑)의 제조에 필요한 혈액을 채혈·검사·제조·보존·공급 또는 품질 관리하는 업무를 말한다. 혈액관리기관 중에서 혈액관리업무 중 채혈을 할 수 없는 기관으로 옳은 것은?

① 종합병원   ② 요양병원   ③ 한방병원

④ 대한적십자사   ⑤ 혈액제제 제조업자

해설

§혈액관리법 제6조(혈액관리업무)

① 혈액관리업무는 다음 각 호의 어느 하나에 해당하는 자만이 할 수 있다. 다만, 제3호에 해당하는 자는 혈액관리업무 중 채혈을 할 수 없다.

1. 「의료법」에 따른 의료기관
2. 「대한적십자사 조직법」에 따른 대한적십자사
3. 보건복지부령으로 정하는 혈액제제 제조업자

02

35세 남자 A는 브루셀라증에 걸렸다가 완치된 자이다. 얼마 후에 헌혈이 가능한가?

① 1년   ② 2년   ③ 3년

④ 5년   ⑤ 10년

해설

§혈액관리법 시행규칙 [별표 1의2]

채혈금지대상자(제2조의2 및 제7조 관련)

Ⅰ. 공통기준

2. 질병관련 요인

  가. 감염병

    1) 만성 B형간염, C형간염, 후천성면역결핍증, 바베스열원충증, 샤가스병 또는 크로이츠펠트-야콥병 등 「감염병의 예방 및 관리에 관한 법률」 제2조에 따른 감염병 중 보건복지부장관이 지정하는 혈액 매개 감염병의 환자, 의사환자, 병원체보유자

2) 일정기간 채혈금지 대상자

　가) 말라리아 병력자로 치료종료 후 3년이 경과하지 아니한 자

　나) 브루셀라증 병력자로 치료종료 후 2년이 경과하지 아니한 자

　다) 매독 병력자로 치료종료 후 1년이 경과하지 아니한 자

　라) 급성 B형간염 병력자로 완치 후 6개월이 경과하지 아니한 자

　마) 그 밖에 보건복지부장관이 정하는 혈액매개 감염병환자 또는 병력자

나. 그 밖의 질병

　1) 발열, 인후통, 설사 등 급성 감염성 질환이 의심되는 증상이 없어진 지 3일이 경과하지 아니한 자

　2) 암환자, 만성폐쇄성폐질환 등 호흡기질환자, 간경변 등 간질환자, 심장병환자, 당뇨병환자, 류마티즘 등 자가면역질환자, 신부전 등 신장질환자, 혈우병, 적혈구증다증 등 혈액질환자, 한센병환자, 성병환자(매독환자는 제외한다), 알콜중독자, 마약중독자 또는 경련환자. 다만, 의사가 헌혈가능하다고 판정한 경우에는 그러하지 아니하다.

20세 남자 대학생이 헌혈 가능 여부에 대해 상담하였다. 48시간 전에 인플루엔자 예방접종을 받았다고 하였다. 신체진찰 및 혈액검사 결과는 다음과 같았다. 옳은 것은?

> 체중 52 kg, 혈압 130/90 mmHg, 맥박 97회/분
> 체온 36.5℃, 혈색소 12.6 g/dL

① 연령 미달로 헌혈할 수 없다.

② 맥박수 초과로 헌혈할 수 없다.

③ 혈색소가 낮아 헌혈할 수 없다.

④ 즉시 혈장성분헌혈을 할 수 있다.

⑤ 인플루엔자 예방접종 때문에 헌혈할 수 없다.

해설

§혈액관리법 시행규칙 [별표 1의2]

Ⅰ. 공통기준

1. 건강진단관련 요인

　가. 체중이 남자는 50킬로그램 미만, 여자는 45킬로그램 미만인 자

　나. 체온이 섭씨 37.5도를 초과하는 자

　다. 수축기혈압이 90밀리미터(수은주압) 미만 또는 180밀리미터(수은주압) 이상인 자

　라. 이완기혈압이 100밀리미터(수은주압) 이상인 자

　마. 맥박이 1분에 50회 미만 또는 100회를 초과하는 자

3. 약물 또는 예방접종 관련 요인

　가. 약물

나. 예방접종

　　1) 콜레라, 디프테리아, 인플루엔자, A형간염, B형간염, 주사용 장티푸스, 주사용 소아마

　　　비, 파상풍, 백일해, 일본뇌염, 신증후군출혈열, 탄저, 공수병 예방접종 후 24시간이 경

　　　과하지 아니한 자

　　2) 홍역, 유행성이하선염, 황열, 경구용 소아마비, 경구용 장티푸스 예방접종을 투여 받고

　　　2주가 경과하지 아니한 자

　　3) 풍진, 수두 예방접종 또는 BCG 접종 후 1개월이 경과하지 아니한 자

Ⅱ. 개별기준

채혈의 종류	기 준
혈장 성분채혈	1. 17세 미만인 자 또는 70세 이상인 자 2. 혈액의 비중이 1.052 미만 또는 혈액 100밀리리터당 혈색소량이 12.0그램 미만인 자 3. 직전 헌혈혈액검사 결과 혈액 100밀리리터당 혈청단백량이 6.0그램 미만인 자

04

다음 중 혈액관리법에 따라 헌혈자에게서 혈액을 채혈하는 기관이 지켜야 할 의무로 틀린 것은?

① 헌혈혈액의 적격여부를 검사

② 채혈혈액에 대한 B형간염검사결과를 헌혈자에게 통보

③ 채혈 전에 헌혈자에 대하여 신원확인 및 건강진단

④ 헌혈증서를 헌혈자에게 교부

⑤ 채혈혈액에 대한 HIV 검사결과를 헌혈자에게 통보

해설

§혈액관리법 제8조(혈액 등의 안전성 확보)

① 혈액원은 다음 각 호의 방법으로 혈액 및 혈액제제의 적격 여부를 검사하고 그 결과를 확인하여야 한다.

§혈액관리법 제7조(헌혈자의 신원 확인 및 건강진단 등)

① 혈액원은 보건복지부령으로 정하는 바에 따라 채혈 전에 헌혈자에 대하여 신원 확인 및 건강진단을 하여야 한다.

§혈액관리법 제14조(헌혈증서의 발급 및 수혈비용의 보상 등)

① 혈액원이 헌혈자로부터 헌혈을 받았을 때에는 보건복지부령으로 정하는 바에 따라 헌혈증서를 그 헌혈자에게 발급하여야 한다. 이 경우 헌혈증서를 잃어버리거나 훼손되어 못쓰게 된 것이 확인된 경우에는 보건복지부령으로 정하는 바에 따라 재발급 받을 수 있다.

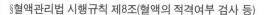

§혈액관리법 시행규칙 제8조(혈액의 적격여부 검사 등)

④ 혈액원은 제1항에 따른 검사 결과(후천성면역결핍증 검사결과를 제외한다)를 헌혈자에게 통보하여야 한다. 다만, 헌혈자가 적격으로 판정된 검사결과의 통보를 명시적으로 거부하는 경우에는 그러하지 아니하다.

※ 따라서 간기능검사(ALT검사), 비(B)형간염검사, 시(C)형간염검사, 매독검사, 인체티(T)림프영양성 바이러스검사는 헌혈자에게 통보하여야 하나, 후천성 면역결핍증 검사결과는 통보대상이 아니다.

05 다음 중에서 혈액관리법에 의해 채혈이 금지된 사람은?

① 체온이 37.3℃인 회사원

② 2년 전 막창자꼬리염으로 수술 중 수혈받은 과거력이 있는 30세 주부

③ 혈압이 150/95mmHg인 50세 남성

④ 임신 5개월인 산모

⑤ 체중 50kg의 여자

해설

§혈액관리법 시행규칙 [별표 1의2]

채혈금지대상자(제2조의2 및 제7조 관련)

Ⅰ. 공통기준

1. 건강진단관련 요인

　가. 체중이 남자는 50킬로그램 미만, 여자는 45킬로그램 미만인 자

　나. 체온이 섭씨 37.5도를 초과하는 자

　다. 수축기혈압이 90밀리미터(수은주압) 미만 또는 180밀리미터(수은주압) 이상인 자

　라. 이완기혈압이 100밀리미터(수은주압) 이상인 자

　마. 맥박이 1분에 50회 미만 또는 100회를 초과하는 자

4. 진료 및 처치 관련 요인

　가. 임신 중인 자, 분만 또는 유산 후 6개월 이내인 자. 다만, 본인이 출산한 신생아에게 수혈하고자 하는 경우에는 그러하지 아니하다.

　나. 수혈 후 1년이 경과하지 아니한 자

　다. 전혈채혈일로부터 8주, 혈장성분채혈, 혈소판혈장성분채혈 및 두단위혈소판성분채혈일로부터 14일, 백혈구성분채혈 및 한단위혈소판성분채혈일로부터 72시간, 두단위적혈구성분채혈일로부터 16주가 경과하지 아니한 자

　라. 과거 경막 또는 각막을 이식받은 경험이 있는 자

「혈액관리법」상 혈액원이 헌혈자에게 채혈을 실시하기 전에 하여야 하는 건강진단은?

① 매독검사

② 빈혈검사

③ C형간염검사

④ 후천성면역결핍증검사

⑤ 인체티림프영양성바이러스검사

 해설

§혈액관리법 시행규칙 제6조(헌혈자의 건강진단 등) ① 법 제7조 제1항에 따라 혈액원은 헌혈자로부터 채혈하기 전에 사진이 붙어 있어 본인임을 확인할 수 있는 주민등록증, 여권, 학생증, 그 밖의 신분증명서에 따라 그 신원을 확인하여야 한다. 다만, 학생, 군인 등의 단체헌혈의 경우 그 관리 · 감독자의 확인으로 갈음할 수 있다.

② 제1항에 따른 신원확인 후에 혈액원은 헌혈자에 대하여 채혈을 실시하기 전에 다음 각 호에 해당하는 건강진단을 실시하여야 한다.

1. 과거의 헌혈경력 및 혈액검사결과와 채혈금지대상자 여부의 조회

2. 문진 · 시진 및 촉진

3. 체온 및 맥박 측정

4. 체중 측정

5. 혈압 측정

6. 다음 각 목의 어느 하나에 따른 빈혈검사

　　가. 황산구리법에 따른 혈액비중검사

　　나. 혈색소검사

　　다. 적혈구용적률검사

7. 혈소판계수검사(혈소판성분채혈의 경우에만 해당한다)

07

혈액원이 30세 남자 헌혈자로부터 400밀리리터의 전혈을 채혈하였다. 혈액원이 그 혈액에 대한 적격 여부를 검사한 후 헌혈자에게 통보하여야 할 검사결과는?

① 혈액비중　　　　　　② 적혈구용적률　　　　　　③ A형간염 항체

④ B형 간염검사　　　　⑤ 후천성면역결핍증 검사

해설

§혈액관리법 시행규칙 제8조(혈액의 적격여부 검사 등)

① 혈액원은 법 제8조 제1항에 따라 헌혈자로부터 혈액을 채혈한 때에는 지체 없이 그 혈액에 대한 간기능검사(ALT검사, 수혈용으로 사용되는 혈액만 해당한다), 비(B)형간염검사, 시(C)형간염검사, 매독검사, 후천성면역결핍증검사, 인체티(T)림프영양성바이러스검사(혈장성분은 제외

한다), 그 밖에 보건복지부장관이 정하는 검사를 실시하고, 혈액 및 혈액제제의 적격 여부를 확인하여야 한다.

② 제1항에도 불구하고 혈액원은 헌혈자 본인에게 수혈하기 위하여 헌혈자로부터 혈액을 채혈한 때에는 제1항에 따른 검사를 실시하지 아니할 수 있다.

③ 제1항에 따른 검사는 의사의 지도하에 「의료기사 등에 관한 법률」 제2조에 따른 임상병리사에 의하여 실시되어야 한다.

④ 혈액원은 제1항에 따른 검사 결과(후천성면역결핍증 검사결과를 제외한다)를 헌혈자에게 통보하여야 한다. 다만, 헌혈자가 적격으로 판정된 검사결과의 통보를 명시적으로 거부하는 경우에는 그러하지 아니하다.

08 「혈액관리법」상 혈액원이 채혈한 때에 혈액의 적격 여부를 확인하기 위해 지체 없이 해야 하는 검사는?

① 빈혈검사   ② 매독검사

③ 결핵검사   ④ A형간염검사

⑤ 인플루엔자검사

※ Q7 해설 참조.

09 혈액원에서 헌혈자로부터 혈액을 채혈하여 혈액의 적격 여부를 검사하였다. 이 후 헌혈자에게 통보하지 않아도 되는 것은?

① 매독검사   ② B형 간염 항체검사

③ C형 간염 항체검사   ④ 인체T림프영양성바이러스

⑤ 후천성면역결핍증 검사

※ Q7 해설 참조.

10 ○○병원에 개설된 혈액원이 헌혈자에게서 채혈한 혈액을 검사한 결과, ALT가 150 U/L이다. 혈액원이 이를 부적격혈액으로 판정하고 폐기처분하고자 할 때 폐기처분 전까지 이 부적격혈액을 처리해야 하는 방법은?

① 의료폐기물 전용용기에 담아 보관

② 의료폐기물임을 표시하고 봉투형 용기에 담아 보관

③ 사유를 기재하고 적격혈액과 함께 1~6℃로 냉장 보관

④ 내용물이 새어나오지 않도록 전용용기에 넣어 폐포장 보관

⑤ 적격혈액과 분리하여 잠금장치가 설치된 별도의 격리공간에 보관

 해설

§혈액관리법 제8조(혈액 등의 안전성 확보)

① 혈액원은 다음 각 호의 방법으로 혈액 및 혈액제제의 적격 여부를 검사하고 그 결과를 확인하여야 한다. 〈개정 2016.2.3〉

1. 헌혈자로부터 채혈

2. 보건복지부령으로 정하는 헌혈금지약물의 복용 여부 확인

② 혈액원 등 혈액관리업무를 하는 자(이하 "혈액원 등"이라 한다)는 제1항에 따른 검사 결과 부적격혈액을 발견하였을 때에는 보건복지부령으로 정하는 바에 따라 이를 폐기처분하고 그 결과를 보건복지부장관에게 보고하여야 한다. 다만, 부적격혈액을 예방접종약의 원료로 사용하는 등 대통령령으로 정하는 경우에는 그러하지 아니하다.

§혈액관리법 시행규칙 제10조(부적격혈액의 폐기처분전 처리)

① 법 제8조 제2항의 규정에 의하여 혈액원 등 혈액관리업무를 하는 자(이하 "혈액원 등"이라 한다)가 부적격혈액을 발견한 때에는 폐기처분 전까지 다음 각호의 방법에 의하여 처리하여야 한다.

1. 부적격혈액이 발견된 즉시 식별이 용이하도록 혈액용기의 겉면에 그 사실 및 사유를 기재할 것

2. 부적격혈액은 적격혈액과 분리하여 잠금장치가 설치된 별도의 격리공간에 보관할 것

11

○○의료기관에서 근무하고 있는 심장외과의사 '갑'은 수술 중 혈액이 부족한 환자에게 전혈 1단위를 수혈하였다. 환자는 수혈 부작용으로 사망하였다. 이를 확인한 ○○의료기관장이 지체 없이 취하여야 할 조치는?

① 한국의료분쟁조정중재원장에게 신고

② 환자의 주소지 관할 보건소장에게 신고

③ 대한적십자사 시 · 도 혈액원장에게 신고

④ 보건복지부 혈액관리위원회의 장에게 신고

⑤ ○○ 병원 소재지 관할 보건소장을 거쳐 시 · 도지사에게 신고

해설

§혈액관리법 시행규칙 제13조(특정수혈부작용의 신고 등)

① 의료기관의 장은 법 제10조 제1항의 규정에 의하여 특정수혈부작용발생사실을 확인한 날부터 15일 이내에 당해 의료기관 소재지의 보건소장을 거쳐 특별시장 · 광역시장 · 특별자치시장 · 도지사 · 특별자치도지사(이하 "시 · 도지사"라 한다)에게 특정수혈부작용이 발생한 사실을 별지 제8호 서식에 따라 신고해야 한다. 다만, 사망의 경우에는 지체 없이 신고해야 한다.

② 시·도지사는 매월 말 기준으로 별지 제9호 서식의 특정수혈부작용발생현황보고서를 작성
하여 다음달 10일까지 보건복지부장관에게 제출하여야 한다. 다만, 사망의 경우에는 지체 없이
제출하여야 한다.

 12 병원('가'특별시 '나'구 소재)에 입원 중인 환자('다'광역시 라'구 거주)가 농축적혈구를 수
혈받고 심각한 수혈부작용이 발생하여 심폐소생술을 시행받고 중환자실로 옮겨졌다.
병원장이 할 신고 절차는?

① 신고할 필요 없음

② '나'구 보건소장을 거쳐 '가'특별시장에게 신고

③ '나'구 보건소장을 거쳐 '다'광역시장에게 신고

④ '라'구 보건소장을 거쳐 '가'특별시장에게 신고

⑤ '라'구 보건소장을 거쳐 '다'광역시장에게 신고

※ Q11 해설 참조.

 13 '군'지역에서 개설 중인 정형외과에서 전혈을 수혈받은 환자에게서 입원치료가 필요한
특정 수혈부작용이 발생된 사실을 확인하였다. 당해 의료기관의 장이 취하여야 할 조치
는?

① 관할 시·도지사에게 즉시 신고

② 질병관리청장에게 지체 없이 신고

③ 관할 보건소장에게 15일 이내에 신고

④ 한국의료분쟁조정중재원에 10일 이내에 신고

⑤ 보건복지부 혈액관리위원회에 7일 이내에 신고

※ Q11 해설 참조.

 14 '군' 지역의 의료기관에서 농축혈소판을 수혈받은 환자가 혈액제제 부작용으로 사망하
였다. 의료기관의 장은 특정수혈부작용 발생사실을 확인한 날로부터 언제까지 당해 의
료기관의 소재지의 보건소장을 거쳐 도지사에게 신고하여야 하는가?

① 지체 없이　　　　　　② 10일 이내　　　　　　③ 15일 이내

④ 다음달 10일까지　　　⑤ 매월 말까지

※ Q11 해설 참조.

15

「혈액관리법」상 혈액원은 특정수혈부작용 및 채혈부작용에 대한 보상금을 지급할 수 있다. 혈액공급 과정에서 혈액원의 과실이 없어도 지급할 수 있는 것은?

① 진료비

② 위자료

③ 장제비

④ 사망한 자에 대한 일시보상금

⑤ 장애인이 된 자에 대한 일시보상금

해설

§혈액관리법 제10조의2(특정수혈부작용 및 채혈부작용의 보상)

① 혈액원은 다음 각 호의 어느 하나에 해당하는 사람에 대하여 특정수혈부작용 및 채혈부작용에 대한 보상금(이하 "보상금"이라 한다)을 지급할 수 있다.

1. 헌혈이 직접적인 원인이 되어 질병이 발생하거나 사망한 채혈부작용자

2. 혈액원이 공급한 혈액이 직접적인 원인이 되어 질병이 발생하거나 사망한 특정수혈부작용자

② 제1항에 따른 보상금은 위원회의 심의에 따라 결정되며, 보상금이 결정된 때에는 위원장은 그 심의 결과를 지체 없이 혈액원에 통보하여야 한다.

③ 제1항에도 불구하고 다음 각 호의 어느 하나에 해당하는 경우에는 보상금을 지급하지 아니할 수 있다.

1. 채혈부작용이 헌혈자 본인의 고의 또는 중대한 과실로 인하여 발생한 경우

2. 채혈부작용이라고 결정된 사람 또는 그 가족이 손해배상청구소송 등을 제기한 경우 또는 소송제기 의사를 표시한 경우

④ 제1항에 따라 지급할 수 있는 보상금의 범위는 다음 각 호와 같다. 다만, 혈액의 공급과정에서 혈액원의 과실이 없는 경우에는 제6호의 위자료만 지급할 수 있다.

1. 진료비

2. 장애인이 된 자에 대한 일시보상금

3. 사망한 자에 대한 일시보상금

4. 장제비

5. 일실(逸失)소득

6. 위자료

16

'A' 종합병원은 수술 환자에게서 헌혈증서 2장을 받고 농축적혈구 2단위를 무상으로 수혈하였다. 「혈액관리법 시행규칙」에 따라 'A' 종합병원이 수혈비용청구서에 수혈자내역서를첨부하여 수혈비용을 보상받고자 할 때 청구 대상은?

① 시 · 도지사

② 대한적십자사 회장

③ 건강보험심사평가원장

④ 혈액관리위원회 위원장

⑤ 국민건강보험공단 이사장

해설

§혈액관리법 제14조(헌혈증서의 발급 및 수혈비용의 보상 등)

① 혈액원이 헌혈자로부터 헌혈을 받았을 때에는 보건복지부령으로 정하는 바에 따라 헌혈증서를 그 헌혈자에게 발급하여야 한다. 이 경우 헌혈증서를 잃어버리거나 훼손되어 못쓰게 된 것이 확인된 경우에는 보건복지부령으로 정하는 바에 따라 재발급 받을 수 있다.

② 제1항에 따른 헌혈증서는 휴대전화에 의한 문자메시지, 전자우편 등의 수단으로 제공할 수 있다.

③ 제1항에 따른 헌혈자 또는 그 헌혈자의 헌혈증서를 양도받은 사람은 의료기관에 그 헌혈증서를 제출하면 무상으로 혈액제제를 수혈받을 수 있다. 다만, 재발급되어 유효하지 아니하게 된 헌혈증서를 사용한 경우 혈액제제의 수혈비용은 수혈자가 부담하여야 한다.

④ 제3항에 따라 수혈을 요구받은 의료기관은 정당한 이유 없이 그 요구를 거부하지 못한다.

⑤ 보건복지부장관은 의료기관이 제3항에 따라 헌혈증서 제출자에게 수혈을 하였을 때에는 보건복지부령으로 정하는 바에 따라 제15조 제2항에 따른 헌혈환급적립금에서 그 비용을 해당 의료기관에 보상하여야 한다.

§혈액관리법 시행규칙 제17조(수혈비용의 보상)

① 법 제14조 제4항에 따른 수혈비용의 보상은 혈액원의 의료기관에 대한 혈액공급가액과 의료기관의 혈액관리료 및 수혈수수료를 합한 금액으로 한다. 다만, 수혈을 받은 사람이 다른 법령의 규정에 따라 수혈비용의 일부를 지급받은 경우에는 그 금액을 제외한 금액으로 보상할 수 있다.

② 의료기관은 제1항에 따른 수혈비용의 보상을 받고자 할 때에는 별지 제11호 서식의 수혈비용청구서에 별지 제12호 서식의 수혈자내역서를 첨부하여 대한적십자사 회장에게 청구해야 한다.

③ 의료기관은 수혈을 받은 사람의 진료비 중 본인이 부담해야 할 비용에서 제2항에 따라 대한적십자사 회장에게 청구하는 금액을 공제해야 한다.

④ 대한적십자사 회장은 제2항에 따른 수혈비용의 보상청구를 받은 때에는 그 청구를 받은 날부터 1개월 이내에 이를 보상해야 한다.

정답 1. ⑤   2. ②   3. ④   4. ⑤   5. ④   6. ②   7. ④   8. ②   9. ⑤   10. ⑤
11. ⑤   12. ②   13. ③   14. ①   15. ②   16. ②

호스피스 · 완화의료 및 임종과정에 있는 환자의 연명의료결정에 관한 법률(연명의료결정법)

01. 총 칙

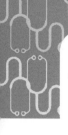

다음 중 「호스피스 · 완화의료와 임종과정에 있는 환자의 연명의료에 관한 법률」에 관한 설명 중 올바르지 못한 것은?

① 이 법은 환자의 최선의 이익을 보장하고 자기결정을 존중하여 인간으로서의 존엄과 가치를 보호하는 것을 목적으로 한다.

② 임종과정이란 회생의 가능성이 없고, 치료에도 불구하고 회복되지 아니하며, 급속도로 증상이 악화되어 사망에 임박한 상태를 말한다.

③ 임종과정에 있는 환자란 담당의사와 해당 분야의 전문의 1명으로부터 임종과정에 있다는 의학적 판단을 받은 자를 말한다.

④ 말기환자(末期患者)란 적극적인 치료에도 불구하고 근원적인 회복의 가능성이 없고 점차 증상이 악화되어 담당의사와 해당 분야의 전문의 1명으로부터 수개월 이내에 사망할 것으로 예상되는 진단을 받은 환자를 말한다.

⑤ 연명의료계획서란 말기환자 등이 자신의 연명의료중단등결정 및 호스피스에 관한 사항을 계획하여 직접 문서(전자문서를 포함한다)로 작성한 것을 말한다.

해설

§연명의료결정법 제1조(목적) 이 법은 호스피스 · 완화의료와 임종과정에 있는 환자의 연명의료와 연명의료중단등결정 및 그 이행에 필요한 사항을 규정함으로써 환자의 최선의 이익을 보장하고 자기결정을 존중하여 인간으로서의 존엄과 가치를 보호하는 것을 목적으로 한다.

§연명의료결정법 제2조(정의) 이 법에서 사용하는 용어의 뜻은 다음과 같다.

1. "임종과정"이란 회생의 가능성이 없고, 치료에도 불구하고 회복되지 아니하며, 급속도로 증

상이 악화되어 사망에 임박한 상태를 말한다.

2. "임종과정에 있는 환자"란 제16조에 따라 담당의사와 해당 분야의 전문의 1명으로부터 임종과정에 있다는 의학적 판단을 받은 자를 말한다.

3. "말기환자(末期患者)"란 적극적인 치료에도 불구하고 근원적인 회복의 가능성이 없고 점차 증상이 악화되어 보건복지부령으로 정하는 절차와 기준에 따라 담당의사와 해당 분야의 전문의 1명으로부터 수개월 이내에 사망할 것으로 예상되는 진단을 받은 환자를 말한다.

4. "연명의료"란 임종과정에 있는 환자에게 하는 심폐소생술, 혈액 투석, 항암제 투여, 인공호흡기 착용 및 그 밖에 대통령령으로 정하는 의학적 시술로서 치료효과 없이 임종과정의 기간만을 연장하는 것을 말한다.

5. "연명의료중단등결정"이란 임종과정에 있는 환자에 대한 연명의료를 시행하지 아니하거나 중단하기로 하는 결정을 말한다.

6. "호스피스·완화의료"(이하 "호스피스"라 한다)란 다음 각 목의 어느 하나에 해당하는 질환으로 말기환자로 진단을 받은 환자 또는 임종과정에 있는 환자(이하 "호스피스대상환자"라 한다)와 그 가족에게 통증과 증상의 완화 등을 포함한 신체적, 심리사회적, 영적 영역에 대한 종합적인 평가와 치료를 목적으로 하는 의료를 말한다.

　가. 암

　나. 후천성면역결핍증

　다. 만성 폐쇄성 호흡기질환

　라. 만성 간경화

　마. 그 밖에 보건복지부령으로 정하는 질환

7. "담당의사"란 「의료법」에 따른 의사로서 말기환자 또는 임종과정에 있는 환자(이하 "말기환자 등"이라 한다)를 직접 진료하는 의사를 말한다.

8. "연명의료계획서"란 말기환자 등의 의사에 따라 담당의사가 환자에 대한 연명의료중단등결정 및 호스피스에 관한 사항을 계획하여 문서(전자문서를 포함한다)로 작성한 것을 말한다.

9. "사전연명의료의향서"란 19세 이상인 사람이 자신의 연명의료중단등결정 및 호스피스에 관한 의사를 직접 문서(전자문서를 포함한다)로 작성한 것을 말한다.

호스피스·완화의료란 말기환자로 진단을 받은 환자 또는 임종과정에 있는 환자와 그 가족에게 통증과 증상의 완화 등을 포함한 신체적, 심리사회적, 영적 영역에 대한 종합적인 평가와 치료를 목적으로 하는 의료를 말한다. 다음 중 호스피스·완화의료에 해당하는 질환이 아닌 것은?

① 암　　　　　　　　　　　　② 후천성면역결핍증

③ 만성 폐쇄성 호흡기 질환　　④ 호흡기 부전

⑤ 만성 간경화

해설 §연명의료결정법 제2조(정의)　6. "호스피스·완화의료"(이하 "호스피스"라 한다)란 다음 각 목의 어느 하나에 해당하는 질환으로 말기환자로 진단을 받은 환자 또는 임종과정에 있는 환자(이하 "호스피스대상환자"라 한다)와 그 가족에게 통증과 증상의 완화 등을 포함한 신체적, 심리사회적, 영적 영역에 대한 종합적인 평가와 치료를 목적으로 하는 의료를 말한다.

　　가. 암

　　나. 후천성면역결핍증

　　다. 만성 폐쇄성 호흡기질환

　　라. 만성 간경화

　　마. 그 밖에 보건복지부령으로 정하는 질환

　　　　■ 연명의료결정법 시행규칙 제2조의2[별표 1] 〈신설 2022. 4. 14.〉

호스피스 대상 질환(제2조의2 관련)

질 환	질병코드 KCD	진단명
만성호흡부전	J42	상세불명의 만성 기관지염
	J45	천식
	J46	천식지속상태
	J47	기관지확장증
	J60	탄광부진폐증
	J61	석면 및 기타 광섬유에 의한 진폐증
	J62	실리카를 함유한 먼지에 의한 진폐증
	J64	상세불명의 진폐증
	J65	결핵과 연관된 진폐증
	J80	성인호흡곤란증후군
	J84	기타 간질성 폐질환
	J96	달리 분류되지 않은 호흡부전
	J98	기타 호흡장애

03 보건복지부장관은 호스피스와 연명의료 및 연명의료중단등결정의 제도적 확립을 위하여 관계 중앙행정기관의 장과 협의하고, 국가호스피스연명의료위원회의 심의를 거쳐 호스피스와 연명의료 및 연명의료중단등결정에 관한 종합계획을 몇 년마다 수립·추진하여야 하는가?

① 1년　　　　　　② 2년　　　　　　③ 3년

④ 4년　　　　　　⑤ 5년

해설 §연명의료결정법 제7조(종합계획의 시행·수립)　① 보건복지부장관은 호스피스와 연명의료 및 연명의료중단등결정의 제도적 확립을 위하여 관계 중앙행정기관의 장과 협의하고, 제8조에 따른 국가호스피스연명의료위원회의 심의를 거쳐 호스피스와 연명의료 및 연명의료중단등결정에 관한 종합계획(이하 "종합계획"이라 한다)을 5년마다 수립·추진하여야 한다.

② 종합계획에는 다음 각 호의 사항이 포함되어야 한다.

1. 호스피스와 연명의료 및 연명의료중단등결정의 제도적 확립을 위한 추진방향 및 기반조성

2. 호스피스와 연명의료 및 연명의료중단등결정 관련 정보제공 및 교육의 시행·지원

3. 제14조에 따른 의료기관윤리위원회의 설치·운영에 필요한 지원

4. 말기환자 등과 그 가족의 삶의 질 향상을 위한 교육프로그램 및 지침의 개발·보급

5. 제25조에 따른 호스피스전문기관의 육성 및 전문 인력의 양성

6. 다양한 호스피스 사업의 개발

7. 호스피스와 연명의료 및 연명의료중단등결정에 관한 조사·연구에 관한 사항

8. 그 밖에 호스피스와 연명의료 및 연명의료중단등결정의 제도적 확립을 위하여 필요한 사항

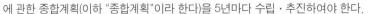

02. 연명의료중단등 결정의 관리체계

연명의료계획서에 대해 틀린 것은?

① 연명의료계획서란 말기환자 등의 의사에 따라 담당의사가 환자에 대한 연명의료중단등결정 및 호스피스에 관한 사항을 계획하여 문서(전자문서를 포함한다)로 작성한 것을 말한다.

② 말기환자 등은 「의료법」 제3조에 따른 의료기관 중 의원·한의원·병원·한방병원·요양병원·정신병원 및 종합병원에서 담당의사에게 연명의료계획서의 작성을 요청할 수 있다.

③ 담당의사는 해당 환자에게 연명의료계획서를 작성하기 전에 환자의 질병 상태와 치료방법에 관한 사항 등에 관하여 설명하고, 환자로부터 내용을 이해하였음을 확인받아야 한다. 이 경우 해당 환자가 미성년자인 때에는 환자 및 그 법정대리인에게 설명하고 확인을 받아야 한다.

④ 담당의사는 연명의료계획서를 작성하거나 연명의료계획서의 변경 또는 철회 요청을 받은 경우에는 지체 없이 소속 의료기관의 장에게 보고하여야 한다.

⑤ 환자는 연명의료계획서의 변경 또는 철회를 언제든지 요청할 수 있다. 이 경우 담당의사는 이를 반영한다.

해설

§연명의료결정법 제2조(정의) 이 법에서 사용하는 용어의 뜻은 다음과 같다.

8. "연명의료계획서"란 말기환자 등의 의사에 따라 담당의사가 환자에 대한 연명의료중단등결정 및 호스피스에 관한 사항을 계획하여 문서(전자문서를 포함한다)로 작성한 것을 말한다.

§연명의료결정법 제10조(연명의료계획서의 작성 · 등록 등)

① 담당의사는 말기환자 등에게 연명의료중단등결정, 연명의료계획서 및 호스피스에 관한 정보를 제공할 수 있다.

② 말기환자 등은 의료기관(「의료법」 제3조에 따른 의료기관 중 의원 · 한의원 · 병원 · 한방병원 · 요양병원 및 종합병원을 말한다. 이하 같다)에서 담당의사에게 연명의료계획서의 작성을 요청할 수 있다. ※ 정신병원, 치과병원은 제외됨

③ 제2항에 따른 요청을 받은 담당의사는 해당 환자에게 연명의료계획서를 작성하기 전에 다음 각 호의 사항에 관하여 설명하고, 환자로부터 내용을 이해하였음을 확인받아야 한다. 이 경우 해당 환자가 미성년자인 때에는 환자 및 그 법정대리인에게 설명하고 확인을 받아야 한다.

1. 환자의 질병 상태와 치료방법에 관한 사항

2. 연명의료의 시행방법 및 연명의료중단등결정에 관한 사항

3. 호스피스의 선택 및 이용에 관한 사항

4. 연명의료계획서의 작성 · 등록 · 보관 및 통보에 관한 사항

5. 연명의료계획서의 변경 · 철회 및 그에 따른 조치에 관한 사항

6. 그 밖에 보건복지부령으로 정하는 사항

④ 연명의료계획서는 다음 각 호의 사항을 포함하여야 한다.

1. 환자의 연명의료중단등결정 및 호스피스의 이용에 관한 사항

2. 제3항 각 호의 설명을 이해하였다는 환자의 서명, 기명날인, 녹취, 그 밖에 이에 준하는 대통령령으로 정하는 방법으로의 확인

3. 담당의사의 서명 날인

4. 작성 연월일

5. 그 밖에 보건복지부령으로 정하는 사항

⑤ 환자는 연명의료계획서의 변경 또는 철회를 언제든지 요청할 수 있다. 이 경우 담당의사는 이를 반영한다.

⑥ 의료기관의 장은 작성된 연명의료계획서를 등록 · 보관하여야 하며, 연명의료계획서가 등록 · 변경 또는 철회된 경우 그 결과를 관리기관의 장에게 통보하여야 한다.

⑦ 연명의료계획서의 서식 및 연명의료계획서의 작성 · 등록 · 통보 등에 필요한 사항은 보건복지부령으로 정한다.

§연명의료결정법 시행규칙 제3조(연명의료계획서)

④ 담당의사는 법 제10조 제1항부터 제4항까지의 규정에 따라 연명의료계획서를 작성하거나 같은 조 제5항에 따라 연명의료계획서의 변경 또는 철회 요청을 받은 경우에는 지체 없이 소속 의료기관의 장에게 보고하여야 한다.

02 사전연명의료의향서에 대해 틀린 것은?

① 사전연명의료의향서란 19세 이상인 사람이 자신의 연명의료중단등결정 및 호스피스에 관한 의사를 직접 문서(전자문서를 포함한다)로 작성한 것을 말한다.

② 등록기관은 작성자에게 그 작성 전에 연명의료의 시행방법 및 연명의료중단등결정에 대한 사항 등을 충분히 설명하고, 작성자로부터 내용을 이해하였음을 확인받아야 한다.

③ 사전연명의료의향서를 작성한 사람은 언제든지 그 의사를 변경하거나 철회할 수 있다. 이 경우 등록기관의 장은 지체 없이 사전연명의료의향서를 변경하거나 등록을 말소하여야 한다.

④ 사전연명의료의향서는 의료기관에서만 작성할 수 있다.

⑤ 사전연명의료의향서에는 사전연명의료의향서의 열람 허용 여부를 포함하고 있어야 한다.

해설 §연명의료결정법 제2조(정의) 이 법에서 사용하는 용어의 뜻은 다음과 같다.

9. "사전연명의료의향서"란 19세 이상인 사람이 자신의 연명의료중단등결정 및 호스피스에 관한 의사를 직접 문서(전자문서를 포함한다)로 작성한 것을 말한다.

§연명의료결정법 제11조(사전연명의료의향서 등록기관)

① 보건복지부장관은 **대통령령으로 정하는** 시설·인력 등 요건을 갖춘 다음 각 호의 기관 중에서 사전연명의료의향서 등록기관(이하 "등록기관"이라 한다)을 지정할 수 있다.

1.「지역보건법」제2조에 따른 지역보건의료기관

※ 보건소, 보건의료원, 보건지소 및 건강생활지원센터를 말한다.

2. 의료기관

3. 사전연명의료의향서에 관한 사업을 수행하는 비영리법인 또는 비영리단체(「비영리민간단체지원법」제4조에 따라 등록된 비영리민간단체를 말한다)

4.「공공기관의 운영에 관한 법률」제4조에 따른 공공기관

5.「노인복지법」제36조 제1항 제1호에 따른 노인복지관

§연명의료결정법 시행규칙 제8조(사전연명의료의향서)

① 법 제12조 제1항에 따른 사전연명의료의향서는 별지 제6호 서식과 같다.

② 법 제12조 제2항 제6호에서 "보건복지부령으로 정하는 사항"이란 법 제11조 제6항 및 제13조 제3항에 따른 기록의 이관에 관한 사항을 말한다.

③ 법 제12조 제3항 제4호에서 "보건복지부령으로 정하는 사항"이란 다음 각 호의 사항을 말한다.

1. 작성자의 성명 및 주민등록번호

2. 작성자가 법 제12조 제2항 각 호의 사항에 대한 설명을 이해하였다는 확인

3. 사전연명의료의향서의 열람 허용 여부

4. 등록기관 및 상담자에 관한 사항

④ 법 제12조 제5항 및 제7항에 따라 등록기관의 장이 관리기관의 장에게 사전연명의료의향서의 등록·변경 또는 철회 결과를 통보하는 경우에는 영 제6조 제5항 제1호에 따른 정보처리시스템을 통하여 할 수 있다.

§연명의료결정법 제12조(사전연명의료의향서의 작성·등록 등)

① 사전연명의료의향서를 작성하고자 하는 사람(이하 "작성자"라 한다)은 이 조에 따라서 직접 작성하여야 한다.

② 등록기관은 작성자에게 그 작성 전에 다음 각 호의 사항을 충분히 설명하고, 작성자로부터 내용을 이해하였음을 확인받아야 한다.

1. 연명의료의 시행방법 및 연명의료중단등결정에 대한 사항

2. 호스피스의 선택 및 이용에 관한 사항

3. 사전연명의료의향서의 효력 및 효력 상실에 관한 사항

4. 사전연명의료의향서의 작성·등록·보관 및 통보에 관한 사항

5. 사전연명의료의향서의 변경·철회 및 그에 따른 조치에 관한 사항

6. 그 밖에 보건복지부령으로 정하는 사항

③ 사전연명의료의향서는 다음 각 호의 사항을 포함하여야 한다.

1. 연명의료중단등결정

2. 호스피스의 이용

3. 작성 연월일

4. 그 밖에 보건복지부령으로 정하는 사항: 보건복지부령으로 정하는 사항"이란 1. 작성자의 성명 및 주민등록번호, 2. 작성자가 법 제12조 제2항 각 호의 사항에 대한 설명을 이해하였다는 확인, 3. 사전연명의료의향서의 열람허용 여부 4. 등록기관 및 상담자에 관한 사항을 말한다(시행규칙 제8조).

④ 등록기관의 장은 사전연명의료의향서를 제출받을 때 본인의 작성 여부를 확인한 후 작성된 사전연명의료의향서를 등록·보관하여야 한다.

⑤ 등록기관의 장은 제4항에 따른 등록 결과를 관리기관의 장에게 통보하여야 한다.

⑥ 사전연명의료의향서를 작성한 사람은 언제든지 그 의사를 변경하거나 철회할 수 있다. 이 경우 등록기관의 장은 지체 없이 사전연명의료의향서를 변경하거나 등록을 말소하여야 한다.

⑦ 등록기관의 장은 제6항에 따라 사전연명의료의향서가 변경 또는 철회된 경우 그 결과를 관리기관의 장에게 통보하여야 한다.

⑧ 사전연명의료의향서는 다음 각 호의 어느 하나에 해당하는 경우 그 효력이 없다. 다만, 제4호의 경우에는 그때부터 효력을 잃는다.

1. 본인이 직접 작성하지 아니한 경우
2. 본인의 자발적 의사에 따라 작성되지 아니한 경우
3. 제2항 각 호의 사항에 관한 설명이 제공되지 아니하거나 작성자의 확인을 받지 아니한 경우
4. 사전연명의료의향서 작성 · 등록 후에 연명의료계획서가 다시 작성된 경우

⑨ 사전연명의료의향서의 서식 및 사전연명의료의향서의 작성 · 등록 · 보관 · 통보 등에 필요한 사항은 보건복지부령으로 정한다.

03 호스피스 · 완화의료 및 임종과정에 있는 환자의 연명의료결정에 관한 법률」에 따라 임종과정에 있는 환자와 그 환자 가족 또는 의료인이 연명의료중단등결정 및 그 이행에 관하여 요청한 사항을 심의하기 위하여 의료기관에 설치해야 하는 기구는?

① 의료기관윤리위원회
② 기관생명윤리위원회
③ 진료심사평가위원회
④ 의료기관인증위원회
⑤ 국가호스피스연명의료위원회

해설

§연명의료결정법 제14조(의료기관윤리위원회의 설치 및 운영 등)
① 연명의료중단등결정 및 그 이행에 관한 업무를 수행하려는 의료기관은 보건복지부령으로 정하는 바에 따라 해당 의료기관에 의료기관윤리위원회(이하 "윤리위원회"라 한다)를 설치하고 이를 보건복지부장관에게 등록하여야 한다.
② 윤리위원회는 다음 각 호의 활동을 수행한다.

1. 연명의료중단등결정 및 그 이행에 관하여 임종과정에 있는 환자와 그 환자가족 또는 의료인이 요청한 사항에 관한 심의
2. 제19조 제3항에 따른 담당의사의 교체에 관한 심의
3. 환자와 환자가족에 대한 연명의료중단등결정 관련 상담
4. 해당 의료기관의 의료인에 대한 의료윤리교육
5. 그 밖에 보건복지부령으로 정하는 사항

§연명의료결정법 제8조(국가호스피스연명의료위원회)
① 보건복지부는 종합계획 및 시행계획을 심의하기 위하여 보건복지부장관 소속으로 국가호스피스연명의료위원회(이하 "위원회"라 한다)를 둔다.
② 위원회는 위원장을 포함한 15인 이내의 위원으로 구성한다.
③ 위원장은 보건복지부차관이 된다.

④ 위원은 말기환자 진료, 호스피스 및 임종과정에 관한 학식과 경험이 풍부한 다양한 분야의
전문가들 중에서 보건복지부장관이 임명 또는 위촉한다.

 정답　　1.② 　2.④ 　3.①

 # 03. 연명의료중단등 결정의 이행

01

연명의료중단등 결정을 원하는 환자의 의사라고 확인할 수 있는 방법이 아닌 것은?

① 의료기관에서 작성된 연명의료계획서가 있는 경우 이를 환자의 의사로 본다.

② 담당의사가 사전연명의료의향서의 내용을 환자에게 확인하는 경우 이를 환자의 의
사로 본다.

③ 담당의사 및 해당 분야의 전문의 1명이 환자가 사전연명의료의향서의 내용을 확인하
기에 충분한 의사능력이 없다는 의학적 판단한 때 이를 환자의 의사로 본다.

④ 19세 이상의 환자가 의사를 표현할 수 없는 의학적 상태인 경우 환자의 연명의료중
단등결정에 관한 의사로 보기에 충분한 기간 동안 일관하여 표시된 연명의료중단등
에 관한 의사에 대하여 19세 이상의 환자 가족 2명 이상의 일치하는 진술(환자 가족
이 1명인 경우에는 그 1명의 진술을 말한다)이 있으면 담당의사와 해당 분야의 전문
의 1명의 확인을 거쳐 이를 환자의 의사로 본다.

⑤ 담당의사와 담당간호사의 확인을 거친 경우 이를 환자의 의사로 본다.

 해설 §연명의료결정법 제17조(환자의 의사 확인)

① 연명의료중단 등결정을 원하는 환자의 의사는 다음 각 호의 어느 하나의 방법으로 확인한다.

1. 의료기관에서 작성된 연명의료계획서가 있는 경우 이를 환자의 의사로 본다.

2. 담당의사가 사전연명의료의향서의 내용을 환자에게 확인하는 경우 이를 환자의 의사로 본
다. 담당의사 및 해당 분야의 전문의 1명이 다음 각 목을 모두 확인한 경우에도 같다.

가. 환자가 사전연명의료의향서의 내용을 확인하기에 충분한 의사능력이 없다는 의학적 판단

나. 사전연명의료의향서가 제2조 제4호의 범위에서 제12조에 따라 작성되었다는 사실

3. 제1호 또는 제2호에 해당하지 아니하고 19세 이상의 환자가 의사를 표현할 수 없는 의학적 상태인 경우 환자의 연명의료중단등결정에 관한 의사로 보기에 충분한 기간 동안 일관하여 표시된 연명의료중단등에 관한 의사에 대하여 환자가족(19세 이상인 자로서 다음 각 목의 어느 하나에 해당하는 사람을 말한다) 2명 이상의 일치하는 진술(환자가족이 1명인 경우에는 그 1명의 진술을 말한다)이 있으면 담당의사와 해당 분야의 전문의 1명의 확인을 거쳐 이를 환자의 의사로 본다. 다만, 그 진술과 배치되는 내용의 다른 환자가족의 진술 또는 보건복지부령으로 정하는 객관적인 증거가 있는 경우에는 그러하지 아니하다.

가. 배우자

나. 직계비속

다. 직계존속

라. 가목부터 다목까지에 해당하는 사람이 없는 경우 형제자매

② 담당의사는 제1항 제1호 및 제2호에 따른 연명의료계획서 또는 사전연명의료의향서 확인을 위하여 관리기관에 등록 조회를 요청할 수 있다.

③ 제1항 제2호나 제3호에 따라 환자의 의사를 확인한 담당의사 및 해당 분야의 전문의는 보건복지부령으로 정하는 바에 따라 확인 결과를 기록(전자문서로 된 기록을 포함한다)하여야 한다.

02 **연명의료중단등 결정의 이행에 관한 설명 중 옳지 않은 것은?**

① 임종과정에 있는 환자와 그 환자 가족 또는 의료인이 연명의료중단등 결정 및 그 이행에 관하여 요청한 사항을 심의하기 위하여 의료기관에 설치해야 하는 기구는 의료기관윤리위원회이다.

② 연명의료란 임종과정에 있는 환자에게 하는 심폐소생술, 혈액 투석, 항암제 투여, 인공호흡기 착용, 체외생명유지술(ECLS), 수혈, 혈압상승제 투여 등 의학적 시술로서 치료효과 없이 임종과정의 기간만을 연장하는 것을 말한다.

③ 연명의료중단등 결정 이행 시 통증 완화를 위한 의료행위와 영양분 공급, 물 공급, 산소의 단순 공급은 시행하지 아니하거나 중단되어서는 아니 된다.

④ 담당의사가 연명의료중단등 결정의 이행을 거부할 때에는 해당 의료기관의 장은 윤리위원회의 심의를 거쳐 담당의사를 교체하여야 한다. 이 경우 의료기관의 장은 연명의료중단등 결정의 이행 거부를 이유로 담당의사에게 해고나 그 밖에 불리한 처우를 하여서는 아니 된다.

⑤ 의료기관의 장은 연명의료중단등 결정 및 그 이행에 관한 다음 각 호의 기록을 연명의료중단등 결정 이행 후 5년 동안 보존하여야 한다.

§연명의료결정법 제14조(의료기관윤리위원회의 설치 및 운영 등) ① 연명의료중단등결정 및 그 이행에 관한 업무를 수행하려는 의료기관은 보건복지부령으로 정하는 바에 따라 해당 의료기관에 의료기관윤리위원회(이하 "윤리위원회"라 한다)를 설치하고 이를 보건복지부장관에게 등록하여야 한다.

§연명의료결정법 제2조(정의)

4. "연명의료"란 임종과정에 있는 환자에게 하는 심폐소생술, 혈액 투석, 항암제 투여, 인공호흡기 착용 및 그 밖에 대통령령으로 정하는 의학적 시술로서 치료효과 없이 임종과정의 기간만을 연장하는 것을 말한다.

※ 시행령 제2조: 대통령령으로 정하는 의학적 시술이란 1. 체외생명유지술(ECLS) 2. 수혈 3. 혈압상승제 투여 4. 그 밖에 담당의사가 환자의 최선의 이익을 보장하기 위해 시행하지 않거나 중단할 필요가 있다고 의학적으로 판단하는 시술을 말한다.

§연명의료결성법 제19조(연명의료중단등결정의 이행 등)

① 담당의사는 제15조 각 호의 어느 하나에 해당하는 환자에 대하여 즉시 연명의료중단등결정을 이행하여야 한다.

② 연명의료중단등결정 이행 시 통증 완화를 위한 의료행위와 영양분 공급, 물 공급, 산소의 단순 공급은 시행하지 아니하거나 중단되어서는 아니 된다.

③ 담당의사가 연명의료중단등결정의 이행을 거부할 때에는 해당 의료기관의 장은 윤리위원회의 심의를 거쳐 담당의사를 교체하여야 한다. 이 경우 의료기관의 장은 연명의료중단등결정의 이행 거부를 이유로 담당의사에게 해고나 그 밖에 불리한 처우를 하여서는 아니 된다.

④ 담당의사는 연명의료중단등결정을 이행하는 경우 그 과정 및 결과를 기록(전자문서로 된 기록을 포함한다)하여야 한다.

⑤ 의료기관의 장은 제1항에 따라 연명의료중단등결정을 이행하는 경우 그 결과를 지체 없이 보건복지부령으로 정하는 바에 따라 관리기관의 장에게 통보하여야 한다.

§연명의료결정법 제20조(기록의 보존) 의료기관의 장은 연명의료중단등결정 및 그 이행에 관한 다음 각 호의 기록을 연명의료중단등결정 이행 후 10년 동안 보존하여야 한다.

1. 제10조에 따라 작성된 연명의료계획서

2. 제16조에 따라 기록된 임종과정에 있는 환자 여부에 대한 담당의사와 해당 분야 전문의 1명의 판단 결과

3. 제17조 제1항 제1호 및 제2호에 따른 연명의료계획서 또는 사전연명의료의향서에 대한 담당의사 및 해당 분야 전문의의 확인 결과

4. 제17조 제1항 제3호에 따른 환자가족의 진술에 대한 자료·문서 및 그에 대한 담당의사와 해당 분야 전문의의 확인 결과

5. 제18조 제1항 제1호·제2호에 따른 의사표시에 대한 자료·문서 및 그에 대한 담당의사와 해당 분야 전문의의 확인 결과

6. 제19조 제4항에 따라 기록된 연명의료중단등결정 이행의 결과

7. 그 밖에 연명의료중단등결정 및 그 이행에 관한 중요한 기록으로서 대통령령으로 정하는 사항

 정답   1. ⑤   2. ⑤

 04. 호스피스 · 완화의료

 01

호스피스 · 완화의료에 대한 설명 중 틀린 것은?

① 보건복지부장관은 호스피스를 위하여 말기환자 등의 적정한 통증관리 등 증상 조절을 위한 지침 개발 및 보급 등의 사업을 실시하여야 한다.

② 보건복지부장관은 호스피스대상환자를 대상으로 호스피스전문기관을 설치 · 운영하려는 의료기관 중 보건복지부령으로 정하는 시설 · 인력 · 장비 등의 기준을 충족하는 의료기관을 입원형, 자문형, 가정형으로 구분하여 호스피스전문기관으로 지정할 수 있다.

③ 호스피스전문기관의 장은 인력 · 시설 · 장비 등 중요한 사항을 변경하려는 경우 관할 시 · 도지사에게 그 변경사항을 신고하여야 한다.

④ 호스피스전문기관의 장은 호스피스사업을 폐업 또는 휴업하려는 경우 보건복지부장관에게 미리 신고하여야 한다

⑤ 호스피스전문기관의 의료인은 호스피스대상환자나 그 가족 등에게 호스피스의 선택과 이용 절차에 관하여 설명하여야 한다.

 해설 §연명의료결정법 제21조(호스피스사업)

① 보건복지부장관은 호스피스를 위하여 다음 각 호의 사업을 실시하여야 한다.

1. 말기환자 등의 적정한 통증관리 등 증상 조절을 위한 지침 개발 및 보급

2. 입원형, 자문형, 가정형 호스피스의 설치 및 운영, 그 밖에 다양한 호스피스 유형의 정책개발 및 보급

3. 호스피스의 발전을 위한 연구 · 개발 사업

4. 제25조에 따른 호스피스전문기관의 육성 및 호스피스 전문 인력의 양성

5. 말기환자 등과 그 가족을 위한 호스피스 교육프로그램의 개발 및 보급

6. 호스피스 이용 환자의 경제적 부담능력 등을 고려한 의료비 지원사업

7. 말기환자, 호스피스의 현황과 관리실태에 관한 자료를 지속적이고 체계적으로 수집 · 분석하여 통계를 산출하기 위한 등록 · 관리 · 조사 사업(이하 "등록통계사업"이라 한다)

8. 호스피스에 관한 홍보

9. 그 밖에 보건복지부장관이 필요하다고 인정하는 사업

§연명의료결정법 제25조(호스피스전문기관의 지정 등)
① 보건복지부장관은 호스피스대상환자를 대상으로 호스피스전문기관을 설치 · 운영하려는 의료기관 중 보건복지부령으로 정하는 시설 · 인력 · 장비 등의 기준을 충족하는 의료기관을 입원형, 자문형, 가정형으로 구분하여 호스피스전문기관으로 지정할 수 있다.

§연명의료결정법 제26조(변경 · 폐업 등 신고)
① 호스피스전문기관의 장은 보건복지부령으로 정하는 인력 · 시설 · 장비 등 중요한 사항을 변경하려는 경우 보건복지부장관에게 그 변경사항을 신고하여야 한다.
② 호스피스전문기관의 장은 호스피스사업을 폐업 또는 휴업하려는 경우 보건복지부장관에게 미리 신고하여야 한다.

§연명의료결정법 제27조(의료인의 설명의무)
① 호스피스전문기관의 의료인은 호스피스대상환자나 그 가족 등에게 호스피스의 선택과 이용 절차에 관하여 설명하여야 한다.
② 호스피스전문기관의 의사 또는 한의사는 호스피스를 시행하기 전에 치료 방침을 호스피스대상환자나 그 가족에게 설명하여야 하며, 호스피스대상환자나 그 가족이 질병의 상태에 대하여 알고자 할 때에는 이를 설명하여야 한다.

정답   1. ③

보건의약관계법규 문제풀이